神经内科危重症及监护监测

黄永锋　主编

东南大学出版社
SOUTHEAST UNIVERSITY PRESS
·南京·

图书在版编目(CIP)数据

神经内科危重症及监护监测 / 黄永锋主编. —南京：
东南大学出版社，2014.12
　ISBN 978 - 7 - 5641 - 5378 - 6

　Ⅰ.①神… Ⅱ.①黄… Ⅲ.①神经系统疾病—急性病
—诊疗 ②神经系统疾病—险症—诊疗 ③神经系统疾病—
急性病—护理 ④神经系统疾病—险症—护理 Ⅳ.
①R741.059.7 ②R473.74

　中国版本图书馆 CIP 数据核字(2014)第 285977 号

神经内科危重症及监护监测

出版发行	东南大学出版社
出 版 人	江建中
社　　址	南京市四牌楼 2 号
邮　　编	210096

经　　销	江苏省新华书店
印　　刷	南京雄州印刷有限公司
开　　本	787 mm×1092 mm　1/16
印　　张	11.75
字　　数	335 千字
书　　号	ISBN 978 - 7 - 5641 - 5378 - 6
版　　次	2014 年 12 月第 1 版
印　　次	2014 年 12 月第 1 次印刷
定　　价	36.00 元

(本社图书若有印装质量问题,请直接与营销部联系,电话:025-83791830)

前　言

　　神经内科危重症患者发病率高,死亡率、致残率极高,给个人、家庭、社会带来了沉重的负担,随着我国人群预期寿命的延长和人口老龄化速度的增快,该系统疾病的发病率和患病率还有逐渐增加的趋势,这一现象主要是与疾病本身的性质有很大关系。以往,临床上对某些神经系统疾病以诊断清楚为目的,对其治疗则多无良策。随着医疗水平迅速发展,目前临床上对神经内科危重症抢救都是争分夺秒,以期达到早期准确诊断,治疗上对症下药,达到预期目的。为了提高神经科医生的治疗水平,使病人得到及时合理的治疗,尽早康复,作者总结了从事神经内科工作多年的经验,参阅了国内外有关资料,编著了本书。本书共分为十七章,分别叙述了神经系统危重症及其监护监测的内容。本书内容丰富、条理清楚,以治疗为主,力求简明扼要,通俗易懂,实用性强,实实在在地向读者介绍临床实用的理论和技术,提高危重患者抢救成功率,推动我国危重病相关医学事业的发展,造福于人。由于作者能力和水平有限,书中一定存在一些不尽如人意的地方和错误,真诚地希望得到读者及同道的批评指正。

编　者

陕西省榆林市第一医院　黄永锋

2014 年 1 月

前　言

目　　录

第一章 脊髓疾病

第一节 急性脊髓炎

急性脊髓炎是由各种感染后引起的自身免疫反应所致的急性横贯性脊髓炎性病变,表现为病损平面以下肢体瘫痪、传导束性感觉异常和尿便障碍。随着病情发展,病损平面可不断上升,严重时可到达颈髓引起四肢瘫痪甚至影响呼吸,可危及生命。发病原因不清,多为感染后的变态反应导致受累脊髓肿胀。常见病变部位为胸段,其次为颈、腰段。

【救治流程】

1. 主诉　急性起病,肢体无力,运动障碍,感觉异常,大小便功能障碍。
2. 病史　病前有感染史或疫苗接种史。
3. 体征　病变平面以下肢体瘫痪,感觉缺失,自主神经功能障碍,部分患者有呼吸困难。
4. 急救措施　①吸氧;②清除气道分泌物;③必要时行气管切开或气管插管;④药物治疗。
5. 辅助检查　白细胞计数可轻度升高。脑脊液蛋白和细胞数可轻度升高,以淋巴细胞为主,糖、氯化物正常,如有梗阻则出现蛋白细胞分离现象。运动诱发电位异常,可作为判断疗效和预后的指标。受累脊髓 MBI 检查出现病变部位脊髓增粗,T_1 高信号。
6. 诊断　根据临床表现及辅助检查即可确诊。
7. 制订详细的治疗方案　①免疫调节治疗;②抗感染治疗;③脱水减轻水肿;④并发症治疗;⑤康复治疗。

【救治关键】

(一)病情判断

急性起病,表现为脊髓横贯性损伤,病变平面以下运动、感觉、自主神经功能障碍。常先有病变部位神经根痛,肢体麻木无力和病变阶段束带感,然后出现感觉异常和瘫痪,起病前多有呼吸道或胃肠道感染病史,或是有疫苗接种史。青壮年较常见,发病率无性别差异。

1. 运动障碍　急性起病;迅速进展,发病早期表现为脊髓休克期,患者出现病变平面以下迟缓性瘫痪、肢体肌张力低和肌腱反射减弱或消失,此时一般不会出现病理征。2～4 周进入恢复期,其后肌力由远端逐渐部分恢复,肢体瘫痪转变为痉挛性,腱反射亢进,病理征出现。也有部分患者休克期延长,甚至长期表现为迟缓性瘫痪。如果患者出现脊髓总体反射,多半预后不良。出现总体反射患者刺激下肢任何部位或膀胱充盈;均出现下肢屈曲反射和痉挛,伴出汗、立毛反应和大小便自动排出等症状。

2. 感觉障碍　病变节段以下所有感觉缺失,在感觉消失水平上缘可有感觉过敏区或束带样感觉异常,随病情恢复感觉异常平面逐步下降,但感觉恢复速度一般较运动功能恢复慢且差。

3. 自主神经功能障碍　发病早期出现尿潴留,膀胱对尿液无充盈感,逼尿肌功能丧失,呈无张力性神经源性膀胱,尿液在膀胱过度充盈,出现充盈性尿失禁(尿液充盈至 300～400 ml 即自行排尿),称为反射性神经源性膀胱。

脊髓休克期还可出现大便困难、便秘及病变平面下汗液分泌异常,皮肤干燥,立毛反射减弱;随着脊髓功能恢复上述症状逐步改善。

如果患者出现 Horner 征,提示病变到达颈髓,需要注意患者有无呼吸抑制并及时处理,必要时行气管切开。

急诊医师尤其应注意急性上升性脊髓炎,患者起病急骤;病情更为危重。病变平面可在数小时或 1～2 日内迅速上升,瘫痪由下肢迅速波及上肢甚至延髓支配肌群,出现吞咽困难、构音障碍、呼吸肌瘫痪,甚至导致死亡。

(二)急诊检查

1. 磁共振(MRI)检查　对于早期明确脊髓病变的性质、范围、程度和确诊急性非特异性脊髓炎是最可靠的措施,急性横贯性脊髓炎 MRI 表现为急性期可见病变脊髓节段水肿,增粗;受累脊髓内显示阶段性多发片状或较为弥散 T_2 高信号,强度不均,可有融合,在 T_1 加权像上呈 T_2 较低信号。

2. 脑脊液　压力正常。脑脊液外观无色、透明,常有轻至中度细胞数和蛋白含量增高,以淋巴细胞为主;糖、氯化物正常。蛋白质和白细胞计数增高的程度与脊髓的炎症程度和血-脑脊液屏障破坏程度相一致。

3. 周围血象　病程早期可有轻度白细胞增高,当合并感染时可明显增高。

4. X 线检查　脊柱摄片检查无异常改变。或可见与脊髓病变无关的轻度骨质增生。可除外骨转移瘤,骨结核等引起的脊髓病。

5. CT 检查　可除外继发性脊髓病,如脊柱病变等,对脊髓炎本身诊断意义不大。

6. 脑干诱发电位检查　可排除脑干和视神经病变,对早期鉴别视神经脊髓炎有帮助。

(三)治疗关键

维持呼吸循环,早期诊断、早期治疗、加强护理、防治并发症、早期康复训练。

【救治方案】

1. 免疫调节治疗

(1)激素治疗:大剂量甲泼尼龙冲击疗法,500～1 000 mg,静脉滴注,每日 1 次,用 3～5 日;地塞米松 10～20 mg,静脉滴注,每日 1 次,用 10 日左右;后改为泼尼松口服,1 mg/(kg·d),维持 4～6 周逐渐减量停药。

(2)免疫球蛋白:0.4 g/kg,静脉滴注,3～5 日为一疗程。

2. 抗感染治疗　及时治疗呼吸道和胃肠道感染,根据细菌培养和药敏实验选用抗生素。

3. 脱水治疗　脊髓水肿可引起不全梗阻;因此应适量使用脱水药物,如 20% 甘露醇 125 ml,每日 2～3 次,或是甘油果糖 250 ml,每日 1～2 次。

4. 神经功能恢复治疗　可使用维生素 B_1 100 mg 加维生素 B_{12} 0.5 mg,肌内注射,每日 1 次;辅酶 A 和辅酶 Q ATP 静脉注射。也可使用神经生长因子 30 g,肌内注射,每日 1 次或神经节苷脂 100 mg,静脉滴注,每日 1 次。

5. 其他治疗　保障呼吸,翻身,拍背。使用化痰药和雾化治疗;清除气道分泌物,吸痰。必要时做气管切开,呼吸机辅助呼吸。如果出现肺部感染,做痰培养和药敏试验选用敏感抗生素。

(1)导尿:在脊髓休克期应给予导尿,1:5 000 呋喃西林溶液冲洗防止感染,每日 1～2 次。保持尿道清洁,定时更换尿管。如果出现泌尿系统感染,做尿培养和药敏试验选用敏感抗生素。在脊髓功能恢复阶段可进行膀胱功能锻炼,每日夹闭尿管两小时后放开,锻炼逼尿肌功能。

（2）防治便秘：鼓励患者进食易消化、残渣少的食物，便秘严重的可使用缓泻剂、开塞露或灌肠治疗。

（3）防治压疮：保持床面平坦、整洁、柔软，避免局部受压。每2小时翻身1次后保持皮肤清洁干燥，对大小便失禁的应及时清理或导尿。

6. 康复训练　预防肢体畸形，促进肢体功能恢复。在患者瘫痪时帮助患者活动瘫痪肢体，按摩。当肌力开始恢复、肌张力开始升高时，注意避免发生屈曲性瘫痪。早期将患肢保持功能位，进行肢体的被动活动和自主运动，并积极配合针灸、按摩、理疗和体疗等。

第二节　脊髓压迫症

脊髓压迫症是一组椎管内或椎骨占位性病变所引起的脊髓受压综合征，随病变进展出现脊髓半切综合征和横贯性损害及椎管梗阻，脊神经根和血管可有不同程度受累，出现脊髓半切或横贯性损害及椎管阻塞等特征性综合征。

【救治流程】

1. 主诉　疼痛、运动感觉障碍。

2. 病史　患者常有椎管内病变史。

3. 体征　神经根痛、局限性运动障碍、感觉缺失、运动受限等。

4. 急救措施　尽快去除病因，可行手术者尽快手术。

5. 诊断　根据临床表现及辅助检查即可确诊。

6. 制订详细的治疗方案　①一般治理；②手术治疗；③药物治疗；④康复锻炼。

【救治关键】

（一）病情判断

1. 病程演变症状　早期无明显症状，典型脊髓压迫症者，在病程过程中常可出现下列症状和体征。

（1）神经根症状：常为压迫症的早期症状，由病损压迫神经根所引起。表现为针刺、刀割、撕裂或电击样疼痛，屏气、咳嗽、打喷嚏时疼痛加重，体位改变可使疼痛减轻或加重，疼痛沿脊神经支配范围放射且伴相应节段皮肤感觉减退或过敏。

（2）感觉障碍：脊髓丘脑束受累产生对侧躯体较病变水平低2～3个阶段以下的痛温觉减退或缺失，压迫平面高者明显。脊髓外病变感觉障碍自下肢远端向上发展至受压节段；脊髓内病变早期出现病变节段支配区分离性感觉障碍，累及脊髓丘脑束时感觉障碍自病变节段向下发展，鞍区感觉保留至最后受累；后索受累产生病变水平以下同侧深感觉减弱或缺失。晚期表现脊髓横贯性损害；病变水平以下各种感觉缺失。

（3）运动障碍：一侧锥体束受压引起病变部位以下同侧肢体痉挛性瘫痪，肌张力增高、腱反射亢进并出现病理征。双侧锥体束受压初期双下肢呈伸直样痉挛性瘫痪，晚期呈屈曲样痉挛性瘫痪。脊髓前角及前根受压可引起病变节段支配肌群迟缓性瘫痪，伴肌束震颤和肌萎缩。

（4）反射异常：受压节段后根、前根或前角受累时出现病变节段腱反射减弱或缺失；腹壁反射和提睾反射缺失；锥体束受累出现损害平面，膝腱反射亢进并出现病理反射。

（5）自主神经功能障碍：大便秘结和排便困难为脊髓压迫症最多见的症状；排尿困难或尿潴留均在晚期出现。病变水平以下血管运动和汗液分泌功能障碍。

(6)脊髓刺激症状:多因硬膜外病变引起,表现为脊柱自发痛,叩击痛,活动受限如颈抵抗和直腿抬高试验阳性。

2. 不同水平特征症状 上颈段受压可有后枕、颈部疼痛,四肢瘫痪、呃逆、呕吐和呼吸困难以及颅内压增高和眼底水肿。颈中段病损则有四肢瘫痪,肩胛部疼痛和二头肌腱反射消失,三头肌反射亢进等特点。下颈段则为手臂部疼痛、手肌无力萎缩而下肢腱反射亢进;胸段病变为典型的运动、感觉和膀胱直肠功能障碍。腰段脊髓受压则按节段出现屈膝和股内收困难,小腿外侧和大腿外侧疼痛,膝跳反射消失者当为下腰段病变。出现鞍区疼痛、感觉障碍、性功能障碍和大小便功能障碍而下肢运动功能受累较少者为圆锥马尾受压的特点。

(二)急诊检查

1. 脑脊液检查 腰椎穿刺测定脑脊液动力变化和常规;生化检查是诊断脊髓压迫症的重要方法,对确定脊髓压迫症和脊髓受压的程度很有价值。

(1)脑脊液动力改变:当压迫性病变造成脊髓蛛网膜下隙阻塞时,颅内压不能传递到阻塞水平以下的脊髓蛛网膜下隙。因此出现阻塞水平以下的脊髓蛛网膜下隙压力低下,有时甚至测不出。偶见压力正常甚至升高者,这多属部分或没有阻塞的病例。完全阻塞者压力一般均低,且不见脑脊液平面的波动。脑脊液压力的病理性改变对诊断脊髓压迫症和蛛网膜下隙阻塞意义很大。

脑脊液动力检查大致有三种结果:脊髓蛛网膜下隙无阻塞;部分阻塞;完全阻塞。马尾部病变(肿瘤)做腰椎穿刺时针头有刺入肿瘤的可能,这时得不到脑脊液,若有液体可能为肿瘤囊液,颜色一般呈黄色,较黏稠,其压力不受动力试验的影响,不要误认为是蛛网膜下隙的完全阻塞。此时,应选择上一个或两个椎间隙重新穿刺,如获得脑脊液,则可借此判断病变部位。一肿瘤体积的大小是导致蛛网膜下隙阻塞的主要因素,但肿瘤周围的蛛网膜是否有粘连亦有重要影响。

(2)脑脊液细胞计数:一般均在正常范围;炎性病变者多有白细胞增加;肿瘤有出血坏死者红细胞和白细胞均增加。

(3)脑脊液颜色与蛋白质含量:蛋白质含量少者无色透明,蛋白质含量高者呈淡黄至橘黄色。苯酚(石炭酸)试验可自+~4+不等,其定量每百毫升中自数百毫克至1 g以上,放置一旁可自行凝固,称自凝现象。脊髓压迫症脑脊液蛋白质含量多少与脊髓蛛网膜下隙阻塞的程度、阻塞时间和阻塞水平的高低有关,一般阻塞越完全、阻塞时间越长、阻塞水平越低,蛋白质的含量也越高。肿瘤性压迫比非肿瘤性压迫蛋白质含量高,尤其是神经鞘膜瘤,多生长在蛛网膜下隙,其脑脊液蛋白质含量又比其他类型肿瘤为高。脊髓压迫症引起脑脊液蛋白质含量的增高,亦可因为脊髓供应血管受压迫而淤血缺氧,使血管壁的通透性增加,蛋白质渗出增加;还可因蛛网膜下隙阻塞,使远侧的脑脊液不能参与正常的循环,少量被吸收而浓缩所致。

2. 放射性检查

(1)脊柱 X 线摄片:正位、侧位,必要时加摄斜位。脊柱损伤重点观察有无骨折、错位、脱位、结核、骨质破坏、椎间隙狭窄等。病程越长骨质改变出现率越高,程度越重。

(2)磁共振成像(MRI):能清楚地显示各不同轴线的断层图像,提供较清晰的解剖结构层次,对脊髓病变的部位上、下缘界线,位置及性质能提供最有价值的信息,是诊断脊髓病变最有价值的工具。

(3)CT 检查:分辨力较高者,肿瘤小于 5 mm 也能检出,图像较清晰。能确切地显示肿瘤的位置,以及肿瘤与脊髓的关系。

（4）椎骨造影：无 MRI、CT 设备的医疗单位，可借此帮助诊断。

（三）治疗关键

去除压迫病因，应早期诊断，及时手术。

【救治方案】

1. 一般治疗　患者应适当休息，吃含纤维素多的蔬菜，防止出现大便干燥、排便困难；脊柱破坏性病变，应睡硬板床；适当进行体育锻炼，有肢体功能障碍者，应鼓励患者进行肢体运动。

2. 手术治疗　去除压迫病因，手术是有效的治疗方法，手术效果与肿瘤的性质、生长部位、病程、术前一般情况及神经功能状态、手术操作技巧等有关。除髓内肿瘤浸润性生长，界线不清难以完全切除外，大多数肿瘤均可手术切除。对晚期患者或肿瘤难以全切除者，行椎板减压术常可获得近期疗效。先天畸形或脊柱创伤引起的脊髓压迫，应前入路行椎间盘切除或后入路行椎板切除。炎症所致的压迫，应在切除前后给予抗生素治疗。

3. 药物治疗　恶性肿瘤手术前后或非手术者都可进行化疗；脊柱结核性压迫，应在手术前后给予抗结核药物治疗；炎症所致的压迫应针对性地使用抗生素治疗；非肿瘤性质的压迫症，给予 B 族维生素及改善循环药物治疗。

4. 其他疗法

（1）离子导入疗法：在脊髓患病区域的上下或前后放置大小合适的电极，进行钙或碘离子导入，电流强度根据电极面积大小而定，每次 15～20 分钟，每日或隔日 1 次，15～20 次为一疗程。

（2）中波直流电离子导入法：选用适当的电极，在受损脊髓区域前后对置，脊柱部位电极加 10% 碘化钾溶液阴极导入，前面电极衬垫加 10% 氯化钠溶液，先通中波电流，几分钟后通直流电流，每次 15～30 分钟，电流强度根据电极面积而定，直流电密度比单用时略小，每日 1 次。

（3）超声波疗法：以脉冲超声波在脊柱区域采取转动法，声强 0.75～1.25 W/cm，每次 10～20 分钟；每日 1 次，10～15 次为一疗程。

5. 治疗注意事项

（1）预防各种原发病对脊髓的压迫损伤：提倡早期手术解除脊髓压迫；在治疗中，应尽早选用神经营养代谢药，如 B 族维生素、维生素 E、胞磷胆碱、ATP、辅酶 A 以及神经生长因子等药物，或可部分改善脊髓的功能。

（2）压迫病因的性质及其可能解除的程度：髓外硬脊膜下肿瘤一般均属良性能完全切除，其预后比髓内肿瘤和不能全切除的其他类型肿瘤为好，脊髓功能可望完全恢复。对可能切除的髓内肿瘤和血管畸形，除少数术后症状加重外，多数病例手术后症状可获相当满意的恢复，单纯做椎板切除，疗效短暂，亦有术后加重者。转移性肿瘤手术效果极差。蛛网膜囊肿、椎间盘突出（胸椎间盘突出手术疗效差）以及能完全切除的某些硬脊膜外炎性或寄生虫性肉芽肿，其手术疗效也令人满意。因外伤所致的硬膜外血肿及其他异物造成的脊髓压迫，均应尽早施行手术切除，其疗效常取决于脊髓原发损伤的性质及程度。

（3）脊髓功能障碍的程度：在解除压迫之前脊髓功能尚未完全丧失者，手术效果大多良好；而术前脊髓功能完全丧失者，手术效果大多不佳。对那些脊髓功能已完全消失但压迫可能完全解除的病例，不应放弃治疗及失去信心。也有认为瘫痪肢体仍处于痉挛性者，如能解除压迫均有二线恢复的可能。

（4）解除压迫后脊髓功能恢复程序：一般浅感觉恢复较快，少数病例当压迫解除，痛觉即有一定程度恢复,或感到原有的束紧感消失。感觉恢复总是自上而下,而运动障碍的恢复往往自指(趾)端开始,括约肌功能障碍的恢复出现最晚。若术后几个月以上脊髓功能不见丝毫进展者,提示预后不良。

第三节　脊髓血管病

脊髓血管病是由供应脊髓的血管阻塞或破裂引起脊髓功能障碍的一组疾病,分为缺血性、出血性及血管畸形三类,发病率远低于脑血管疾病,但脊髓内结构紧密,较小的血管损害可导致严重后果。

【救治流程】

1. 主诉　急性病变,水平性疼痛、麻木、单侧或双侧下肢沉重、无力甚至瘫痪,尿潴留。

2. 病史　患者可有脊髓血管阻塞疾病史。

3. 体征　肌张力减轻、肌萎缩,多为锥体束损害和感觉障碍。

4. 急救措施　应用血管扩张剂及促进神经功能恢复的药物,低血压者应予纠正血压,疼痛明显者可给予镇静止痛剂。

5. 辅助检查　CT 和 MRI 可显示脊髓局部增粗、出血或梗死,增强后可能发现血管畸形。

6. 诊断　根据突然起病、脊髓损伤的临床特点结合脑脊液和脊髓影像学检查确诊。

7. 制订详细的治疗方案　①病因治疗;②药物治疗;③外科治疗。

【救治关键】

(一)病情判断

1. 缺血性疾病

(1)脊髓短暂性缺血发作:突然的间歇性跛行是本病的典型表现,持续数分钟至数小时,可完全恢复,不遗留任何后遗症。也可表现为自发性下肢远端发作性无力,反复发作,可自行缓解,休息或使用血管扩张剂可缓解,间歇期症状消失。

(2)脊髓梗死:呈卒中样发病,脊髓症状常在数分钟或数小时达到高峰。因发生闭塞的供血动脉不同分为三类。

①脊髓前动脉综合征:脊髓前动脉供应脊髓前 2/3 区域,易发生缺血性病变,以中胸段或下胸段多见,首发症状常为突发病损水平相应部位根性痛或弥漫性疼痛,短时间内发生弛缓性瘫痪,脊髓休克期过后转变为痉挛性瘫痪;传导束型分离性感觉障碍,痛温觉缺失而深感觉保留(后索未受累),大小便功能障碍较明显。

②脊髓后动脉综合征:脊髓后动脉极少梗死,因有良好侧支循环,即便发生症状也较轻且恢复较快;表现急性神经根痛,病变水平以下深感觉缺失和感觉性共济失调,痛温觉和肌力保存,括约肌功能常不受影响。

③中央动脉综合征:病变水平相应节段的下运动神经元性瘫痪、肌张力减轻、肌萎缩,多无锥体束损害和感觉障碍。

2. 出血性疾病　包括硬膜外、硬膜下和脊髓内出血,均可骤然出现剧烈背痛、截瘫、病变水平以下感觉缺失和括约肌功能障碍等脊髓横贯性损害表现。硬膜下血肿较硬膜外血肿少见。脊髓蛛网膜下隙出血起病急骤,表现为颈背痛、脑膜刺激征和截瘫等;脊髓表面血管破裂出血可能只有背痛,无脊髓受压表现。

3. 血管畸形 绝大多数为动静脉畸形，多见于胸腰段，其次为中胸段，颈段少见；动脉性或静脉性畸形罕见。动静脉畸形分为四种类型，即硬脊膜动静脉栓、髓内动静脉畸形、青年型动静脉畸形和髓周动静脉瘘。多在 45 岁前发病，约半数在 14 岁前发病，男女之比为 3∶1。缓慢起病者多见，也可为间歇性病程，有症状缓解期；突然发病为畸形血管破裂所致，多以急性疼痛为首发症状，表现为脑膜刺激征、不同程度截瘫、根性或传导束性感觉障碍，如脊髓半侧受累表现为脊髓半切综合征。括约肌功能障碍早期表现为大小便困难，晚期可致大小便失禁；也有少数患者表现为单纯脊髓蛛网膜下隙出血。

（二）急诊检查

1. 脑脊液检查 脊髓蛛网膜下隙出血脑脊液呈血性；椎管梗阻时脑脊液蛋白量增高，压力低；椎管内出现脑脊液压力增高。

2. 脊髓血管造影 选择性脊髓数字减影血管造影（DSA）对确诊脊髓血管畸形颇有价值，可明确显示畸形血管的大小、形态、位置、范围、类型、供血动脉及引流静脉，对指导手术或放射介入治疗很有帮助。

（三）治疗关键

早发现、早治疗是本病防治的关键，硬膜外或硬膜下血肿应紧急手术清除血肿，解除脊髓受压。

【救治方案】

1. 病因治疗

（1）血管畸形、毛细血管扩张、血液病、感染、外伤、中毒等原因可导致脊髓出血。

（2）动脉粥样硬化、结节性动脉周围炎、结核性或梅毒性血管内膜炎、低血压、脊髓骨质增生、脊髓脱位、椎管内肿瘤等可造成脊髓缺血性病变。

2. 药物治疗

（1）脊前动脉血栓：给予低分子右旋糖酐、复方丹参、罂粟碱等药物治疗，必要时给予抗凝剂治疗。

（2）脊髓出血：给予脱水剂、止血药治疗。

（3）中医中药治疗：中医药用在本病时主要着眼于益气活血散血，使用包括中药、针灸推拿等综合治疗。

3. 外科治疗 对诊断明确的血管畸形、血管瘤及其他占位性病变，可给予结扎或切除，也可采用血管内栓塞方法治疗。

4. 其他 截瘫患者应加强护理防止并发症如压疮和尿路感染等。病情稳定后应尽早开始康复治疗。

第四节 脊髓蛛网膜炎

脊髓蛛网膜炎又称脊髓蛛网膜粘连或粘连性脊髓蛛网膜炎，是蛛网膜在各种病因作用下的一种慢性炎症过程。是蛛网膜增厚与脊髓、脊神经根粘连，或形成囊肿阻塞脊髓腔导致脊髓功能障碍的疾病。受累部位以胸腰段为最多。

【救治流程】

1. 主诉　胸腹部束带样疼痛，肢体无力等。

2. 病史　病前常有感染、发热、椎管内药物注射等病史。

3. 体征　单发或多发的神经根痛感觉障碍多不对称，双下肢无力、大小便功能障碍等。

4. 急救措施　给予皮质激素减轻炎症，并扩张血管改善血运。

5. 辅助检查　椎管造影，造影剂在病变部位呈斑点状或片状不规则分布，如有阻塞平面，其边缘亦多不整齐，形状不固定，可呈现典型的"烛泪样"表现。

6. 诊断　根据临床表现及辅助检查即可确诊。

7. 制订详细的治疗方案　①药物治疗；②放射治疗；③物理治疗。

【救治关键】

（一）病情判断

1. 临床特点

（1）起病可急可缓，有脊柱疾患如外伤、增生、椎间盘突出、椎管狭窄，或脊髓病变如肿瘤、多发性硬化、脊髓空洞症等病史。

（2）病程进展缓慢，症状常有自发缓解或复发加重。复发者多与感冒受凉或劳累有关。

（3）主要病变常仅累及脊髓某一部分，以胸段、腰段多见，早期常有后根刺激症状，如上肢及胸背部呈放射性疼痛或有束带感，休息后症状减轻，其后出现不同程度的脊髓受损症状。少数患者病初即可出现脊髓横贯症状。

（4）病变弥散者，除主要病变部位的神经体征外，常有多发性脊髓或神经根损害症状，如横贯水平以下感觉减退区内尚有根性分布的感觉障碍；痉挛性瘫痪部位内有局限性的肌肉萎缩或肌纤维震颤等。

2. 其他表现

（1）马尾综合征：由多种病因引起的一种综合征，以骶尾部为主的脊髓蛛网膜炎可引起该综合征，通常有尿便障碍和下肢瘫痪。粘连的瘢痕累及马尾部硬膜囊，导致蛛网膜和该部位骨质的破坏，进一步引起血液循环障碍和脑脊液压力增高，由于马尾部硬膜囊弹性的消失导致神经根缺血，脊髓蛛网膜增生的长期压迫引起马尾神经根损害。

（2）脊髓蛛网膜炎性骨化症：由于长期慢性蛛网膜炎所致的脊膜钙化和骨化；蛛网膜鞘内骨化压迫神经根引起神经症状，包括疼痛、下肢轻瘫和大小便失禁等，脊髓蛛网膜骨化的原因目前还不清楚。若因蛛网膜骨化所致者，应尽快手术治疗。

（3）脊髓空洞症：是脊髓蛛网膜炎的一种少见的并发症，多认为脊髓空洞症是一种先天性疾病，常与小脑扁桃体下疝畸形伴发。然而，脊髓空洞症也可由脊髓蛛网膜炎引起，当增生的瘢痕组织妨碍了脑脊液的流动以及影响脊髓的血液供应时就可出现脊髓空洞症。

3. 临床分型　脊髓蛛网膜炎多属慢性疾病，但迅速起病或亚急性起病者均有，根据病变情况，有局限型和弥漫型两类。

（1）局限型：可发生在腰或胸段，往往有急性感染史、随即出现神经根痛及较明显固定的感觉障碍或有运动障碍，按病变情况又可分为囊肿型和单纯局部粘连型。囊肿型的临床表现与脊髓肿瘤很相似。囊肿增长到一定程度时，出现脊髓受压症状。单纯局限性粘连型的炎症仅侵及几个阶段的脊髓蛛网膜，临床表现有根痛或相应阶段的肌肉萎缩及肌无力。

（2）弥漫型：往往以胸段开始，病程进展缓慢，于数月到数年内逐渐出现感觉异常、过敏及感觉麻木，病变范围较广者同时侵及颈段、胸段及腰段，分布弥漫，可出现多发性阶段型感觉障碍。亦可逐渐进行性感觉水平上升或下降，束带感觉。运动障碍可为逐渐进行性肌无力或瘫痪，伴有肌萎缩。整个过程时好时坏，有波动性，后期可出现括约肌功能障碍，部分病例发展较快，于一次急性感染后，不久出现神经根痛及范围较广的感觉障碍，较快的出现肌力减退或瘫痪及括约肌功能障碍。如病情继续发展，则出现感觉水平继续上升。如蛛网膜炎起始于马尾部，则病变的蛛网膜与马尾神经根广泛粘连，可表现为进行性的坐骨神经痛，可因病变于一侧或两侧而出现不同的症状，有较明显的下肢肌萎缩、肌无力，腱反射降低或消失及感觉缺失，括约肌功能障碍。

（二）急诊检查

1. 腰椎穿刺　脑脊液呈无色透明或略带淡黄色；由于蛛网膜与软膜、脊髓有广泛的粘连，故初压较低，压颈试验多呈椎管不完全梗阻征象。脑脊液淋巴细胞数接近正常，蛋白含量显著增高；甚至脑脊液流出后可自动凝固，呈 Froin 征（胶样凝固改变）。

2. MRI 检查　有时可见小的蛛网膜囊肿。属无创检查，避免了因脊髓蛛网膜下隙注射造影剂而引起的脊髓蛛网膜炎在病变的急性期，绝大多数病变显示脊髓肿胀增粗脊髓蛛网膜下隙变窄，甚至消失；病变广泛，可累及脊髓全长的 2/3，以 3～5 个椎体长度最多见，少数可波及整个胸腰髓，病变脊髓与正常脊髓间呈移行状，界限不清；以腰髓段为主者，马尾神经束增粗且不光滑或蛛网膜下隙阻塞导致马尾神经束显示不清，脊髓内神经细胞肿胀坏死，病变组织内含水量增加，病变在 MRI 上表现为长 T_1、长 T_2 信号，有少数病例在 T_2 加权像上有点状高信号，为病变内小灶性出血所致。Gd-DTPA 增强扫描对该病确诊和鉴别诊断有价值，脊髓蛛网膜炎以长条状、小斑片状轻度强化为主。大部分病变不强化，强化方式及范围可以帮助明确病变范围和除外髓内肿瘤、多发性硬化等。

（三）治疗关键

尚无特效疗法，主要是对症治疗缓解疼痛。对弥漫性粘连者以内科治疗为主。对囊肿型或局限性蛛网膜粘连型者，可行手术摘除和剥离。

【救治方案】

1. 抗感染治疗　对疑为感染引起者，可酌情选用抗生素、抗病毒制剂或试用抗结核药物治疗。

2. 皮质激素治疗　静脉滴注氢化可的松（100～200 mg，每日 1 次，10 次为一疗程）或肌内注射、口服泼尼松、地塞米松等；椎管内注射对防止粘连扩散和促进炎症吸收效果更好。通常用地塞米松，首次为 2 mg（可逐渐增量至 5 mg），和脑脊液混合后缓慢注射，每周 2～3 次，10 次为一疗程。

3. 扩张血管改善血运　可用烟酸、妥拉唑啉、山莨菪碱注射液（又称 654 - 2）、活血化瘀中药等。

4. 鞘内注射氧气疗法　一次酌情注入 10～15 ml 氧气，自小量开始，每注入 5 ml 气体，即放出等量脑脊液，每 5～7 日 1 次。对早期病例可能有助于松解粘连、改善脑脊液循环。

5. 小剂量放射治疗　多用于脊髓蛛网膜炎及大脑半球凸面蛛网膜炎，剂量宜小，对改善血运有一定帮助，但疗效不确切。

6. 理疗　如视交叉蛛网膜炎可试用经眼球部进行碘离子导入法。

7. 手术治疗　主要用于囊肿切除及手术减压,手术切除囊肿,小心剪开粘连带,但不可强行剥离,以免加重症状;同时行椎管减压。对于肿瘤难以鉴别者,也可考虑手术探察。

第五节　脊髓空洞症

脊髓空洞症是一种慢性进行性脊髓变性疾病,病变多位于颈髓,也可累及延髓。脊髓与延髓空洞症可单独发生或并发;典型的临床表现为节段性分离性感觉障碍、病变节段支配区肌萎缩以及营养障碍等。

【救治流程】

1. 主诉　患者常以肢体麻木、无力、感觉分离性障碍、肌肉萎缩和疼痛为早发症状。

2. 病史　病因未明,为多种病因综合所致。

3. 体征　受累部位自发性疼痛,继而出现节段性分离性感觉障碍;前角细胞受累出现肌肉无力、肌萎缩、肌肉颤动、肌张力减低等;神经营养障碍后出现皮肤粗糙、过度角化、痛觉缺失等,晚期可有神经源性膀胱和小便失禁等。

4. 急救措施　尚无特效疗法,必要时手术治疗。

5. 辅助检查　延迟脊髓 CT 扫描:在蛛网膜下隙注入水溶性造影剂,在脊髓的病变水平可显示高密度空洞影像。

6. 诊断　根据临床表现及辅助检查即可确诊。

7. 制订详细的治疗方案　①支持治疗;②药物治疗;③手术治疗。

【救治关键】

(一)病情判断

发病年龄为 20～30 岁,男多于女,隐匿起病,进展缓慢,病程数月到 40 年不等,因空洞大小和累及脊髓的位置不同,临床表现各异。

1. 感觉障碍　以感觉障碍为首发症状居多,最早症状常为相应支配区自发性疼痛,继而出现节段性分离性感觉障碍,典型呈短上衣分布。痛温觉因脊髓丘脑纤维中断而丧失,由于后柱早期不受累,轻触觉、震颤觉和位置觉相对保留。晚期脊髓后索及脊髓丘脑侧束被累及,造成空洞水平以下各种传导束型感觉障碍。

2. 运动症状　病变扩展到前角细胞可引起运动神经元破坏,导致相应肌肉瘫痪、萎缩,肌张力减低,肌纤维震颤和反射消失。手内肌在肌肉受累中一般最早;上行可累及到前臂、上臂及肩带。手部肌肉受累严重可出现爪形手畸形。空洞晚期可出现病变水平以下锥体束征,病变累及侧索交感中枢,可出现 Horner 征。空洞内出血病情可突然恶化。

3. 神经营养障碍症状　由于关节软骨和骨端营养障碍以及深浅感觉障碍产生的反馈机制失调,导致夏科关节,表现为关节肿胀、积液,超限活动,活动弹响而无痛感。X 线显示关节骨端骨软骨破坏、破碎,可有半脱位。其他症状如皮肤可有多汗、无汗、颜色改变、增厚、角化过度,指甲粗糙、变脆;有时出现无痛性溃疡;常有胸段脊柱的侧弯或后突;膀胱及直肠括约肌功能障碍多见于晚期;病变波及延髓时可引起吞咽困难、舌肌萎缩瘫痪、眼球震颤,此型易危及生命。

4. 其他症状　先天性者多合并 Chiari 畸形、脊椎裂、颅底凹陷、颅颈连接畸形,脊柱侧弯后凸畸形及佝偻病等也是常见并发症。继发性脊髓空洞有脊椎外伤,髓内、外肿瘤,脊髓炎症,蛛网膜炎,类风湿性关节炎和畸形性骨炎。

（二）急诊检查

1. MRI 检查　空洞显示为低信号,矢状位出现于脊髓纵轴,横切面可清楚显示所在平面空洞的大小及形态。

2. 脑脊液　一般均正常;如空洞较大导致蛛网膜下隙部分梗阻时,脑脊液蛋白含量可增高。

3. X 线平片检查　有助于发现脊柱侧弯、颈枕区畸形、夏科关节等。

（三）治疗关键

本病进展缓慢,尚有部分病例有数年静止期,如临床症状较轻,可行保守治疗,采用一般支持疗法。目前尚无特效疗法。

【救治方案】

1. 具体治疗方法

（1）支持疗法:有疼痛者给予镇痛剂,还应给予 B 族维生素、三磷腺苷、辅酶 A、肌苷等药物治疗。注意加强护理,防止关节挛缩,对痛觉消失者,要防止烫伤和冻伤。

（2）放射疗法:可使用放射性核素 ^{131}I 治疗,但疗效不肯定。

（3）手术治疗:对于 Chiari 脊髓空洞症,唯一有效的治疗方法是枕大孔和上颈髓段椎管减压术。张力性脊髓空洞行空洞与蛛网膜下隙分流术,脊髓积水行第四脑室出口矫治术等。

2. 预防及保健

（1）基础保健措施:在日常生活中、工作中保护无感觉区,每日反复检查,看有无受伤;注意皮肤有无发红、水疱、烫伤、青肿、抓伤、切伤等。

农村患者要特别注意不要被荆棘和碎片刺伤。对皮肤有自主神经功能障碍者,要防止皮肤干燥和皲裂。如果已有伤口,要尽快去医院诊治。

（2）注意手脚的保护:劳动或工作时戴手套,在拿热的杯、壶、金属勺子时,用手套、厚棉布或毯子包着拿。工具的把手要光滑,可在把手上包一块橡皮,然后再包块布。脚的保护,选购或定做合适的鞋,不要让脚在鞋里磨来磨去,行走距离不要太长。

（3）家庭康复:积极参与家务劳动,如打扫卫生、煮饭、种花,生活尽量自理,是一种有效的功能训练。

（4）加强保健措施:最好有专业的康复指导和训练。晚期脊髓空洞症患者由于肌肉萎缩、肌无力而长期卧床,易并发肺炎、压疮等,加之大多数患者出现延髓麻痹症状,给患者生命构成极大的威胁。脊髓空洞症肌萎缩患者除就医治疗外,自我调治十分重要。

（5）劳逸结合:忌强行功能锻炼,因为强行功能锻炼会因骨骼肌疲劳而不利于骨骼肌功能的恢复、肌细胞的再生和修复。应和治疗医师经常联系,得到指导。治疗中尤其要注意以下几点:

首先,保持乐观愉快的情绪。较强烈的长期或反复精神紧张、焦虑、烦躁、悲观等情绪变化,可使大脑皮质兴奋和抑制过程的平衡失调,使肌肉颤动加重,加速肌萎缩发展。

其次,脊髓空洞症肌萎缩患者维持消化功能正常,合理调配饮食结构是康复的基础。脊髓空洞症肌萎缩患者需要高蛋白、高能量饮食补充,提供神经细胞和骨骼肌细胞重建所必需的物质,以增强肌力、增长肌肉;早期采用高蛋白,富含维生素、磷脂和微量元素的食物,并积极配合药膳,如山药、薏米、莲子心、陈皮、太子参、百合等,禁食辛辣食物,戒除烟、酒。中晚期患者以高蛋白、高营养、富含能量的半流食和流食为主,并采用少食多餐的方式以维护患者营养及水电解质平衡。

最后,脊髓空洞症肌萎缩患者由于自身免疫功能低下,或者存在着某种免疫缺陷,一旦感冒,病情加重,病程延长,肌萎缩无力、肌跳加重,特别是延髓性麻痹患者易并发肺部感染,如不及时防治,预后不良,甚至危及患者生命。胃肠炎可导致肠道菌种功能紊乱,尤其病毒性胃肠炎对脊髓前角细胞有不同程度的损害,从而使患者肌跳加重、肌力下降、病情反复或加重。故也应注意预防感冒、胃肠炎。

第二章　颅内高压综合征

颅内高压是颅内容物(脑组织、脑脊液及脑血容量)体积增加或颅内占位性病变引起颅内压力增高所致的一系列临床表现,表现为头痛、呕吐、视盘水肿的临床三大主征。正常成人颅内压为 80～180 mmH$_2$O(6～13.5 mmHg),当颅内压力超过此值即形成颅内高压。

【救治流程】

1. 主诉　头痛、呕吐、视力障碍。
2. 病史　急性、亚急性、慢性起病。
3. 体征　视盘水肿、血压高、缓脉。
4. 急救措施　迅速降低颅内压;对症治疗;手术减压,病因治疗。
5. 辅助检查　①体检有血压上升、心率缓慢、视盘水肿等脑神经受损体征。②腰穿测脑脊液压力增高或颅内压监护压力增高。
6. 诊断　根据临床表现及辅助检查即可确诊。
7. 制订详细的治疗方案　①对症处理,降低颅内压;②去除病因,手术或药物治疗。

【救治关键】

(一)病情判断

1. 临床特点　颅内压增高由于病因不同而有急性和慢性之分、局部和全脑之分,其临床症状有轻重之分。

(1)头痛:急性颅内压增高者可突然出现头痛,慢性者头痛缓慢发展。多为跳痛、胀痛或爆裂样痛,用力咳嗽、喷嚏、排便可使头痛加重。平卧或侧卧头低位也可使头痛加重;坐姿时减轻。早期头痛在后半夜或清晨时明显,随后头痛为持续性伴阵发性加剧。头痛机制可能与颅内压增高使颅内痛觉敏感组织受到刺激或牵拉有关。

(2)呕吐:多在头痛剧烈时发生,常呈喷射状,吐前多无恶心,与进食无关。儿童头痛多不明显,而仅有呕吐。其机制可能为颅内压增高刺激延髓呕吐中枢所致。颅后窝肿瘤,呕吐多见。

(3)视神经盘水肿:视神经盘水肿早期表现为眼底视网膜静脉扩张、视盘充血、边缘模糊,继之生理凹陷消失,视盘隆起(可达 8～10 屈光度),静脉中断,视网膜有渗出物,视盘内及附近可见片状或火焰出血。早期视为正常或有一过性黑矇,如颅内压增高无改善,可出现视力减退,继发性神经萎缩,以致失明。

(4)生命征变化

①脉搏、血压及呼吸的变化:急性或亚急性颅内压增高时,脉搏缓慢(50～60 次/min),若压力继续增高,脉搏可以增快;颅内压迅速增高时血压亦常增高。呼吸多为频率改变,先深而慢,随后出现潮式呼吸,也可浅而快,过度换气亦不少见。

②意识及精神障碍:颅内压急剧增高时可致昏迷,或呈不同程度的意识障碍,如意识模糊、嗜睡等,慢性颅内压增高时,轻者记忆力减退、注意力不集中,重者可呈进行性痴呆、情感淡漠、大小便失禁。老年及中年患者精神症状多见。

③瞳孔:早期忽大忽小或缩小。如一侧散大,对光反射消失说明形成了颞叶钩回疝。

（5）其他：癫痫大发作、眩晕、一侧或两侧展神经麻痹、双侧病理反射或抓握反射阳性等。

2. 临床分型　脑疝形成，当颅内压增高超过一定的代偿能力或继续增高时，脑组织受挤压并向邻近阻力最小的方向移动，若被挤入硬膜或颅腔内生理裂隙，即为脑疝形成。

（二）急诊检查

1. 脑脊液检查　患者有头痛、呕吐及视盘水肿等典型表现腰穿脑脊液压力＞200 mmH$_2$O，通常可诊断颅高压综合征。脑脊液常规化验检查多正常。于颅内压增高的患者，腰椎穿刺有促使脑疝发生的危险。对于临床怀疑颅内压增高，而其他检查如无阳性发现者，在无颅后窝体征或颈强直时，可以考虑慎重进行。应在给予脱水剂后进行腰穿密闭测压为妥。

2. 依据可能的病因选择必要的检查　血常规、电解质、血糖、免疫项目检查，有鉴别诊断意义。

（三）治疗关键

1. 迅速降低颅内压。

2. 尽快寻找病因，针对病因治疗。

【救治方案】

（一）迅速降低颅内压

1. 高渗性降低颅内压的药物　临床上最常应用的是高渗脱水治疗，简单实用，其目的是使脑组织脱水，减少正常脑组织的容积，为成功治疗赢得时间。甘露醇和甘油果糖是临床上最常选用的降低颅内压的药物，两者各有利弊。

（1）甘露醇：是单糖，在体内不被吸收，无代谢活性；绝大多数以原形从肾排出，是渗透性利尿剂。它通过提高血浆胶体渗透压，使脑组织内水分进入血管内，脑组织体积相对缩小而达到降低颅内压目的，降低颅内压速度快。快速静脉注射后15分钟内出现降低颅内压作用，30～60分钟达到高峰；可维持3～8小时，半衰期为100分钟。因此，根据患者病情每日可用3～6次；每次用量按0.25～1.0 g/kg酌情给药。甘露醇最大的不良反应是引起肾功能损害，甚至导致急性肾功能不全；同时由于影响水电解质的重吸收，大量电解质从尿液中丢失，使血电解质发生紊乱。对需要立即降低颅内压的患者，如果没有肾功损害和心功能障碍的客观依据，应首选甘露醇。甘露醇可迅速发挥降压效果，对急性脑疝非常有效，但停药后会很快出现反跳（颅内压又恢复到用药前的水平）需要重复使用。

（2）甘油果糖：为一种复方制剂，与甘露醇相比，起效慢，注射后(0.59±0.39)小时颅内压开始下降，2小时左右达高峰，降低颅内压可持续(6.03±1.5)小时，比甘露醇约长2小时。治疗脑水肿时每次250 ml，每日1～2次。甘油果糖不增加肾负担，一般无肾损伤作用。甘油果糖通过血-脑脊液屏障进入脑组织还能参与脑代谢提供热量。由于甘油果糖起效慢；需要紧急降低颅内压的情况难以奏效，但它作用时间长，无反跳现象，可以与甘露醇交替使用。甘油果糖适用于有心功能障碍不能耐受快速静脉输注甘露醇或伴有肾功损害，不需要立即降低颅内压挽救患者生命。国外有研究认为，降低颅内压首选甘油果糖。仅在出现脑疝时才先予甘露醇脱水。建议甘油果糖为降低颅内压的一线用药，但在脑水肿急性期甘油果糖应配合甘露醇使用，既防止甘露醇带来的不良反应，又能及时有效地降低颅内压。

2. 利尿性降低颅内压药物　呋塞米是一种非渗透性脱水剂，主要作用于肾髓袢升支髓质部；使大量的盐和水分排出体外而改善脑水肿，是伴有心、肺、肾基础疾病者的首选药物，对于尿量减少者,待尿量增加后再选用甘露醇或白蛋白等制剂,后两者使血容量增加加重心脏负担,常用每次 20～40 mg;静脉注射,作用较温和,一般不单独用于降低颅内压/可作为辅助用药。呋塞米与甘露醇合用有协同作用,有研究证实在降低颅内压的效率、药效持续时间、颅内压反跳方面甘露醇与呋塞米合用优于单用甘露醇。

两者合用能增强降低颅内压的作用机制可能和以下几点有关:①呋塞米能抑制脑脊液内转移而减少脑脊液生成,降低脑室内压,这种作用与甘露醇合用时显著;②甘露醇作用迅速,用药 15 分钟后颅内压既开始下降,而呋塞米对颅内压的作用多在用药 1 小时后才出现,两者发挥相辅相成的作用,从而延长了降压时间;③两者合用能延缓血液和脑组织的渗透压差逆转,使其能维持更长时间。脑疝时需用呋塞米与甘露醇交替静脉注射。

3. 人血白蛋白和浓缩血浆　通过提高血浆胶体渗透压使脑组织间液水分进入血循环,达到脱水降颅压作用。提高胶体渗透压可较长时间保持完好的血流动力学和氧输送,扩张血容量后,使抗利尿激素分泌减少而利尿。尤其适用于血容量不足、低蛋白血症的颅内高压、脑水肿患者。一般用 10% 人血白蛋白 50 ml,或浓缩血浆 100～200 ml,静脉注射,每日 1～2 次。因可增加心脏负荷,心功能不全者慎用。血-脑脊液屏障严重破坏的病变可使白蛋白自毛细血管漏出而加剧颅内高压,需慎用。

4. 激素　国内有研究结果显示甲泼尼龙可以抑制损伤脑组织肿瘤坏死因子活性增加,有效地阻止其生物学作用的发挥,减少白细胞向损伤脑组织的浸润,从而减轻颅脑创伤后继发炎症反应引起的神经细胞损害和脑水肿。然而,近来国内外多个临床医学中心曾开展类固醇激素治疗颅脑损伤患者的临床研究,其疗效仍存在较大争议。地塞米松和其他类固醇激素在颅内压很高、脑水肿明显时可酌情使用,不应作为颅内高压症治疗的常规用药。类固醇激素对脑肿瘤或脑脓肿引起的血管源性水肿较敏感,地塞米松(4～20 mg/6 h)可减少病灶体积并降低颅内压(ICP)。对脑梗死、脑出血、脑外伤等细胞毒性水肿引起的容积效应无效。

5. 其他　包括冬眠、低温,抬高头位,镇静治疗,口服醋氮酰胺(乙酰唑胺)有利尿及减少脑脊液产生的作用,可作为治疗颅内高压的辅助用药。成人剂量 250～500 mg,口服,每日 2～3 次,服用时应同时补钾。

(二) 去除颅内压增高病因

1. 手术减压　脑脊液引流主要适用于颅脑外伤或脑积水伴颅内高压者,特别是正在进行脑室 CSF 颅内压监护的患者。可直接放出脑脊液使脑室缩小,达到降低颅内压的目的,同时在外伤与脑缺血后,脑组织与 CSF 中乳酸增高可加重水肿,CSF 引流可减少 CSF 中乳酸及其他代谢产物,有利于脑组织的恢复,但要注意防止感染,避免引流管堵塞。

颅骨去骨瓣减压术(DC)是一种物理方法,去除部分颅骨,使脑膜和部分脑组织膨出,达到减压目的,虽不能阻止颅脑损伤后分子水平的继发性病理损害反应,但通过减压窗可达到降低颅内压的作用,使中线移位回复,以改善脑灌注压,提升脑的供血、供氧,有利于静脉回流,避免了脑干受压,从而改善病情,挽救患者生命。

2. 去除病因　对于各种颅高压,应积极寻找各种病因并针对其病因进行治疗,并积极抗感染(抗病毒、抗细菌、抗结核、抗真菌)治疗,纠正机体缺血、缺氧状态,清除颅内血肿、硬膜下(外)积血(液)、肿瘤占位病灶等。

第三章　脑血管疾病

第一节　脑出血

脑出血(ICH)是指原发于脑实质内的出血,故又称为自发性脑出血。原发性脑出血的病理机制复杂,病因多样,但高血压性小动脉硬化和破裂是本病最常见的原因,故也称作高血压性脑出血。脑淀粉样血管病、动静脉畸形、动脉瘤、血液病、凝血功能异常、脑动脉炎、药物滥用,以及肿瘤和脑梗死等也可导致脑内出血。

自发性脑出血的出血部位以壳核最多见,约占脑出血的60%,其次为丘脑、尾状核、半球白质、脑桥、小脑和脑室等。典型的脑出血的表现是突发局灶性神经功能缺损,多在情绪激动或活动中突然发病,发病后病情常于数分钟至数小时内达到高峰,伴随头痛、恶心、呕吐、意识水平下降和血压升高等症状,自发性脑出血的症状、体征发展迅速,需快速分诊救治。按出血部位可分为以下类型。

1. 基底节区出血

(1)壳核出血:为高血压性脑出血最常见类型。多由豆纹动脉尤其是外侧支破裂所致;血肿可局限于壳核本身,也可扩延累及内囊、放射冠、半卵圆中心、颞叶或破入脑室。血肿向内压迫内囊出现典型的临床表现,为对侧轻偏瘫或偏瘫、感觉障碍和偏盲。急性期伴有两眼向血肿侧凝视,位于优势半球可出现失语;非优势半球可出现失用和失认、视野忽略和结构性失用。

(2)丘脑出血:由丘脑膝状体动脉和丘脑穿通动脉破裂所致,丘脑病变时因感觉核团损害部位、范围、性质的不同而表现为各种感觉受损的症状;常见的临床表现以多寡为序有:轻偏瘫或偏瘫、半身感觉缺失、上凝视麻痹、瞳孔异常(瞳孔缩小和对光反射消失)、失语、眼球向病灶侧凝视(与壳核出血同)、偏盲和缄默。

(3)尾状核头出血:多由高血压动脉硬化和血管畸形破裂所致,常有头痛、呕吐、颈强直、精神症状。

2. 脑叶出血　老年人常由高血压动脉硬化或淀粉样变血管病引起,青壮年多由先天性脑血管畸形所致。出血以顶叶最常见,其次为颞叶、枕叶、额叶。少量出血症状轻,酷似腔隙性脑梗死。大量出血呈现各种脑叶功能受损的征象。

(1)额叶出血:额叶出血可出现前额痛,以血肿侧为重,对侧偏瘫,双眼向血肿侧凝视,大小便失禁,意识障碍及癫痫。

(2)顶叶出血:可造成对侧偏身感觉缺失和对侧视野忽略,也可出现对侧同向偏盲或象限盲,轻微的偏瘫和疾病感缺失。

(3)颞叶出血:可造成双眼同向性上象限的视野缺失。可出现血肿侧以耳前或耳周为主的头痛,优势半球出血可导致Wernicke失语,非优势半球出血可有意识模糊和认知障碍。

(4)枕叶出血:血肿同侧眼眶部疼痛和对侧同向偏盲,可有短暂性黑矇和视物变形,有时有感觉缺失、书写障碍等。

3. 脑干出血

（1）脑桥出血：是脑干出血最高发的部位，多由基底动脉脑桥支破裂所致，脑桥出血的临床症状和体征，因血肿的大小、定位、破入脑室与否和有无脑积水而有很大差异，大量出血可迅速出现昏迷、四肢瘫痪、双瞳孔针尖样大、中枢性呼吸障碍；数小时内死亡。少量出血可无意识障碍；脑桥少量出血症状较轻，临床上较易与腔隙性梗死混淆。

（2）中脑出血：少见，常有头痛、呕吐、意识障碍。

（3）延髓出血：更少见。

4. 小脑出血　多由小脑上动脉分支破裂所致。临床表现因定位、血肿大小、血肿扩延、脑干受累、出血破入第四脑室与否，以及有无脑积水等多种因素而变化很大。小脑出血最多发生在齿状核。多发生于一侧半球，突然出现站立及步态不稳、肢体共济失调、构音障碍、眼球震颤，伴头痛、头晕或眩晕、恶心、呕吐。起病突然，可伴有枕部疼痛。

5. 脑室出血　多为继发性，也可呈原发性，症状随出血部位、脑室积血量及是否阻塞脑脊液通路而异，常有头痛、呕吐。临床上易误诊为蛛网膜下隙出血。

【救治流程】

1. 主诉　头痛、恶心、呕吐、不同程度的意识障碍。

2. 病史　多有高血压病史，多在情绪激动或活动中突然发病。

3. 体征　偏瘫、偏身感觉障碍、失语、意识障碍等。

4. 急救措施　保持呼吸道通畅，气管插管或机械通气，必要时吸氧；降低颅内压、减轻脑水肿。

5. 辅助检查　首选头部 CT 检查，可清楚显示出血部位、出血量、血肿形态及占位效应等。

6. 诊断　50 岁以上中老年患者，活动或情绪激动时突然发病，迅速出现局灶性神经功能缺损症状及头痛、呕吐等高颅压症状，结合头颅 CT 确诊。

7. 治疗方案　①一般支持治疗；②调整血压；③减轻脑水肿、降低颅内压；④防治并发症，对症治疗；⑤手术治疗；⑥康复治疗。

【救治关键】

（一）病情判断

脑出血经常是引起早期神经功能恶化的临床急症。

1. 50 岁以上中老年患者，通常有长期的高血压动脉硬化病史。

2. 活动中或情绪激动时急性起病，一般可于数小时内达高峰；个别患者因继续出血和血肿扩大，临床症状进行性加重，持续 6～12 小时。

3. 除少量脑出血外，大部分患者均有不同程度的意识障碍。意识障碍的程度是判断病情轻重和预后的重要指标。

4. 头痛和呕吐是脑出血最常见的症状，它可单独或合并出现。脑叶和小脑出血头痛最重，少量出血可以无头痛。头痛和呕吐同时出现是颅内压增高的指征之一。

5. 血压增高是脑出血常见的原因与伴发病。血压增高和心跳及脉搏缓慢同时存在，往往是颅内压增高的重要指征。

6. 脑出血者可出现癫痫发作，癫痫发作多为局灶性和继发性全身发作。以脑叶出血和深部出血最多见。

病史是临床诊断的重要依据，典型表现是血压明显升高，迅速出现偏瘫、失语等局灶性神经功能缺损症状,出现头痛、恶心、呕吐等高颅压的表现,可伴有意识障碍,应高度怀疑脑出血。病情发展迅速,结合头颅 CT 检查通常可作出临床诊断。同时应排除其他须与脑出血鉴别的疾病。

(二)急诊检查

45 分钟内完成头颅 CT、血常规、急诊生化、凝血功能等急诊检查。依据检查结果作出进一步的诊断分析,以决定是否需要急诊处理。

1. 病史及体格检查 判断有无脑出血,脑内出血患者的最初临床评价包括发病时症状及当时的活动情况,卒中发作的时间、年龄及其他危险因素。应询问患者或目击者;关于患者的下述情况:如是否有外伤,既往是否有高血压、缺血性卒中、糖尿病、吸烟及药物史,是否服用华法林、阿司匹林或其他抗凝药物,是否存在凝血功能障碍及其他诱发出血的内科疾病如肝病等。完善神经系统体格检查。

2. 影像学检查 小脑出血者应定期做 CT 检查,至少每周复查 1 次;病情变化时随时复查,除注意观察血肿本身的变化外,应特别注意观察有无脑室对称性扩大等脑积水征象,以指导治疗。

(1)头部 CT 检查:头部 CT 检查对于怀疑脑血管病的患者应作为首选的影像学诊断手段,它可以发现绝大部分颅内出血,并且有助于鉴别神经系统的一些非脑血管病。头颅 CT 是诊断脑出血的首选检查,可清楚显示出血部位、出血量多少、血肿形态、是否破入脑室以及血肿周围有无低密度水肿带和占位效应等。临床如怀疑脑出血应立即行头颅 CT 检查,对指导治疗、估计预后有重要价值。根据病程分为三期。

①急性期(<1 周):新鲜血肿平扫呈边界清楚、均匀一致的高密度影,圆形或软圆形,周围常有一低密度环。半球血肿或蚓部血肿较大时;均可产生占位效应,一般 3～7 日达到高峰,可压迫第四脑室和脑干,甚至发生小脑扁桃体疝。血肿可向前破入脑室;若少量积血,CT 显示脑室内局限高密度影,出血量大可发生脑室铸型时,全脑室呈均匀一致的高密度影,血肿与脑室相连的高密度影,为血肿破入脑室的通道。伴发脑积水时,则脑室系统扩大。出血进入蛛网膜下隙时则显示相应的高密度影。

②血肿吸收期(2 周至 2 个月):约 2 周时(或更早一些),血肿周边溶解,血肿变小,密度变低,边缘较模糊,第四脑室受压者,脑室形态可有恢复。3～4 周后,血肿可完全溶解,病灶呈低密度。

③囊肿形成期(>2 个月):6～8 周后,低密度灶明显缩小,无占位表现,最后呈低密度囊腔,边缘较清晰,CT 值接近脑脊液。小病灶形成瘢痕。

(2)头部磁共振成像(MRI):同 CT 一样,也可明确出血部位、范围,脑水肿及脑室情况。对发现结构异常,明确脑出血的病因很有帮助。对检出脑干或小脑的出血灶和监测脑出血的演进过程优于 CT 扫描,对急性脑出血诊断不及 CT。在高磁场强度下,磁化率序列对脑出血敏感,是由脱氧血红蛋白的顺磁效应所决定的,其在血肿发生的最初几个小时就存在。T_1 加权像呈等密度,T_2 加权像呈略高密度影。脑出血时 MRI 影像变化规律如下。

①超急性期(<24 小时):为长 T_1、长 T_2 信号,T_1 加权像上血肿呈略低或等信号,T_2 加权像为高或混合信号。此期核心层和核外层表现相仿,但无边缘层的信号减低带,早期阶段可无水肿带,数小时后出现轻度水肿,与脑梗死、水肿不易鉴别。

②急性期(2～7 日):为等 T_1、短 T_2 信号,此期血肿周围有较明显的血管源水肿。

③亚急性期(8日至4周):为短 T_1、长 T_2 信号,T_1 加权像上周围水肿带可不甚明显或为一低信号带,T_2 加权像上绕一高信号的周围水肿带。

④慢性期(>4周):为长 T_1、长 T_2 信号,T_1 加权像为均匀一致的高信号,不显示边缘层,无周围带。T_2 加权像上边缘层显示低信号,组织水肿不明显或无水肿,此种情况可持续数周或更长,此后形成囊腔,T_1 加权像和 T_2 加权像均为低信号。

3. 实验室检查 脑出血患者常规实验室检查包括血常规、血液生化、凝血功能、心电图检查和胸部 X 线摄片检查。血糖升高能是机体的应激反应或脑出血严重性的反应;外周白细胞计数可暂时升高;尿素氮水平也可暂时升高,凝血活酶时间和部分凝血活酶时间异常,提示有凝血功能障碍。在没有条件时可进行腰椎穿刺协助诊断,但脑脊液正常者不能否定脑出血的诊断。颅内压增高、脑干受压者禁忌腰椎穿刺。非高血压性脑出血,应注意血液学、免疫学及颅内血管的检查以明确病因。

(三)治疗关键

1. 气道和呼吸 保持患者时呼吸道通畅,清理呼吸道分泌物。有明显呼吸困难、窒息时,可采用气管插管或机械通气以保障通气;呕吐或上消化道出血的患者,应及时吸出呕吐物,保持气道通畅,预防吸入性肺炎;对缺氧者予以吸氧,必要时应辅以机械通气。

2. 心脏功能 应常规检查心电图。有严重的心律失常、心力衰竭或心脏缺血时应及时进行处理,必要时请心内科医师会诊。

3. 血压调控 调控血压时应考虑患者的年龄、有无高血压史、有无颅内高压、出血原因及发病时间等因素。若颅内压增高时,应先降低颅内压,再根据血压情况决定是否进行降压治疗。一般对原血压正常又无严重颅内压增高的患者,将血压控制在出血前原有水平或略高;原有高血压者将血压控制在 150~160 mmHg/90~100 mmHg 为宜;当血压<180/105 mmHg 时,可暂不使用降压药。收缩压在 180~200 mmHg 或舒张压 100~110 mmHg 之间时,需密切监测血压;即使应用降压药治疗,也需避免应用强降压药,防止因血压下降过快引起脑低灌注;收缩压<90 mmHg,有急性循环功能不全征象,应及时补充血容量,适当给予升压药治疗,维持足够的脑灌注。

4. 需紧急处理的情况 如严重脑水肿、高颅压、高血压、消化道出血、血糖异常等,需紧急处理。

【救治方案】

脑出血一旦确诊后,下一步是治疗开始前对脑出血原因的认识。危及生命的血肿是否能做手术,患者有无肝衰竭导致的凝血机制障碍或是否曾服用抗凝药物。其次,要考虑患者是否像脑血管淀粉样变的脑出血,因为其在血肿手术后易发生另一处新的脑出血。治疗原则为安静卧床、脱水降低颅内压、调整血压、防止继续出血,并强护理防治并发症,以挽救生命,降低死亡率、残疾率和减少复发。

(一)一般治疗

1. 一般应卧床 2~4 周,保持安静,避免情绪激动和血压升高。

2. 严密观察体温、脉搏、呼吸和血压等生命征,注意瞳孔变化和意识改变。

3. 维持水、电解质平衡,保持大小便通畅,预防和及时治疗压疮、泌尿道和呼吸道感染等。

4. 血糖过高或过低者应及时纠正,维持血糖水平在 6~9 mmol/L。

5. 明显头痛、过度烦躁不安者;可酌情适当给予镇静止痛剂。

6. 有昏迷或肢体瘫痪者,应勤翻身,早期行床上肢体功能活动,按摩,以防压疮或下肢静脉血栓形成。注意口腔清洁;保持大小便通畅。

（二）降低颅内压

较大的脑内血肿周围会出现脑水肿,多于出血后 3～4 日到达高峰,严重时造成颅内压过高和脑疝,可危及生命。积极控制脑水肿、降低颅内压是脑出血急性期治疗的重要环节。

降低颅内压的主要治疗措施包括、有控制的过度通气、渗透性利尿剂和静脉注射巴比妥酸盐。如果需要手术治疗,这些措施可以为手术争取时间。目前仍不推荐使用糖皮质激素。

1. 过度通气　是最有效的快速降低颅内压的方法之一,血管对 CO_2 的反应是其作用机制。实验证明血管对 CO_2 的反应是非常明显的,是通过改变细胞外液的 pH 来实现的。尽管此方法有效,但治疗同时可造成 CBF 下降,治疗效应也较为短暂,限制了此方法的应用。过度通气的 CO_2 水平的目标值为 30～35 mmHg,不推荐更低水平的 CO_2。

2. 临床上有指征使用脱水剂时,必须根据颅内压增高的程度和心、肾功能等全身情况来考虑选用脱水剂及其剂量。

（1）甘露醇:最常用,它可使水从水肿或非水肿的脑组织中渗透到血管中。此外,它能提高心脏的前负荷及脑灌注压,因此通过自身调节降低颅内压。通常 125～250 ml,静脉滴注,每6～8 小时 1 次,注意尿量、血钾及心、肾功能;如有脑疝形成征象可快速加压静脉滴注或静脉注射;冠心病、心肌梗死、心力衰竭和肾功能不全者慎用。

（2）甘油果糖:500 ml 静脉滴注,每日 1～2 次,3～6 小时滴完,脱水、降低颅内压作用较甘露醇缓和,用于轻、重症患者的病情好转期和肾功能不全患者。

（3）利尿剂:呋塞米较常用,每次 20～40 mg,每日 2～4 次静脉注射,常与甘露醇交替使用可增强脱水效果;用药过程中应注意监测肾功能和水电解质平衡。

（4）20%人血白蛋白:10～20 g,每日 1 次,对低蛋白血症患者更适用,作用较持久,有条件情况下可使用。

脱水时要注意血浆渗透压的变化,若临床脱水效果不好,可适当增加用药剂量,一旦收敛,应维持高渗透状态。为避免脑细胞肿胀和颅内压反跳性增加,使用脱水剂时应逐渐减量,一般需用1～2 周。

（三）调整血压

脑出血急性期的血压多增高;对血压高的处理应个体化,应参照患者原来有无高血压、有无颅内压增高、年龄、发病时间、原发疾病与合并疾病具体而定。若颅内压高时,应先降颅内压,再根据血压情况决定是否进行降血压治疗。处理时,过高血压有可能使破裂的小动脉继续出血或再出血而导致血肿扩大;而过低的血压又会使脑灌注压降低和加重脑损害,应权衡利弊慎重处理。

一般对原血压正常又无严重颅内压增高的患者,将血压控制在出血前原有水平或略高。原有高血压者将血压控制在 150～160 mmHg/90～100 mmHg 为宜。血压≥200/110 mmHg 时,在降颅内压的同时可慎重平稳地降血压治疗/使血压维持在高于发病前水平或 180/105 mmHg 左右;收缩压在 170～200 mmHg 或舒张压 100～110 mmHg 时,暂可不用降压药,先脱水降颅内压,并密切观察血压情况,必要时再用降压药。血压增高是因颅内压增高引起时,应以积极降低颅内压治疗为主。收缩压<165 mmHg 或舒张压<95 mmHg 时，不宜降血压治疗。脑出血患者偶可见血压低应积极寻找原因，并适当给予升压处理。

（四）控制体温

体温降低后脑代谢降低，耗氧量减少，有利于脑细胞恢复和减轻脑水肿。但对脑出血，应用药物做冬眠降温时不良反应很多，如冬眠合剂中的哌替啶可抑制呼吸，氯丙嗪可降低血压等。全身降温可影响心脏功能，易发生肺炎等并发症，故临床多用冰毯或冰帽物理降温。头颅局部降温是脑出血的重要治疗措施，但体温不宜低于 34 ℃，并发肺炎及其他部位感染时常造成体温增高，应积极抗感染治疗。近来亚低温疗法的应用，可能有一定效果，但不推荐常规应用。

（五）止血治疗

已经尝试使用各种止血药物如 6-氨基己酸、氨甲苯酸、巴曲酶（立止血）等治疗脑出血，但作用不大。如果有凝血功能障碍，可针对性地给予止血药物治疗，例如肝素治疗并发的脑出血可用鱼精蛋白中和，华法林治疗并发的脑出血可用维生素 K_1 拮抗。

（六）癫痫发作的预防和处理

早期癫痫发作提示脑叶出血和再出血等神经系统并发症，目前尚不推荐所有患者早期预防性给予抗癫痫治疗，但是可以选择性应用于脑叶出血的患者。如出现癫痫发作，应给予苯妥英钠或卡马西平等二线抗癫痫药处理。

（七）并发症的处理

1. 感染 重症脑出血，尤其是意识障碍、吞咽困难的患者，口腔或气管内分泌物不易及时清除，易导致吸入性肺炎。原先患有慢性支气管炎、肺气肿等的老年人脑出血后更易继发肺部感染，或因导尿等易合并尿路感染；可给予预防性抗生素治疗；如果已经出现系统感染，可根据经验或痰培养、尿培养及药物敏感试验结果选用抗生素；尿潴留者要留置导尿管，必要时进行膀胱冲洗。

2. 消化道出血 重症自发性脑出血常合并胃肠道出血，病死率明显升高，其原因多归于胃肠道应激性糜烂、溃疡。用抗酸剂 H_2 受体拮抗药的预防治疗，可明显降低危重患者临床出血发生率，已证明 H_2 受体拮抗药在降低临床出血方面优于抗酸剂；一旦出血应按上消化道出血的治疗常规进行处理，可给予质子泵抑制剂，还可应用冰盐水洗胃及局部止血药等。

3. 抗利尿激素分泌异常综合征 又称稀释性低钠血症；因经尿排钠增多，血钠降低，加重脑水肿，应限制水摄入量在 800～1 000 m/d，补钠 9～12 g/d。低钠血症宜缓慢纠正；否则可导致脑桥中央髓鞘溶解症。

4. 其他 有些脑出血患者可出现心功能损害、肺栓塞或水肿、痫性发作、中枢性高热及下肢深静脉血栓形成，应注意及时相应的治疗。

（八）手术治疗

首先确定能否手术，年龄已不是手术禁忌，血肿危及生命、内科治疗不能有效地控制颅内压增高时，应手术治疗。但临床上已出现了不可逆的变化时手术效果不佳。抗凝剂所致的脑出血和血管淀粉样变会诱发其他部位脑组织再出血要慎重手术，且手术难奏效。

1. 手术治疗目的 脑出血外科治疗主要是清除血肿、降低颅内压、挽救生命，早期减少卒中对周围脑组织的压迫，降低致残率。同时针对脑出血的病因进行治疗。主要采取的方法有传统开颅手术、小骨窗开颅血肿清除术、内镜辅助下血肿吸除术、微创颅内血肿清除术和脑室穿刺引流术等。

2. 手术适应证　目前对于外科手术适应证；方法和时机的选择尚无一致性意见，一般认为手术宜在超早期(发病后 6～24 小时内)进行。以下情况可考虑手术治疗。

(1) 基底节区中等量出血(壳核出血≥30 ml，丘脑内出血≥15 ml)：根据病情及出血部位，选择合适时机进行微创穿刺血肿清除术，及时清除血肿；大量出血或有脑疝形成者，多需采用去骨瓣减压血肿清除术来挽救生命。

(2) 小脑非动脉瘤出血：如果出血量≥10 ml，或者血肿直径＞2 cm，出现神经系统功能障碍或影像学提示幕下脑脊液传导通路闭塞，应考虑手术治疗。

(3) 脑叶出血：高龄患者常为淀粉样血管病出血，除血肿较大危及生命或者由血管畸形引起的脑出血需外科手术治疗外，多行内科保守治疗。

(4) 脑室出血：因血凝块常阻塞导水管，发生脑积水很常见，故应保持导水管通畅。通过脑室外引流，使用尿激酶或 rt-PA 进行脑室内溶栓是有效的。但还需要更多的试验来证实。

(九) 康复

脑出血患者只要生命征平稳、病情不再进展，应给予早期康复治疗，除非有颅内压升高的表现。对于有神经功能损伤的患者应早期行康复治疗，遵循个体化原则，制定短期和长期治疗计划，分阶段、因地制宜地选择治疗方法，对患者进行针对性体能和技能训练，降低致残率，促进神经功能恢复，提高生活质量。

第二节　脑梗死

脑梗死是指脑部供血中断，有无充分侧支循环代偿供血时导致的脑组织缺血、缺氧性坏死和脑软化，而产生的神经系统症状群。不包括全脑性缺血和缺氧性坏死，如窒息和心跳、呼吸暂停引起的全脑病损。脑梗死的主要临床表现可分为前循环和后循环，或称颈动脉系统和椎-基底动脉系统症状。

1. 颈动脉系统脑梗死　主要表现为病变对侧肢体瘫痪或感觉障碍；主半球病变常伴不同程度的失语，非主半球病变可出现失用或认知障碍等高级皮质功能障碍。其他少见的临床表现包括意识障碍、共济失调、不随意运动及偏盲等。

2. 椎-基底动脉系统脑梗死　累及枕叶可出现皮质盲、偏盲；累及颞叶内侧海马结构，可出现近记忆力下降；累及脑干或小脑可出现眩晕、复视、吞咽困难、霍纳综合征、双侧运动不能、交叉性感觉及运动障碍、共济失调等；累及脑干上行网状激活系统易出现意识障碍。

【救治流程】

脑梗死是神经科常见的急症，在急诊时，即应尽快采集病史、完成必要的检查、作出正确诊断、及时进行抢救或收住院治疗。

1. 主诉　偏瘫、偏身感觉障碍、失语、共济失调等局灶性神经功能缺损的症状。

2. 病史　多数静态或少数动态下急性起病，既往有高血压、糖尿病、冠心病等病史。

3. 体征　局灶性神经功能缺损体征。

4. 急救措施　①保持呼吸道通畅；②建立静脉液路。

5. 辅助检查　①头颅 CT：24 小时可显示低密度梗死灶，发病后 2～15 日可见均匀片状或楔形明显低密度灶,大面积脑梗死有脑水肿和占位效应,出血性梗死呈混杂密度;②头颅 MRI 平扫:梗死灶 T_1 呈低信号、T_2 呈高信号,DWI 呈亮信号。

6. 诊断　根据临床表现、辅助检查即可确诊。

7. 制订详细的治疗方案　①一般处理及对症治疗;②改善脑血循环;③减轻脑水肿,降低颅内压。

【救治关键】

(一)病情判断

1. 多数在静态下急性起病,动态起病者以心源性脑梗死多见,部分病例在发病前可有 TIA 发作。

2. 病情多在几小时或几日内达到高峰,部分患者症状可进行性加重或波动。

3. 临床表现决定于梗死灶的大小和部位,主要为局灶性神经功能缺损的症状和体征,如偏瘫、偏身感觉障碍、失语、共济失调等部分可有头痛、呕吐、昏迷等全脑症状。

因此,临床病史仍然是诊断的重要依据。典型者是突然发病,迅速进展的脑部受损的征象,如意识障碍、局灶体征。而进行神经系统检查时,重点是发现脑部受损征象,如偏瘫、失语、意识障碍、颅内高压、脑膜刺激征等。同时应排除其他系统疾病。为了避免延误治疗时间,应尽快进行病史采集和体格检查。

(二)急诊检查

除非有其他原因不能检查或患者条件不允许搬动;所有疑为卒中的患者都应尽快(45 分钟内)进行头部影像学(CT/MRI)检查,观察有无脑梗死、脑出血或蛛网膜下隙出血。

脑的影像学检查可以直观地显示脑梗死的范围、部位、血管分布、有无出血、陈旧和新鲜梗死灶等,帮助临床判断组织缺血后是否可逆、血管状况,以及血流动力学改变。帮助选择溶栓患者评估继发出血的危险程度。

1. 头颅计算机断层扫描(CT)　头颅 CT 平扫是最常用的检查。但是对超早期缺血性病变和皮质或皮质下小的梗死灶不敏感,特别是颅后窝的脑干和小脑梗死更难检出。

在超早期阶段(发病 6 小时内),CT 可以发现一些轻微的改变,如大脑中动脉高密度征、皮层边缘(尤其是岛叶)以及豆状核区灰白质分界不清楚、脑沟消失等。

2. 磁共振(MRI)　标准的 MRI 序列(T_1、T_2 和质子相)对发病几个小时内的脑梗死不敏感。弥散加权成像(DMI)可以早期显示缺血组织的大小、部位,甚至可显示皮层下、脑干和小脑的梗死灶。早期梗死的诊断敏感性达到 $88\% \sim 100\%$,特异性达到 $95\% \sim 100\%$。

灌注加权成像(PW)是静脉注射顺磁性造影剂后显示脑组织相对血流动力学改变的成像,灌注加权改变的区域较弥散加权改变的区域范围大,目前认为弥散-灌注不匹配区域为半暗带。

3. 病因检查

(1)血液成分:包括血常规、红细胞沉降率、凝血象、血生化等。根据患者的临床情况可适当地增加相应的检查项目,如抗心磷脂抗体、蛋白 G、蛋白 S、抗凝血酶 M、血红蛋白电泳、血清电泳和同型半胱氨酸测定。

(2)心脏:首先可做心电图、超声心动图检查,必要时可做 24 小时心电监测,了解心脏节律的变化,若既往有心房颤动、附壁血栓或本次怀疑脑栓塞者在条件允许时可做经食管超声心动图检查,以了解反常栓子的来源。

（3）脑动脉和脑血流检查：可做颈部多普勒超声、经颅多普勒超声（TCD）、CTA、磁共振血管造影（MRA 或 MRV）等。必要时可行数字减影脑血管造影（DSA），明确梗死血管。

4. 全身情况检查 心脏、血生化、血气、各种免疫指标、胸部 X 线片及腹部 B 超等。了解患者其他系统，器官功能情况。

（三）救治关键

1. 基本生命支持

（1）气道和呼吸

①确保患者的气道通畅：呕吐或上消化道出血的患者，应及时吸出呕吐物，预防吸入性肺炎。

②有明显呼吸困难、窒息时，可采用气管插管或机械通气以保障通气。

（2）心脏功能：脑卒中患者应观察心脏情况，常规检查心电图。有严重的心律失常、心力衰竭或心脏缺血时应及时进行处理，必要时请心脏内科医师会诊。

（3）血压调控：原则上如收缩压在 185～210 mmHg 或舒张压在 115～120 mmHg，可不必急于降血压治疗，但应严密观察血压变化；如果高于 220/120 mmHg，则应给予缓慢降血压治疗，并严密观察血压变化，尤其防止血压降得过低。

2. 需紧急处理的情况 如严重高颅压、消化道出血、癫痫、血糖异常、发热等，需紧急对症处理。

【救治方案】

脑梗死的治疗不能一概而论，应根据不同的病因、发病机制、临床类型、发病时间等确定针对性强的治疗方案，实施以分型、分期为核心的个体化治疗。在一般内科支持治疗的基础上，可酌情选用改善脑循环、脑保护、抗脑水肿降低颅内压等措施。通常按病程可分为急性期（1 个月）、恢复期（2～6 个月）和后遗症期（6 个月以后）。重点是急性期的分型治疗，腔隙性脑梗死不宜脱水，主要是改善循环；大、中梗死应积极抗脑水肿降低颅内压，防止脑疝形成。在 3～6 小时的时间窗内有适应证者可行溶栓治疗。

（一）一般治疗

1. 一般护理 床头抬高 $30°～45°$，防止吸入性肺炎，保持呼吸道通畅，减轻脑缺氧，监测血气；加强全身和皮肤护理，防治压疮、呼吸道感染及尿路感染、肺栓塞、下肢深静脉血栓形成等；保证充足的热量及均衡的营养，保持正常的水、电解质及酸碱平衡。

2. 控制血糖 急性期血糖过高或过低对脑组织皆有害，可参考原先血糖情况给予相应的处理，一般维持血糖在 6.7 mmol/L（120 mg/dl）水平为宜。

3. 控制体温 无论任何原因引起的体温增高，都应积极处理，维持体温在正常范围。亚低体温治疗的效果和不良反应有争论，不宜常规应用。

4. 抗癫痫 大脑主干动脉梗死造成的脑梗死常有痫性发作。有癫痫发作者可用抗癫痫药，如苯妥英钠和卡马西平。

6. 调整血压 应特别注意血压的调控。脑血管病患者多伴血压升高，由于合并高血压的机制及相关因素比较复杂，在处理高血压时，难以有一个统一的方案，必须进行个体化治疗，才能达到较理想的血压水平，有利于脑血管病的总体治疗和康复。

（1）脑血管病合并高血压的处理原则：①积极平稳地控制过高的血压；②防止降血压过低、

过快;③严密监测血压变化,尤其在降血压治疗过程中;④降血压宜缓慢进行,因为此类患者的血压自动调节功能差,急速大幅降血压则易导致脑缺血;⑤降血压要个体化治疗,因为每个患者的基础血压不同,对原有降血压药物敏感性不同,以及合并其他不同的疾病等;⑥维持降血压效果的平稳性,一般主张采用长效降血压药物;⑦在降血压过程中应注意对靶器官的保护,尤其是脑、心、肾。

(2)在选择降血压药物方面,无统一规范应用的药物。应用降血压药物的原则是既要有效、持久地降低血压,又不至于影响重要器官的血流量。血压控制的具体方法和维持水平依不同类型的脑血管病而有所不同,具体如下:

①早期脑梗死:许多脑梗死患者在发病早期,其血压均有不同程度的升高,且其升高的程度与脑梗死病灶大小、部位及病前是否患有高血压病有关。脑梗死早期的高血压处理取决于血压升高的程度及患者的整体情况和基础血压。如收缩压在 185~210 mmHg 或舒张压在 115~120 mmHg 之间,也可不必急于降血压治疗,但应严密观察血压变化;如果血压>220/120 mmHg,则应给予缓慢降血压治疗,必要时可静脉使用短效药物并严密观察血压变化,尤其防止血压降得过低。

常用的药物有:拉贝洛尔 10~20 mg,5~10 分钟,静脉注射,每 10 分钟可重复 1 次或双剂量,最大剂量不超过 300 mg。尼卡地平 5 mg/h,静脉注射,逐步加量,每 5~15 分钟增加2.5 mg/h,最大量 15 mg/h。当控制到目标血压时,减少至 3 mg/h。硝普钠 0.5 μg/(kg·min)静脉滴注维持。

②出血性脑梗死:多见于脑栓塞,大片脑梗死和溶栓治疗后。一旦发生脑梗死,可静脉使用短效药物(如拉贝洛尔、尼卡地平等)使收缩压≥180 mmHg 或舒张压≤105 mmHg。

③溶栓治疗前后:在溶栓治疗前后,如果收缩压>180 mmHg 或舒张压>105 mmHg,则应及时降血压治疗,以防止发生继发性出血。

④脑梗死恢复期:脑梗死进入恢复期后,均按高血压病的常规治疗要求,口服病前所用的降血压药或重新调整降血压药物,使血压缓慢平稳下降,一般应使血压控制在正常范围以内或可耐受的水平,以尽可能预防脑梗死复发。

6. 伴发疾病和并发症的处理 可伴发急性或慢性心脏病、糖尿病、慢性阻塞性肺疾病、睡眠呼吸暂停综合征、肥胖、肾病以及某些使脑血流量下降的疾患,如对低血压、休克、心力衰竭等均应积极进行相应处理。

(二)减轻脑水肿、降低颅内高压

脑水肿一般在发病后 3~5 日达到高峰。脑水肿的处理原则:减轻颅内压,维持足够的脑血液灌注,避免缺血恶化,预防脑疝。脑梗死急性期应限制液体入量,5%葡萄糖液可能加重脑水肿,故应慎用。对可能增加颅内压的某些因素(如缺氧、高二氧化碳血症及高热等)应予以纠正。

1. 一般处理

(1)卧床,避免头颈部过度扭曲。

(2)避免引起颅内压增高的其他因素,如:激动、用力、发热、癫痫、呼吸道不通畅、咳嗽、便秘等。

(3)有条件情况下给予亚低温治疗。

2. 脱水治疗 必须根据颅内压增高的程度和心肾功能状况选用脱水剂的种类和剂量。

(1)甘露醇:是最常便用的脱水剂,其渗透压约为血浆的 4 倍,用药后血浆渗透压明显增高,使脑组织的水分迅速进入血液中,经肾排出。一般约每 8g 甘露醇可带出 100 ml 水分。一般用药后 10 分钟开始利尿,2~3 小时作用达高峰,维持 4~6 小时,有反跳现象。可用 20%甘露醇 125~250 ml 快速静脉滴注,6~8 小时 1 次,一般情况应用 5~7 日为宜;颅内压增高明显或有脑疝形成时;可加大剂量,快速静脉注射,使用时间也可延长。

(2)丁呋塞米:一般用 20~40 mg,静脉注射,6~8 小时 1 次,与甘露醇交替使用可减轻两者的不良反应。

(3)甘油果糖:也是一种高渗脱水剂,其渗透压约相当于血浆的 7 倍,起作用的时间较慢,约 30 分钟,但持续时间较长(6~12 小时)。可用 250~500 ml,静脉滴注,每日 1~2 次,脱水作用温和,一般无反跳现象,并可提供一定的热量,肾功能不全者也可考虑使用。甘油盐水溶血作用较多,不推荐使用。

(4)其他:①应用七叶皂甙钠,该药具有抗感染、抗渗出及消除肿胀的作用,常用量为 10~20 mg 加入生理盐水 100 ml 中静脉滴注,每日 1~2 次;②糖皮质激素虽可减轻脑水肿,但易引起感染、升高血糖、诱发应激性溃疡等,故多不主张使用;③大量白蛋白(20 g,每日 2 次),可佐治脱水,但价格较贵,可酌情考虑使用。

在使用脱水药物时,应注意心肾功能,特别是老年患者大量使用甘露醇易致心肾衰竭,应记出入量,观察心律及心率变化;甘油盐水滴注过快时可导致溶血;呋塞米易致水电解质紊乱,特别是低血钾,均应高度重视。

3. 外科治疗　若经内科治疗效果不理想时,可请脑外科会诊,给予外科治疗。对于大脑半球的大面积脑梗死,可采用开颅减压术和(或)部分脑组织切除术;较大的小脑梗死或小脑出血,尤其是影响到脑干功能或引起脑脊液循环阻塞的,可行颅后窝开颅减压和(或)直接切除部分梗死的小脑,以解除脑干压迫;伴有脑积水或具有脑积水危险的患者应进行脑室引流。

(三)改善脑血液循环

脑梗死是由缺血所致,恢复或改善缺血组织的灌注成为治疗的重心,应贯彻于全过程,以保持良好的脑灌注压。临床常用的措施可归纳为下列几方面:

1. 溶栓治疗　梗死组织周边存在半暗带是缺血性卒中现代治疗的基础。即使是脑梗死早期,病变中心部位已经是不可逆性损害。但是,及时恢复血流和改善组织代谢就可以抢救梗死周围仅有功能改变的半暗带组织,避免形成坏死。大多数脑梗死是血栓栓塞引起的颅内动脉闭塞。因此,血管再通复流是最合理的治疗方法。

(1)禁忌证:①既往有颅内出血,包括可疑蛛网膜下隙出血;近 3 个月有头颅外伤史;近 3 周内有胃肠或泌尿系统出血;近 2 周内进行过大的外科手术;近 1 周内有不可压迫部位的动脉穿刺。②近 3 个月有脑梗死或心肌梗死史,但陈旧小腔隙未遗留神经功能体征者除外。③严重心、肾、肝功能不全或严重糖尿病史。④体检发现有活动性出血或外伤(如骨折)的证据。⑤已口服抗凝药,且 INR>1.5;48 小时内接受过肝素治疗(APTT 超出正常范围)。⑥血小板计数低于 $100×10^9$/L,血糖<2.7 mmol/L。⑦收缩压>180 mmHg,或舒张压>100 mmHg。⑧妊娠。⑨不合作。

(2)溶栓药物治疗方法

①尿激酶:100 万~150 万 U,溶于生理盐水 100~200 ml 中,持续静脉滴注 30 分钟。

②rt - PA:剂量为 0.9 mg/kg(最大剂量 90 mg),先静脉注射 10%(1 分钟),其余剂量连续静脉滴注,60 分钟滴完。

（3）溶栓治疗时的注意事项

①将患者收到 ICU 或者卒中单元进行监测。

②定期进行神经功能评估,在静脉点滴溶栓药物过程中 15 分钟 1 次;随后 6 小时内,30 分钟 1 次;此后 60 分钟 1 次,直至 24 小时。

③患者出现严重的头痛、急性血压增高、恶心或呕吐,应立即停用溶栓药物,紧急进行头颅 CT 检查。

④血压的监测:溶栓的最初 2 小时内每 15 分钟 1 次,随后 6 小时内为 30 分钟 1 次,此后 60 分钟 1 次,直至 24 小时。如果收缩压≥185 mmHg 或者舒张压≥105 mmHg,更应多次检查血压。可酌情选用 β-受体拮抗药,如拉贝洛尔、乌拉地尔等。如果收缩压＞230 mmHg 或舒张压＞140 mmHg,可静脉滴注硝普钠。

⑤静脉溶栓后,继续综合治疗,根据病情选择个体化方案。

⑥溶栓治疗后 24 小时内不用抗凝、抗血小板药,24 小时后无禁忌证者可用阿司匹林 300 mg/d,共 10 日,以后改为维持量 75～100 mg/d。

⑦不要太早放置鼻胃管、导尿管或动脉内测压导管。

（4）选择溶栓治疗的原则

①对经过严格选择的发 3 小时内的急性缺血性脑卒中患者应积极采用静脉溶栓治疗。首选 rt-PA,无条件采用 rt-PA 时,可用尿激酶替代。

②发病 3～6 小时的急性缺血性脑卒中患者可应用静脉尿激酶溶栓治疗,但选择患者应该更严格。

③对发病 3～6 小时的急性缺血性脑卒中患者,在有经验和有条件的单位,可以考虑进行动脉内溶栓治疗研究。

④基底动脉血栓形成的溶栓治疗时间窗和适应证可以适当放宽。

⑤超过时间窗溶栓多不会增加治疗效果,且会增加再灌注损伤和出血并发症,不宜溶栓,恢复期患者应禁用溶栓治疗。

2. 降纤治疗　很多证据显示脑梗死急性期血浆中纤维蛋白原和血液黏滞度增高。蛇毒制剂可以显著降低血浆纤维蛋白原水平,尚有增加纤溶活性及抑制血栓形成作用,更适用于合并高纤维蛋白原血症患者。脑梗死早期(特别是 12 小时以内)可选用降纤治疗。

（1）巴曲酶:国内已应用多年,积累了一定临床经验。

（2）降纤酶:发病 6 小时内效果更佳。值得注意的是纤维蛋白原降至 130 mg/dl 以下时增加了出血倾向。

（3）其他降纤制剂:如尿激酶等临床也有应用。

3. 抗凝治疗　抗凝治疗的目的主要是防止缺血性卒中的早期复发、血栓的延长及防止堵塞远端的小血管继发血栓形成,促进侧支循环。但急性期抗凝治疗虽已广泛应用多年,但一直存在争议。目前,不作为首选。

（1）下列情况若无禁忌证(如出血倾向、有严重肝肾疾病、血压＞180/100 mmHg)时,可考虑选择性使用抗凝剂。

①心源性梗死(如人工瓣膜、心房颤动,心肌梗死伴附壁血栓、左心房血栓形成等)患者,容易复发卒中。

②缺血性卒中伴有蛋白 C 缺乏、蛋白 S 缺乏、活性蛋白 C 抵抗等易栓症患者;症状性颅外

夹层动脉瘤患者;颅内外动脉狭窄患者。

③卧床的脑梗死患者可使用低剂量肝素或相应剂量的 LMW 预防深静脉血栓形成和肺栓塞。

（2）治疗方法

①肝素:100 mg 加入生理盐水 500 ml 中静脉滴注,20~30 滴/分,紧急时可用 50 mg,静脉注射。当达到肝素化后,再用 50s mg 静脉滴注,8~15 滴/分。每日至少测定一队部分凝血活酶时间［APTT,根据 APTT 调整剂量,维持治疗前 APTT 值的 1.5~2.5 倍（100 mg/d 以内）］,5 日后可用低分子肝素 4 000~5 000 U 皮下注射,每日 2 次;腹壁皮下注射,连用 7~10 日。

②低分子肝素:4 000~5 000 U 皮下注射,每日 2 次;腹壁皮下注射,连用 7~10 日。

③华法林:6~12 mg/d,口服,3~5 日后改为 2~6 mg/d 维持,逐步调整 INR,使之控制在 2.0~3.0 之间。不能使用华法林时,可用抗血小板药物氯吡格雷 75 mg/d。

静脉溶栓后使用肝素,可以增加血管再通率,但是出血并发症也增加,对防止血管再闭塞的作用尚需进行更多的临床试验。溶栓后 24 小时内不主张使用抗凝治疗。使用抗凝治疗时,应该密切监测,使用抗凝剂量要因人而异,因此抗凝仅作为辅助治疗。

4. 抗血小板制剂 多数无禁忌证的不溶栓患者应在卒中后尽早（最好 48 小时内）开始使用阿司匹林。溶栓的患者应在溶栓 24 小时后使用阿司匹林,或阿司匹林与双嘧达莫缓释剂的复合制剂。

（1）发病后尽早口服阿司匹林 150~300 mg/d。急性期后可改服预防剂量 50~150 mg/d。

（2）对阿司匹林不能耐受者可选用氯吡格雷,75 mg/d。

（3）也可使用小剂量阿司匹林（25 mg）加双嘧达莫缓释剂（200 mg）的复合制剂（片剂或胶囊）,每日 2 次。

5. 扩容 对一般缺血性脑梗死患者而言,目前尚无充分的随机临床对照研究支持扩容升压可改善预后。但对于脑血流低灌注所致的急性脑梗死;如分水岭梗死可酌情考虑扩容治疗,用低分子右旋糖酐 500 ml 静脉滴注。但应注意可能加重脑水肿、心力衰竭等并发症。

6. 中药治疗 动物实验已经显示一些中药单成分或者多种药物组合,如丹参、川芎嗪、三七、葛根素、银杏叶制剂等可以降低血小板聚集、抗凝、改善脑血流、降低血黏滞度等作用。临床经验也显示对缺血性卒中的预后有帮助。但是,目前没有大样本、随机对照研究显示临床效果和安全性。

7. 神经保护剂 已经进行了许多实验及临床研究,探讨了各种神经保护剂的效果,目前常用的有胞磷胆碱、都可喜、脑复康、钙通道阻滞药等,尚缺乏有说服力的大样本临床观察资料,确切疗效有待研究。亚低温和高压氧可能是有前途的治疗方法,有关研究正在进行。

总之,使用神经保护剂可能减少细胞损伤、加强溶栓效果,或者改善脑血流;但是目前尚没有成功的临床试验的结果。

8. 外科治疗 国际上对缺血性脑血管病的外科治疗始于 20 世纪 50~60 年代,包括颈动脉内膜切除术（CEA）和一度进行的颅内-外动脉搭桥手术等。国内有关单位自 20 世纪 70 年代始相继开展了这方面的工作,并纳入了国家"九五"攻关课题。缺血性脑血管病的外科治疗是现代神经外科的重要组成部分,CEA 是治疗颈动脉狭窄性疾病的重要手段,应予以重视。

（1）颈动脉内膜切除术（CEA）的适应证:①反复发作性（在 4 个月以内）的大脑半球或视网

膜短暂性缺血发作(TIA),或轻度无残疾的完全性卒中;病变同侧颈动脉狭窄程度<70%者;全身状况较好,无症状性的颈动脉狭窄程度>70%者;②双侧颈动脉狭窄者:有症状的一侧先手术;症状严重的一侧伴发明显血流动力学改变先手术;③一侧颈动脉闭塞,另一侧出现狭窄者应慎重选择手术治疗;④紧急颈动脉内膜切除术适用于已证实的颈动脉闭塞急性发作,伴有以往明显的颈动脉杂音消失或颈动脉近端严重狭窄(>90%)或完全闭塞者;但此种手术时间窗限于3小时以内,风险较大,疗效尚未确定,目前不宜常规应用。

(2)动脉血管成形术(PTA)的适应证:①有症状的老年(≥75岁)患者,伴有其他外科手术的高度风险;②复发的颈动脉狭窄或因放射引起的狭窄;③进行性脑卒中伴有严重的系统性疾病,配合溶栓治疗。

(3)开颅去骨片减压术的适应证:开颅去骨片减压术能增加颅脑容积,减轻颅内高压,增加脑组织的有效灌注和改善缺血。对于顽固性的大脑或小脑半球梗死经内科治疗无效者,可能有一定疗效。此类患者均有明显的颅内高压,发生早期脑疝或脑干压迫症状,CT表现为大面积梗死和水肿。其疗效目前尚缺乏系统性评价结论。

9. 血管内介入治疗

(1)颈动脉支架放置术:支架放置术治疗颈动脉粥样硬化狭窄性疾病,是近年新问世的技术,目前尚缺乏大宗病例的长期随访结果,故应慎重选择。Wholey发表了欧美和亚洲地区36个医疗中心的5210例颈动脉支架放置术的调查结果,30日围术期的死亡率为0.86%,严重脑卒中1.49%;轻度脑卒中2.72%,6个月和12个月的再狭窄率分别为1.99%和3.46%。该结果仍明显优于颈动脉内膜切除术。从目前的资料看,颈动脉支架放置术同颈动脉内膜切除术相比有以下几个方面的优势。

①支架放置术无脑神经损伤的危险,而颈动脉内膜切除术所造成的脑神经损伤为2%~12.5%。

②可治疗手术难以到达的病变,如颅内段动脉狭窄。

③不需要全麻,操作过程中可随时观察患者的神经功能状况,一旦出现意外情况可随时终止治疗。

④术后恢复快。

(2)适应证

①颈动脉狭窄:颈动脉狭窄>70%,患者有与狭窄有关的神经系统症状;有与狭窄有关的脑实质缺血影像学表现;少数颈动脉狭窄<70%,但出现明显的相关神经系统症状者,有条件的医院也可考虑行血管内介入治疗术。

②椎动脉颅外段血管成形术:椎基底动脉系统缺血症状或反复发作的后循环脑卒中,内科抗凝或抗血小板治疗无效;一侧椎动脉开口狭窄程度超过70%,另外一侧发育不良或完全闭塞;双侧椎动脉开口狭窄超过50%。

(3)禁忌证:①狭窄部位伴有软血栓;②合并Ehlers-Danlos综合征(一种罕见的遗传性结缔组织病,特征为血管脆弱伴出血倾向);③严重血管迂曲;④凝血障碍或造影剂过敏;⑤合并严重的全身器质性疾病,如心、肝、肾功能障碍;⑥双侧颈动脉闭塞或双侧椎动脉闭塞;⑦CT或MRI显示严重的梗死灶;⑧3周之内有严重的卒中发作;⑨严重的神经功能障碍。

(4)治疗方法

①颈动脉狭窄可在局麻下手术,而椎动脉狭窄一般在全麻下手术。

②选择适当的指引导管放置在颈总动脉或椎动脉,将相应的指引导丝通过狭窄部位,沿指引导丝将选择的支架放置在狭窄部位;位置满意后,释放支架,造影评价治疗效果。

③支架放置术的具体操作规程尚未统一。支架植入术前即给予氯吡格雷和阿司匹林联用,持续至术后至少 3 个月,之后单独使用氯吡格雷至少 12 个月。

(5)并发症及处理

①脑梗死:多由于动脉粥样硬化斑块脱落所致。支架放置前先放置保护伞可减少其发生率。可进行溶栓治疗。

②脑出血:多由于正常灌注压突破所致。狭窄严重并伴有高血压着,支架放置后应给予适当降压治疗。

③急性血管闭塞:必要时,进行球囊扩张。

④心动过缓、血压下降:给予阿托品,必要时给予升压药。

第三节　脑栓塞

脑栓塞是各种栓子随血流进入颅内动脉使血管腔急性闭塞,引起相应供血区脑组织缺血坏死及脑功能障碍。栓塞性脑梗死占脑梗死的 15%～20%。只要产生栓子的病原不消除,脑栓塞就有反复发病的可能。2/3 的复发均发生在第 1 次发病后的 1 年之内。

【救治流程】

1. 主诉　患者主诉多为面瘫、上肢单瘫、偏瘫、失语、抽搐等症状。

2. 病史　大多数患者有风湿性心脏病史。

3. 体征　多表现为完全性卒中,意识清楚或轻度意识模糊。

4. 急救措施　应积极脱水、降颅压治疗,必要时需行去骨瓣减压术。

5. 辅助检查　发病 3～5 日内复查 CT 可早期发现继发梗死后出血。

6. 诊断　根据临床表现及辅助检查即可确诊。

7. 制订详细的治疗方案　①一般治疗;②抗凝治疗。

【救治关键】

(一)病情判断

大多数患者伴有风湿性心脏病、冠心病和严重心律失常、心脏手术、长骨骨折、血管内介入治疗等栓子来源,以及肺栓塞(气急、发绀、胸痛、咯血和胸膜摩擦音等)、肾栓塞(腰痛、血尿等)、肠系膜栓塞(腹痛、便血等)、皮肤栓塞(出血点或瘀斑)等体征。

1. 一般特点　脑栓塞可发生于任何年龄,以青壮年多见。多在活动中急性发病,无前驱症状,局灶性神经体征在数秒至数分钟达到高峰,多表现为完全性卒中,意识清楚或轻度意识模糊,颈内动脉或大脑中动脉主干栓塞导致大面积脑梗死,可发生严重脑水肿、颅内压增高,甚至脑疝和昏迷,常见痫性发作;椎-基底动脉系统栓塞常发生昏迷。个别病例局灶性体征稳定或一度好转后又出现加重提示栓塞再发或继发出血。

2. 临床类型

(1)约 4/5 的脑栓塞发生于前循环,特别是大脑中动脉,出现偏瘫、偏身感觉障碍、失语或局灶性癫痫发作等,偏瘫以面部和上肢较重。

(2)栓子进入一侧或两侧大脑后动脉导致同向性偏盲或皮质盲,基底动脉主干栓塞导致突然昏迷、四肢瘫或基底动脉尖综合征。

（二）急诊检查

1. CT、MRI检查　可显示缺血性梗死或出血性梗死改变,合并出血性梗死高度支持脑栓塞诊断。许多患者继发出血性梗死临床症状并未加重,发病3~5日内复查CT可早期发现继发梗死后出血,应及时调整治疗方案。

2. 心电图、彩色多普勒、超声心动图检查　心电图应作为常规检查,是确定心肌梗死、风湿性心脏病、心律失常的依据。脑栓塞作为心肌梗死首发症状并不少见,更须注意无症状性心肌梗死。超声心动图检查可证实存在心源性栓子。颈动脉超声检查可评价颈动脉管腔狭窄程度及动脉斑块,对证实颈动脉性栓塞有提示意义。

（三）治疗关键

1. 早期预防干预　是指一开始就要针对栓塞危险因素如风湿性心脏病、心房颤动、骨折等及时采取预防性干预,减少病残率和复发率。

2. 脑保护治疗　包括降低脑代谢、控制脑水肿,防止脑疝形成,保护脑细胞等。

3. 个体化原则　根据患者基础疾病、栓子类型、病情程度等采取最适当的治疗。

4. 整体化观念　要考虑脑与心、肺及其他器官功能的相互联系,如脑栓塞和心肌梗死同时发生、脑栓塞和肺梗死同时发生等,治疗上要同时兼顾。

【救治方案】

1. 一般治疗　包括治疗原发病、维持生命功能和处理并发症。一般治疗与脑血栓形成相同,颈内动脉或大脑中动脉栓塞可导致大面积脑梗死,引起严重脑水肿和继发脑疝,小脑梗死也易发生脑疝,应积极脱水、降颅压治疗,必要时需行大颅瓣切除减压术。心房颤动患者可用抗心律失常药物治疗;心源性脑栓塞发病后数小时内可用血管扩张剂罂粟碱或烟酸600~900 mg,静脉滴注,可能收到较满意疗效;也可采用脑保护性治疗。

2. 抗凝治疗　预防随后发生的栓塞性卒中,心房颤动或有再栓塞风险的心源性病因、动脉夹层或高度狭窄的患者可用肝素预防再栓塞或栓塞继发血栓形成,栓塞复发的高度风险可完全抵消发生出血的风险。最近证据表明,脑栓塞患者抗凝治疗导致梗死区出血很少给最终转归带来不良影响。治疗中要定期监测凝血功能并调整剂量。抗血小板聚集药阿司匹林也可试用,可能预防再栓塞。

3. 气栓处理时　患者应取头低、左侧卧位,如为减压病应尽快行高压氧治疗,减少气栓,增加脑含氧量,气栓常引起癫痫发作,应严密观察并抗癫痫治疗。脂肪栓处理可用扩容剂、血管扩张剂静脉滴注。感染性栓塞需选用足量有效的抗生素治疗。

第四节　短暂脑缺血发作

短暂性脑缺血发作(TA)是局灶性脑和视网膜缺血导致的突发短暂性、可逆性神经功能障碍。发作持续数分钟,通常在30分钟内完全恢复,超过2小时常遗留轻微神经功能缺损表现或CT及MRI显示脑组织缺血征象。传统TIA定义时限为24小时内恢复。

【救治流程】

1. 主诉　患者主诉多为语言不利、肢体麻木、无力、眩晕、黑矇、跌扑。

2. 病史　患者可有高血压、糖尿病、心脏病和高脂血症等。

3. 体征　因缺血部位不同,可有不同临床表现,如意识障碍、吞咽困难、遗忘、感觉障碍、视力障碍、共济失调等。

4. 急救措施　①控制引起卒中的危险因素;②建立静脉通路。

5. 辅助检查　心电图及超声心动图检查可以发现动脉粥样硬化斑块、心脏瓣膜病变及心肌病变。

6. 诊断　根据临床表现及辅助检查即可确诊。

7. 制订详细的治疗方案　①病因治疗;②药物治疗;③手术治疗。

【救治关键】

(一)病情判断

1. 一般特点　TIA 多发于中老年人(50～70 岁),男性较多。发病突然,迅速出现局限性神经功能缺失症状体征,数分钟达到高峰,持续数分钟或十余分钟缓解,不留后遗症;反复发作,每次发作症状相似。

2. 临床症状

(1)颈内动脉系统TIA:通常持续时间短,发作频率少,较多进展为脑梗死。

①常见症状:对侧单肢无力或轻偏瘫,可伴对侧面部轻瘫,为大脑中动脉供血区或大脑中动脉前动脉皮质支分水岭区缺血表现。

②特征性症状:a. 眼动脉交叉瘫(病变侧单眼一过性黑矇、对侧偏瘫及感觉障碍)和 Horner 征交叉瘫(病变侧 Horner 征、对侧偏瘫)。b. 主侧优势半球受累出现失语症(Broca 失语、Wernicke失语及传导性失语),为大脑中动脉皮质支缺血累及大脑外侧裂周围区。

③可能出现的症状:对侧偏身麻木或感觉减退,为大脑中动脉供血区或大脑中-后动脉皮质支分水岭区缺血;对侧同向性偏盲,较少见,为大脑中、后动脉皮质支或大脑前中后动脉皮质支分水岭区缺血使顶-枕-颞交界区受累所致。

(2)椎-基底动脉系统 TIA:持续时间长,发作频繁,进展至脑梗死机会少。

①常见症状:眩晕平衡障碍,大多不伴耳鸣(脑干前庭系统缺血),少数伴耳鸣(内听动脉缺血使内耳受累)。

②持续性症状:a. 跌倒发作:患者转头或仰头时下肢突然失去张力而跌倒,无意识丧失,可很快自行站起(脑干网状结构缺血);b. 短暂性全面性遗忘症(TGA),发作性短时间记忆缺失,持续数分钟至数十分钟,患者对此有自知力,伴时间、地点定向障碍,谈话、书写和计算能力正常(大脑后动脉颞支缺血累及颞叶内侧、海马);c. 双眼视力障碍(双侧大脑后动脉距状支缺血累及枕叶视皮质)。

③可能出砚的症状:a. 急性发生的吞咽困难、饮水呛咳及构音障碍(椎动脉或小脑后下动脉缺血导致短暂的真性球麻痹);b. 小脑性共济失调(椎基底动脉小脑分支缺血导致小脑或小脑-脑干联系纤维受损);c. 意识障碍伴或不伴瞳孔缩小(高位脑干网状结构缺血累及网状激活系统及交感神经下行纤维);d. 一侧或双侧面、口周麻木及交叉性感觉障碍(病侧三叉神经脊束核及对侧已交叉的脊髓丘脑束受损,小脑后下动脉或椎动脉缺血导致延髓背外侧综合征);e. 眼外肌麻痹及复视(脑干旁正中动脉缺血累及动眼、滑车及展神经核);f. 交叉性瘫痪(一侧脑干缺血典型表现,如 Weber Foville 综合征等)。

（二）急诊检查

1. CT 或 MRI 检查　大多正常，部分患者（发作时间超过 20 分钟）在 MRI 弥散加权图像上（DMI）可显示片状缺血灶；数字减影血管造影（DSA）可见颈内动脉粥样硬化斑块、狭窄等。

2. 彩色经颅多普勒（TCD）脑血流检查　可显示血管狭窄、动脉粥样硬化斑，发作频繁的 TIA 患者可行微栓子监测。

3. 单光子发射计算机断层扫描（SPECT）　可发现局部脑灌流减少程度及缺血部位，正电子发射断层扫描（PET）可显示局灶性代谢障碍。

4. 血常规、血脂及血液流变学、血液成分及流变学的关系。

5. 颈椎 X 线检查　颈椎病变对椎动脉的影响。

（三）治疗关键

消除病因，减少及预防复发，保护脑功能。对短时间内反复发作的病例尤其应采取积极、有效治疗，防止脑梗死发生。

【救治方案】

1. 病因治疗　病因明确者应针对病因治疗，控制卒中危险因素，如动脉粥样硬化、高血压、心脏病、糖尿病、高脂血症和颈椎病等，消除微栓子来源和血流动力学障碍，戒除烟酒，坚持体育锻炼等。

2. 药物治疗　预防进展或复发，防止 TIA 后再灌注损伤，保护脑组织。

（1）抗血小板聚集药：可减少微栓子及 TIA 复发。

①阿司匹林：75～150 mg/d，晚餐后服用，仍有 TIA 时可加大剂量；不良反应包括消化不良、恶心、腹痛、腹泻、皮疹、消化性溃疡、胃炎及胃肠出血等。

②盐酸噻氯匹定：250 mg/d，预防 TIA 和卒中较阿司匹林有效，不良反应为皮疹、腹泻，偶可发生严重但可逆的中性粒细胞减少症，用药后 3 个月应定期检查血象。

③氯吡格雷：75 mg/d，口服，通过不可逆地结合血小板表面二磷腺苷（ADP）受体抑制血小板聚集，减少缺血性卒中发病率；腹泻、皮疹等不良反应较阿司匹林常见。

④阿司匹林＋双嘧达莫联合应用，药理上胜过单独制剂，几乎是阿司匹林、双嘧达莫的两倍，且耐受性好。

（2）抗凝药物：用于心源性栓子引起 TIA、预防 TIA 复发和一过性黑矇发展为卒中。首选肝素 100 mg 加入生理盐水 500 ml 静脉滴注，每分 20～30 滴，紧急时可用 50 mg 静脉注射，达到快速肝素化，再用 50 mg，静脉滴注，滴速每分 8～15 滴；每日至少测定部分凝血活酶时间（APTT），根据 APTT 调整剂量，维持治疗前 APTT 值 1.5～2.5 倍（100 mg/d 以内）。5 日后可用低分子肝素 4 000～5 000 U，每日 2 次，腹壁皮下注射，连用 7～10 日。华法林 6～12 mg，每晚 1 次口服，3～5 日改为 2～6 mg 维持；剂量调整至每晨凝血酶原时间（PT）为对照组 1.5 倍或国际标准化比值（INR）2.0～3.0，用药 4～6 周逐渐减量，可用于长期治疗；消化性溃疡病或严重高血压为禁忌证。

（3）血管扩张药：如脉通或烟酸 600～900 mg，静脉滴注；扩容药低分子右旋糖酐 500 ml，静脉滴注，可扩充血容量、稀释血液和改善微循环。中成药川芎嗪注射液、复方丹参注射液、通心络胶囊等可根据病情辩证选用。

（4）高纤维蛋白原血症可选用降纤药改善血液高凝状态，如巴曲酶、安克洛和蚓激酶等。

（5）脑保护治疗：缺血再灌注使钙离子大量内流引起细胞内钙超载，可加重脑组织损伤，可用钙通道拮抗药（如尼莫地平、氟桂利嗪等）治疗。

3. 手术治疗　TIA 频繁发作，经以上治疗效果不佳且患者血管造影证实为中至重度（50%～99%）狭窄病变，可考虑手术治疗。手术方法有颈动脉内膜切除术、血管成形术和血管内支架植入术等，均宜慎重选择。

4. 预防　TIA 复发应重视高血压、糖尿病、高胆固醇血症和心脏病等致病因素的治疗，纠正不良生活习惯（如吸烟、过量饮酒），适当运动。已发生 TIA 的患者或高危人群如无特殊禁忌可长期服用抗血小板药，如阿司匹林或噻氯匹定。

第四章　颅内感染性疾病

第一节　化脓性脑膜炎

化脓性脑膜炎（简称化脑），系由各种化脓菌感染，以急骤寒战高热、剧烈头痛、呕吐、抽搐、昏迷为主要临床表现的脑部感染性疾病。

【救治流程】

1. 主诉　非新生儿：急起高热、畏寒、上呼吸道感染及全身不适，剧烈头痛、呕吐以及意识障碍。新生儿：少吃、少哭、少动、反应低下、体温不升、体重不增、黄疸加重。

2. 病史　有受凉或身体其他部位感染或免疫力低下。

3. 体征　脑膜刺激征阳性：颈强直、Kerning 征及 Brudzinski 征阳性，儿童易出现角弓反张，新生儿可表现为前囟饱满。

4. 急救措施　①吸氧：成人：间断或持续吸氧，氧流量 2～4 L/min；新生儿：间断或持续吸氧。②降温：物理降温或双氯芬酸钠塞肛。③抗生素：病原菌未明者选用氨苄西林：成人 6～12 g/d，分 4～6 次静脉滴注；儿童 100～200 mg/(kg·d)，分 4～6 次静脉滴注。④如有颅内高压症状或体征：20％甘露醇，每次 125 ml，每日 3～4 次。

5. 辅助检查　血常规检查显示白细胞计数明显升高。脑脊液检查对于中枢神经系统感染具有诊断的特异性，并可以判断感染的类型。

6. 诊断　根据典型的临床表现、血常规、特征性脑脊液改变以及脑脊液、血培养定性诊断。

7. 制订详细的治疗方案　①一般治疗；②抗感染治疗；③并发症治疗；④康复治疗。

【救治关键】

（一）病情判断

大部分患者表现为高热、头痛、意识障碍以及典型的脑膜刺激症状，甚至昏迷。少数患者，尤其新生儿首发症状不典型，接诊医师应明确什么样的临床表现要怀疑化脓性脑膜炎。

（二）急诊检查

1. 周围血象　白细胞计数增高，中性粒细胞占 80％～90％。

2. 脑脊液检查　脑脊液压力增高，外观浑浊或呈脓性，白细胞计数在 $5×10^6$/L，蛋白含量增高，急性期糖和氯化物降低；细胞学检查：以中性粒细胞为主。

3. 头颅 CT　早期可正常，病情严重时可见脑水肿。

（三）治疗关键

化脓性脑膜炎患者病情危重，预后与临床急救关系密切。对于危重患者，首先应积极给予广谱抗生素抗感染，吸氧，降温，同时根据患者情况进行降颅内压和激素治疗。

【救治方案】

1. 控制感染

(1) 病原菌未明者：首选氨苄西林，成人 6～12 g/d，分 4～6 次静脉滴注；儿童 100～200 mg/(kg·d)，分 4～6 次静脉滴注，疗程不少于 2 周。还可以选用青霉素加氯霉素静脉滴注，氯霉素剂量为 30～50 mg/(kg·d)，青霉素剂量为 20 万～0 万 U/(kg·d)，分次静脉滴注 5～7 日，并密切注意防止氯霉素对骨髓的抑制作用。

(2) 病原菌已明者

①脑膜炎球菌性脑膜炎：a. 首选磺胺嘧啶，成人首次剂量为 40～80 mg/kg，静脉缓慢注射，继以 80～160 mg/(kg·d)，分 4 次静脉注射；儿童 75～100 mg/(kg·d)。疗程一般为 5 日，重症者可以适当延长。停药以临床症状和体征的消失以及脑脊液检查正常为依据。b. 青霉素及氯霉素：青霉素成人日剂量为 800 万～1 200 万 U，静脉持续滴注；儿童剂量为 20 万 U/kg 分次或持续静脉滴注。对青霉素过敏者，可改用氯霉素，成人日剂量为 50 mg/kg，分次口服或静脉滴注，小儿日剂量为 30～50 mg，静脉滴注，疗程 5～7 日，用药中应密切关注氯霉素对骨髓的抑制作用。

②肺炎球菌脑膜炎：首选青霉素，一般成人日剂量为 1 600 万～2 000 万 U，分 4～6 次静脉滴注，待症状好转和脑脊液接近正常时改为 800 万 U/d。儿童为 20 万～40 万 U/kg。持续用药至体温及脑脊液正常为止，疗程不短于 2 周。急性期还可以用氯霉素或氨苄西林，剂量同上。如患者对青霉素及氨苄西林过敏，可选用氯霉素或红霉素。红霉素的成人日剂量为 1.5～2.0 g，小儿日剂量为 30～50 mg/kg，静脉滴注。由于红霉素的胃肠道反应较重，静脉滴注的最佳浓度为 1 ml 液体内加 1 mg 红霉素，同时加适量维生素 B_6（100～300 mg）于液体中，可减免反应。

③流行性感冒嗜血杆菌性脑膜炎：首选氯苄西林，小儿首次剂量为 100 mg/kg，继以每日 300 mg/kg，分 4 次静脉注射，疗程 10～14 日；成人 6～12 g/d，分 4～6 次。其次可选用氯霉素，小儿开始剂量每日 30～50 mg/kg 静脉滴注，待病情好转时改为口服并减量。重症患着两种药物可以合用。对于新生儿及 2 个月以内的婴幼儿一般不用氯霉素。

④金黄色葡萄球菌性脑膜炎，首选苯唑西林钠，成人日剂量为 12 g，分次肌内注射或静脉滴注，4 周为 1 个疗程；青霉素过敏者可用万古霉素，剂量为每日 2 g。

⑤革兰阴性杆菌性脑膜炎：以大肠埃希菌最多见，其次肺炎杆菌、铜绿假单胞菌。首选氯苄西林，并用庆大霉素或卡那霉素。庆大霉素成人日剂量为 24～32 万 U。儿童为 0.5 万 U/kg，静脉滴注。卡那霉素成人日剂量为 1g，分 2 次肌内注射，小儿为 20～30 mg/kg，分 2 次肌内注射或静脉滴注。还可以选用头孢噻啶联用庆大或卡那霉素。头孢噻啶成人日剂量为 0.5～1.0 g，分 3～4 次肌内注射或静脉注射。

2. 激素　使用激素的目的在于抗休克、抗脑水肿、抗粘连、抗蛛网膜下隙炎症反应，从而减少并发症及其后遗症。应在充分抗感染的基础上使用。急性期首选地塞米松，成人日剂量 10～20 mg，静脉滴注；小儿为 0.2～0.3 mg/kg。还可用氢化可的松，成人日剂量 2～3 mg，静脉注射。一般用药 4～7 日，病情好转后可逐渐减量直至停药。

3. 脑水肿、颅内高压的处理　对于有明显的颅内高压症状的患者，需要采取降低颅内压的措施。

(1) 脱水剂的应用：选用高渗性脱水剂，常用 20% 甘露醇，每次 125 ml，快速静脉滴注，每

6～8 小时 1 次，必要时加用利尿剂，呋塞米 20～40 mg 肌内或静脉注射，每日 2～4 次。

（2）手术减压：严重颅内高压或脑疝早期，应用脱水剂效果不 佳，可考虑手术减压。

4. 对症和支持疗法

（1）注意补充每日生理所需水分、电解质及维生素。

（2）酌情输注新鲜血浆或全血。

（3）出现昏迷和呼吸衰竭时，保持呼吸道通畅，充足供氧，必要时及早气管切开、给呼吸兴奋剂。

（4）高热者，降温退热；抽搐着抗癫痫治疗，可选用：①地西泮，每次 0.2～0.3 mg/kg 静脉注射；②苯巴比妥钠，每次 5～7 mg/kg，肌内注射；③10% 水合氯醛，每次 0.3～0.5 ml/kg，灌肠。

5. 颅内并发症的处理

（1）脑积水：颅骨钻孔穿刺导管引流降压，必要时行脑室-腹腔分流术降压。

（2）脑脓肿：脓肿穿刺抽脓或脓肿切除术。术前抗菌治疗不应少于 2～4 周。

（3）硬膜下积脓、积液：可行硬膜下穿刺。

6. 康复治疗　如伴发瘫痪、失语等脑损害症状时，应早期进行康复治疗。

第二节　结核性脑膜炎

结核性脑膜炎（TBM）是由结核杆菌引起的脑膜非化脓性炎性疾病。TBM 是结核杆菌引起的最常见的中枢神经系统炎症。常继发于粟粒性结核或体内其他器官结核病后。好发于幼儿及青年人，冬春季多见。其主要病理特点是脑膜弥漫性炎性渗出。

【救治流程】

1. 主诉　起病隐袭，多有发热、头痛、呕吐，严重者出现神志不清、癫痫发作或瘫痪。

2. 病史　多数患者有新近感染结核的病史或有结核病的密切接触史。

3. 体征　可有结核中毒症状、脑膜刺激征、颅内高压症及脑实质、脑神经损害等。

4. 急救措施　①吸氧：持续低流量给氧，2～4 L/min；②降低颅内压：20% 甘露醇 5～10 ml/(kg·h) 快速静脉注射，必要时每 4～6 小时 1 次；③出现抽搐的患者给予抗癫痫治疗；④体温超过 38.5 ℃，给予物理降温或药物降温；⑤维持水、电解质平衡；⑥一旦确诊，尽早给予抗结核治疗。

5. 辅助检查　脑脊液中找到或者培养出结核杆菌。

6. 诊断　根据结核病接触史，典型的临床表现及脑脊液改变可明确诊断。

7. 制订详细的治疗方案　①一般治疗；②抗结核药物治疗；③激素治疗；④鞘内注药治疗；⑤对症治疗。

【救治关键】

（一）病情判断

结核性脑膜炎一般起病缓慢，有低热、盗汗、食欲缺乏、消瘦等全身中毒症状；累及脑膜出现脑膜刺激征和头痛、呕吐、视盘水肿等颅高压表现，脑实质损害可表现为萎靡、淡漠、谵妄、妄想等精神症状或意识障碍或癫痫发作，或者出现偏瘫、交叉瘫、截瘫等，以及损害脑神经出现相应体征；自主神经受损表现为皮质-内脏联合损害，如呼吸、循环、胃肠道和体温调节紊乱等，也可出现肥胖、尿崩症或抗利尿激素增高综合征;有些患者还有低钠血症的表现。接诊医师应明确什么样的临床表现要怀疑结核性脑膜炎。

(二)急诊检查

1. 脑脊液　脑脊液压力增高,外观清亮或毛玻璃样或微显混浊,放置数小时后可有纤维蛋白薄膜形成。细胞数一般为$(11\sim500)\times10^6/L$,淋巴细胞占优势。糖和氯化物含量降低、蛋白中度增高;直接涂片染色可找到结核杆菌。

2. 影像学　CT、MRI 可显示脑基底池渗出及脑实质病变,也可出现结核球、脑积水所致的脑室扩大,以及血管病变所致的脑梗死病灶。

3. 结核菌素试验　阳性对诊断有帮助,但阴性结果亦不能排除本病。

4. 外周血象　可见白细胞计数及中性粒细胞比例升高,轻度贫血,红细胞沉降率可增快。

5. 多普勒超声和脑电图检查　多普勒超声检测时发现脑动脉血流速度和脉动指数值均显著增高;脑电图可出现广泛 θ 波、β 波活动。脑电图异常率为 80.65%。

(三)治疗关键

结核性脑膜炎部分患者病情危重,预后与临床救治关系密切。对于结核性脑膜炎患者,一旦确诊,尽早给予抗结核治疗。

【救治方案】

(一)一般治疗

1. 心电监测　密切监测血压、心率、呼吸、血氧饱和度,使其维持在正常范围。

2. 休息　早期应住院治疗,卧床休息。

3. 吸氧　结核性脑膜炎患者可有不同程度的脑损害,予以鼻导管持续低流量吸氧,氧流量为 $2\sim4$ L/min。

4. 镇静　有烦躁不安、精神紧张、休息不佳者可口服地西泮 $2.5\sim5$ mg,每日 3 次,必要时肌内注射 $5\sim10$ mg。禁吸烟和饮用咖啡等刺激性食物。

5. 护理

(1) 饮食:供应营养丰富的含高维生素(A、D、C)和高蛋白的食物,昏迷者给予鼻饲饮食。

(2) 保持大小便通畅:常用的缓泻剂有:①石蜡油:$15\sim30$ ml,口服;②开塞露或 50% 甘油:60 ml 灌肠;③果导片:$1\sim2$ 片,每日 1 次,口服;④番泻叶:适量代茶饮,量由小渐大,防止腹泻。

(3) 病室要定时通风和消毒,保持室内空气新鲜,采光良好。

(4) 要注意眼鼻、口腔护理、翻身、防止痔疮发生和坠积性肺炎。

(5) 做好心理护理:使患者心情平静,积极配合治疗。

6. 建立静脉通道,维持水电解质平衡。

(二)抗结核药物治疗

1. 抗结核治疗原则　一方面要遵循早期、联合、适量、规律、全程的化疗原则;另一方面要选择具有杀菌作用且能透过血-脑脊液屏障,在脑脊液中有较高浓度的药物。

2. 常用的抗结核药物　我国规定的基本抗结核药有异烟肼(H)、利福平(R)、吡嗪酰胺(Z)、乙胺丁醇(E)、链霉素(S)、异烟胺(TH)、利福喷汀(L)、对氨基水杨酸钠(P)。异烟肼、利福平、吡嗪酰胺复合剂(WHO 推荐)、异烟肼、利福平复合片剂,异烟肼、对氨基水杨酸钠复合片剂。如有耐药尚可选用下列药物:阿米卡星、氧氟沙星、左氧氟沙星、卷曲霉素、环丝氨酸、利福布汀。

(1) 异烟肼(H):对于胞内、外代谢活跃连续繁殖或近乎静止的结核菌均有杀菌作用,早期杀菌作用最强,易透过血-脑脊液屏障,是单剂治疗结核病的最有效药物。成人剂量为 10～20 mg/(kg·d),儿童为 10 mg/(kg·d),静脉滴注或顿服。其最主要的不良反应是神经病变和肝损害,尤其是酗酒患者。可用维生素 B_6 120 mg/d,预防神经病变;出现肝炎或肝功能异常的患者应停用异烟肼。

(2) 利福平(R):为广谱抗生素,对胞内、外代谢旺盛和偶尔繁殖的结核菌均有杀菌作用,但不能或不易透过血-脑脊液屏障,只有部分通过炎性血-脑脊液屏障,CSF 是血中浓度的 10%～20%,但已超过最低抑菌浓度。利福平的通常剂量是成人 600 mg/d,儿童 15 mg/(kg·d),空腹顿服。其主要不良反应:肝、肾功能损害、胃肠道反应、流行性感冒(流感)样综合征及白细胞、血小板减少。

(3) 吡嗪酰胺(Z):能自由通过血-脑脊液屏障,对处于酸性环境中缓慢生长的吞噬细胞内的结核杆菌来说;Z 是目前最佳杀菌药物,这种特性是其他药物不具有的。因耐 Z 的结核菌为数不多,故可全程应用 Z,可明显提高疗效。成人 1.5 g/d,儿童 10～20 mg/(kg·d),分 3 次口服。主要不良反应为肝损害及尿酸增高致关节痛、皮疹、胃肠不适等。

(4) 链霉素(S):对碱性环境下细胞外结核菌有杀灭作用,不易透过血-脑脊液屏障,脑膜炎时 CSF 是血中浓度的 20%。成人 0.75～1.0 g/d,儿童 15 mg(kg·d),一次肌内注射。主要不良反应为听神经损害及肾损害。

(5) 乙胺丁醇(E):抑菌药,结脑时 CSF 中浓度是血液浓度的 10%～50%。通常剂量是成人 750 mg/d,儿童为 15～20 mg/(kg·d),顿服。主要不良反应为球后视神经的损害。

(6) 氨硫脲(T):在一些发展中国家属一线药,其优点是价廉、适宜口服。可阻碍结核菌的核酸合成,还可能与铜生成一种活性复合物起抑菌作用。一般多用于对 H、S 耐药的患者,剂量成人为 100～150 mg/d,分 2～3 次口服,儿童 50 mg/d。常见的不良反应有消化道反应、溶血性贫血、粒细胞减少、神经炎和肝肾损害等。

3. 目前常用的抗结核治疗联合用药方案 2HSR/4HSE/6HE,即为先用 2 个月异烟肼、链霉素和利福平,继之用 4 个月异烟肼、链霉素和乙胺丁醇,最后用 6 个月异烟肼和乙胺丁醇。常用的抗结核治疗联合用药方案有 2HSRZ/10HE、2HSRZ/10HE、2EHRZ/4HR、2SHRZ/6TH、2SHRZ/4HR 等。

4. 注意事项 口服异烟肼时,应同时给予维生素 B_6。以预防该药导致的周围神经病。用链霉素治疗时应每月进行听力检查,出现前庭毒性症状时立即停药。治疗期间监测肝酶水平,因为异烟肼、利福平、吡嗪酰胺都有肝毒性,但即便肝酶水平升高,只要患者无肝受损的临床表现,仍应继续服药。使用乙胺丁醇时定期检查视敏度及红绿色辨别力,一旦发生视神经炎需停药,并给予维生素 B_6。烟酰胺和血管扩张药。抗结核治疗的疗程一般为 1～1.5 年,或脑脊液检查正常后不少于半年。

(三)激素治疗

1. 作用机制 已给予充足抗结核药物治疗基础上可以加用皮质类固醇治疗,可以减少脑膜的渗出和脑水肿;促进脑膜和脑实质炎症的消散和吸收、防止纤维组织增生,同时能缓解中毒症状,修复受损的血-脑脊液屏障;减轻继发性脑血管炎、脑软化和视神经根炎,抑制炎症反应,减少结核性渗出物;使脑底的渗出物明显减少,降低脑神经受损及脑脊液循环通路梗阻的发生率;减轻Ⅳ型变态反应,抑制结缔组织增生/减少粘连及瘢痕形成。

2. 用药指征

(1) 颅内压升高。

(2) 结核性脑膜炎合并脑积水、血管炎或蛛网膜炎。

(3) 脑脊液中蛋白浓度极高,有可能形成凝块造成椎管堵塞。

(4) 结核球伴周围水肿。

(5) 视觉损伤。

(6) 肾上腺功能不全时的替代疗法。

(7) 患者严重虚弱,但病原体对抗结核药物敏感。

(8) 有中重度毒血症症状患者或伴有意识障碍者。

(9) 已给予充足抗结核药物治疗。

3. 一般用法用量

(1) 地塞米松:轻型 5～10 mg/d,维持 3～4 周;重型 10 mg/d,维持 3～4 周,静脉滴注;危重型 2～2.5 mg,维持 2～3 周,鞘内注射。

(2) 泼尼松龙:1.5～2 mg/(kg·d),维持 6～8 周。

(3) 泼尼松:30～40 mg/d,维持 6～8 周。

(4) 氢化可的松:成人 150～200 mg/d,静脉滴注,维持 1～2 周;儿童 7 mg/(kg·d),维持 1～2 周。

4. 临床上应用激素应注意　①使用激素前已给予充足的抗结核治疗;②剂型宜选择生理作用强,对下丘脑-垂体-肾上腺轴抑制作用小,对脑水肿有显著疗效的地塞米松,③应选择达到发挥其疗效而不良反应最小的适宜剂量为妥,临床上一般 10 mg/d,采用晨间静脉 1 次给药为好,一般首剂 3～5 周开始减量,总疗程 6～8 周;④应用激素的同时应补充维生素 D 和钙剂。

总之,激素对于结脑治疗的作用是肯定的,但在激素减量过程中,必须仔细观察病情变化,尽量避免减量过早过快,防止临床症状的复出和颅内压增高的反弹现象。

(四) 鞘内注药治疗

为了提高脑脊液药物浓度,改善杀菌环境,提高药效以及治疗脑脊膜粘连,可考虑应用鞘内注射。注药前,宜放出与药液等量的脑脊液。

1. 适应证

(1) 顽固性颅内压增高且脱水药无效者。

(2) 脑脊髓膜炎有早期椎管内阻塞者。

(3) 病情严重伴昏迷者。

(4) 肝功能异常致部分抗结核药停用者。

(5) 常规治疗 1 个月无好转且脑脊液变化加重者。

(6) 晚期慢性复发或有耐药性患者。

2. 常用药物及疗程

(1) 异烟肼:0.1 g,每周 3～5 次,病情好转可改为 1 次/周,维持 10～15 次。

(2) 地塞米松:3～5 mg,每周 3～5 次,病情好转可改为 1 次/周,维持 10～15 次。

(3) 异烟肼＋激素:异烟肼 50 mg＋地塞米松 2 mg,2～3 次/周,维持 10～15 次;或异烟肼 50 mg＋氢化可的松 25～50 mg,2～3 次/周,维持 10～15 次;或异烟肼 50 mg＋醋酸泼尼松龙

5 mg,2～3 次/周,维持 10～15 次。

(4) 透明脂酸酶:500 U,1 次/周,维持 15 次;或 50～1 500 U,2 次/周,维持 10 次。

(5) 其他:α-糜蛋白酶 4 000 U,2 次/周,维持 10～15 次,鞘内注射。

(五) 对症治疗

1. 颅内高压及脑积水的治疗

(1) 高渗液的应用:其作用原理为当静脉快速滴入高渗液后,由于血与脑脊液之间渗透压之差而产生降低颅内压作用。常用的高渗液有 20% 甘露醇、30% 尿素、25% 山梨醇、50% 葡萄糖液或尿素和甘露醇混合液,剂量为每次 1～1.5 g/kg,于 30 分钟内快速静脉注入,必要时可每日 3～4 次,此外,亦可应用 50% 甘油糖浆口服,每次 1～1.5 g/kg,每日可服 3～4 次,但效果较差。

(2) 乙酰唑胺:为碳酸酐酶抑制剂,可能由于抑制脑室脉络丛中碳酸酐酶的作用,从而使脑脊液生成减少,降低颅内压,作用较慢,剂量为 20～40 mg/(kg·d),分 2～3 次口服,服用 3 日、停 4 日,疗程宜长,可数周至半年,配合侧脑室引流或高渗液静脉滴注治疗之前后应用,以弥补两者不能长期应用之不足,对慢性脑积水其他降压措施不易坚持时,更为适用,其不良反应可发生代谢性酸中毒,少见的不良反应有血尿伴腹痛,停药后很快恢复,最严重的不良反应是无尿及急性肾衰竭,亦属少见,但要引起注意。

(3) 侧脑室引流:适用于急性脑积水用其他降低颅内压措施无效,或疑有脑疝形成时,持续引流时间 2～3 周,一般做 1～2 次即可控制,引流量每日可达 50～200 ml,引流时应注意固定好侧脑室穿刺针,以免损伤脑组织,并经常观察脑脊液压力,防止压力过低引起脑出血,特别注意防止继发感染,对慢性进行性脑积水只可起到缓解症状的作用,而难于根本解决问题。

(4) 分流手术:如果由于脑底脑膜粘连梗阻致发生梗阻性脑积水时;以上疗法均难以奏效,长期应用侧脑室引流只起到对症治疗的作用,而且难以长期坚持,此时在抗结核药物治疗,炎症基本控制的情况下,可考虑采用脑室脑池分流术。

2. 对于体温超过 38.5 ℃ 的患者给予物理降温或给药,大量出汗、退热时应预防虚脱。

3. 有头痛、癫痫者应予止痛、抗癫痫治疗。

4. 脑血管病变者,依病情予抗血栓、止血及脑循环代谢改善剂治疗。

5. 脑神经、脑实质病损者,可予以神经营养药物及脑循环代谢改善剂治疗,必要时可行康复治疗。

6. 合并其他病原菌感染时予以抗感染治疗。

第三节　隐球菌性脑膜炎

隐球菌性脑膜炎是由新型隐球菌感染所引起的亚急性或慢性脑膜炎,是深部真菌中较常见的一种类型,以 30～60 岁成人发病率最高。30%～50% 的该病患者有较严重的全身疾病。

【救治流程】

1. 主诉　间歇性头痛、恶心及呕吐,持续性精神异常、躁动不安、意识障碍,伴低热、周身不适、精神不振。

2. 病史　患者长期大量应用抗生素、免疫抑制剂及患免疫低下性疾病。

3. 体征　部分患者可出现偏瘫、抽搐、失语等局灶性脑组织损害症状,高颅压表现、脑膜刺激征为早期最常见的阳性体征,晚期可出现眼底水肿。

4. 急救措施　①吸氧;②脱水降颅压:20%甘露醇 250 ml 快速静脉滴注,每 6~8 小时1 次;③镇痛。

5. 辅助检查　脑脊液检查对于中枢神经系统感染具有诊断的特异性,并可以判断感染的类型。

6. 诊断　根据临床表现及辅助检查即可确诊。

7. 制订详细的治疗方案　①抗真菌治疗;②对症及支持治疗。

【救治关键】

(一) 病情判断

1. 根据患者颅内压情况,可适当调整给药时间,对于顽固性高颅压;在应用大剂量甘露醇仍不能降低颅内压或者因为肾功能受损无法应用甘露醇情况下,可考虑给予白蛋白,必要时手术治疗,采取骨片减压术和脑室穿刺引流术。

2. 大剂量脱水降颅内压治疗时需注意水、电解质平衡。

3. 保护视神经及防止脑疝形成。

(二) 急诊检查

1. 脑脊液检查　外观微混或呈淡黄色。明显的"三高一低",即压力增高、以淋巴细胞为主的细胞数增高、蛋白含量增高而糖含量降低。墨汁染色可直接发现隐球菌。

2. 免疫学检查　乳胶凝集(LA)试验抗原阳性滴度>1∶8。

(三) 救治关键

隐球菌性脑膜炎患者病情危重,预后与临床急救关系密切。对于危重患者,首先应积极给予广谱抗生素抗感染、吸氧、降温,同时根据患者情况进行降颅内压和激素治疗。

【救治方案】

(一) 抗真菌治疗

1. 两性霉素 B　仍是月前公认的首选药,可破坏真菌的代谢和抑制生长,有严重的毒副反应,常采用静脉滴注,特殊情况可选用鞘内注射,方法如下。

(1) 静脉滴注:成人首次剂量 1 mg/d,根据患者的耐受程度,按照每次增加 2~5 mg 的剂量逐渐达到每日 0.5~1 mg/kg 的治疗量,疗程视病情而定,可长达 3~6 个月,总剂量达到3.0~4.0 g。药物溶于 5% 葡萄糖液 500 ml 中、避光、缓慢静脉滴注 4~6 小时以上。该药静脉滴注中常出现发热;寒战、呕吐等不良反应,可在用药前半小时给予解热镇痛药口服或在静脉滴注同时加地塞米松 2~5 mg。其他常见不良反应有低血钾、贫血、皮疹、心肌及肝、肾功能损害等,故应定期作血清钾、肝肾功能、血常规和心电图等检查。

(2) 鞘内注射:首次剂量为 0.05~0.1 mg,以后每次增加 0.1 mg,直到每次 0.5~1 mg,每周 2~3 次,总剂量 20 mg。注射前,先溶于注射用水 1~2 ml 中,可加用地塞米松 2~4 mg。注射时用 3~5 ml 脑脊液反复稀释药物,缓慢推注。鞘内注射治疗比单独静脉注射效果好,但应慎用,特别颅内压增高者。

2. 氟康唑　通过抑制细胞色素 P 依赖酶,抑制细胞膜麦角固醇的生物合成而发挥杀菌作用,该药易通过血-脑脊液屏障,脑脊液中浓度可达血浆中 80% 左右;可口服或静脉滴注,首次剂量 400 mg,以后每日 200~400 mg,不良反应较轻,主要为恶心、呕吐及肝损伤。因其作用部位与两性霉素 B 作用部位相同,不宜与两性霉素 B 合用。

3. 5-氟胞嘧啶 通过阻断核酸合成,抑制真菌生长。该药易透过血-脑脊液屏障,毒副反应比两性霉素 B 少,可出现食欲缺乏,白细胞或血小板减少,肝肾功能损害,精神症状和皮疹等,但单独应用易产生耐药,与两性霉素 B 并用有协同作用,可提高疗效。口服和静脉给药剂量为每日 $100\sim150$ mg/kg,分 $3\sim4$ 次口服或 $2\sim3$ 次静脉滴注。

抗真菌治疗强调联合用药和多途径用药。抗真菌类药物不良反应较大,应用过程中需严密观察患者不良反应。一旦出现毒副反应须减少药物剂量,或暂时停药,待症状好转后再继续给药。

（二）对症及支持治疗

脱水降低颅内压、镇痛、保护视神经和防止脑疝发生是隐球菌性脑膜炎最重要的对症治疗。当甘露醇、甘油果糖、呋塞米等降低颅内压的药物不能控制颅内压增高时,应考虑手术治疗。另外,还应注意水、电解质平衡。维生素 B_1、维生素 B_6、维生素 B_{12} 可助隐球菌繁殖,故在治疗时应禁用。

1. 20%甘露醇注射液 根据患者颅内压力增高情况,给予 250 ml 快速静脉滴注,每 $6\sim8$ 小时 1 次,病情稳定后可改为每 12 小时 1 次。

2. 10%甘油果糖注射液 给予 $250\sim500$ ml 静脉滴注,每 12 小时 1 次。

3. 10%人血白蛋白注射液 对于严重的顽固性高颅压,在应用最大剂量甘露醇仍不能降低颅内压或者因为肾功能受损无法应用甘露醇的情况下,可考虑给予白蛋白。人血白蛋白注射液 $10\sim20$ g,根据病情每日或隔日 1 次。

4. 乙酰唑胺 为碳酸酐酶抑制剂,可减少脑脊液分泌,达到降低颅内压的作用。每次口服 0.25 g,每日 3 次。

第四节 单纯疱疹病毒性脑炎

单纯疱疹病毒性脑炎是单纯疱疹病毒引起的急性中枢神经系统感染性疾病,又称急性坏死性脑炎、急性包涵体脑炎。以发热、口唇疱疹、头痛呕吐、偏瘫、抽搐、精神异常、意识障碍为主要表现。脑脊液可检出单纯疱疹病毒抗原或特异性抗体。

【救治流程】

1. 主诉 流感样前驱症状,发热、头痛、抽搐。

2. 病史 上呼吸道感染症状、发热、抽搐、精神运动性发作、精神异常、意识障碍、头痛。

3. 体征 肌张力增高,记忆力减退;视盘水肿;神经系统体征:病理反射阳性,偏瘫,颈强直,克氏征阳性,共同偏视,失语等。

4. 急救措施 ①保持呼吸道畅通;②维持体液、电解质平衡;③合并癫痫发作者,予以抗癫痫药治疗;④使用 20%甘露醇降颅压,减轻脑水肿;⑤控制体温。

5. 辅助检查 需完善血常规、脑脊液相关检查/并完善头颅 MRI 等检查,必要时行病原体检测。

6. 诊断 根据有前期症状、临床表现、脑脊液、头颅 MRI 及实验室等检测可以诊断病毒性脑炎,根据病原体检测可以确定病原体类型。

7. 制订详细的治疗方案。

【救治关键】

（一）病情判断

有上呼吸道感染症状等前驱症状，症状主要包括有发热、抽搐、精神运动性发作、精神异常、意识障碍、头痛；合并有神经系统体征。

（二）急诊检查

1. 血常规、红细胞沉降率　白细胞计数正常或降低，分类淋巴细胞比例增高，红细胞沉降率正常或加快。

2. 脑电图　广泛的慢波化，当脑功能异常并伴有异常放电时可出现棘波、尖波、棘尖慢波综合和高幅慢波。

3. 脑脊液　CSF 检查外观清亮，压力可增高，细胞数大多在 $(1\sim500)\times10^6/L$，早期以中性粒细胞为主，后期以淋巴细胞为主，糖和氯化物一般在正常范围。

4. 头颅 CT 及 MRI 检查　病灶广泛，常呈多个病灶，以侵及脑灰质为主，主要位于额叶、颞叶皮质及边缘系统。

5. 病原学检测　聚合酶链反应（PCR）、微量免疫荧光法、酶联免疫吸附法、抗病毒 IgM 抗体检测、微量细胞培养法等。

（三）治疗关键

有效抗病毒治疗或免疫治疗能够停止或逆转病程进展；控制脑炎并发症；预防一些继发或晚期并发症；面罩输氧，注意液体和能量代谢平衡；对有意识障碍的患者评估吞咽功能；治疗并发症如肺炎。

【救治方案】

1. 抗病毒治疗　在临床表现和初始脑脊液和（或）影像学资料基础上，怀疑病毒性脑炎的患着，尽快给予阿昔洛韦治疗。同时兼顾病毒和细菌颅内感染。流行季节和地区，注意乙脑感染。可给予阿昔洛韦，剂量为每次 10 mg/kg，每 8 小时 1 次，静脉滴注；新生儿每次 20 mg/kg，每 8 小时 1 次，静脉滴注。治疗急性播散性脑脊髓炎推荐大剂量肾上腺糖皮质激素，替换治疗包括血浆置换及静脉注射丙种球蛋白。急性出血性白质脑炎、全身病毒感染伴弥散性脑病，可以进行免疫调节治疗，先用大剂量肾上腺糖皮质激素，根据病情可继用静脉丙种球蛋白、血浆置换或继续用糖皮质激素治疗。有时抗病毒治疗和糖皮质激素可同时使用。

2. 辅助对症治疗　颅内高压和脑肿胀可以使用甘露醇、糖皮质激素治疗。脑肿胀不明显者，抬高头部，头部保持与躯干成直线，以免影响血液心脏回流；保持正常有效通气使动脉二氧化碳分压较低。严重脑肿胀还可以通过外科手术进行一侧性颅脑外科减压手术。为防止深部静脉血栓或肺栓塞，在明确无出血倾向时预防性给予肝素治疗。防止压疮、肺部和泌尿系感染、肢体挛缩。病情稳定后给予全面心理评估，并给予相应治疗。

3. 惊厥的治疗　病毒性脑炎常合并惊厥，有时惊厥是全身性或部分性，有时是非惊厥性发作（脑电惊厥）。频繁或持续惊厥会导致严重病理生理紊乱，加重颅内高压，故应积极治疗。必要时气管插管，加大抗惊厥药的剂量，维持正常生命征。抗惊厥药物可选巴比妥类、苯二氮䓬类、丙戊酸、卡马西平、左乙拉西坦等。有条件的单位应进行持续脑电、脑功能监测。慢性期患者可能发生癫痫，5 年累积发生率可达 10%；急性期有惊厥者 5 年累积发生率达 20%。

第五节　神经性梅毒

神经梅毒系由苍白密螺旋体感染人体后出现的大脑、脑膜或脊髓损害的一组临床综合征，是晚期（Ⅲ期）梅毒全身性损害的重要表现。梅毒早期损害皮肤和黏膜，晚期则侵犯中枢神经系统及心血管系统、梅毒的主要传播方式是不正当的性行为，男同性恋者是神经梅毒发病率最高的人群。约10%未经治疗的早期梅毒患者最终发展为神经梅毒，在感染人类免疫缺陷病毒（HIV）的人群中，约有15%的人梅毒血清学检查为阳性，另有约1%的人患有神经梅毒。20世纪50年代以后神经梅毒在我国几乎绝迹，但70年代后发病率又有上升趋势，目前在世界范围内艾滋病的流行使得神经梅毒患者有所增加。

【救治流程】

1. 主诉　原发性梅毒感染1年内出现发热、剧烈头痛、喷射性呕吐、颈强直及痫性发作，或5～30年内急起偏瘫、偏麻、偏盲、失语、脊髓结核或截瘫；痴呆或内脏危象等。

2. 病史　患者较年轻，有性紊乱、梅毒或先天性梅毒感染史，有持续数周的头痛或人格改变等前驱症状。

3. 体征　脑膜、脑实质和脑血管损害体征，特别是阿-罗瞳孔、下肢深感觉和腱反射消失。

4. 急救措施　①降低颅内压：20%甘露醇注射剂125 ml快速静脉注射，每4～6小时1次；②抗梅毒治疗：青霉素1 200万～2 400万U/d，每4小时1次，静脉滴注，疗程10～14日。

5. 辅助检查　脑脊液检查淋巴细胞增多、血清和脑脊液梅毒试验（华氏补体结合试验和康氏试验）阳性等，进行头部CT、MRI检查见脑萎缩、脑室扩大。

6. 诊断　根据性紊乱、梅毒或先天性梅毒感染史，神经系统受损的临床表现，特别是阿-罗瞳孔，脑脊液检查淋巴细胞增多，血清和脑脊液梅毒试验阳性。

7. 制订详尽的治疗方案　①一般治疗；②驱梅治疗；③控制颅内高压、癫痫；④其他药物治疗。

【救治关键】

（一）病情判断

患者有性紊乱、先天或后天梅毒感染史，出现颅内高压症、脑膜刺激征、播散性脑实质损害和急性脑血管病等神经系统受损害的症状、体征，特别是出现阿-罗瞳孔，接诊医师应考虑神经梅毒。

性生活后梅毒螺旋体进入人体，一般经过2～4周，在进入部位如阴茎、阴唇、阴道口等处发生炎症反应，称为硬下疳，又称一期梅毒。若一期梅毒未治疗或未彻底治疗，则在硬下疳出现后6～8周，螺旋体侵犯全身各组织器官，皮疹是常见的，此期称为二期梅毒。一、二期梅毒多发生在螺旋体进入人体2年之内亦称为早期梅毒。若二期梅毒未经治疗或未彻底治疗，经过10年左右会发生皮肤、骨骼、内脏、神经、五官等各种损害，称为三期梅毒，亦称为晚期梅毒。三期梅毒60%左右呈树胶样肿，可以出现在全身各器官，以下肢部位多见，形成皮肤、黏膜大面积的溃烂，出现大量树胶样分泌物、最后变硬、瘢痕形成，器官组织被穿孔，神经及心血管系统严重损害，危及生命。如果怀孕妇女得了梅毒，则会使胎儿在子宫内被感染而出现胎传梅毒，又称先天梅毒。以2岁为界，分为早期和晚期，胎传梅毒没有硬下疳的表现。

（二）急诊检查

1. 脑脊液　淋巴细胞为主的单个核细胞数显著增多,可有少量浆细胞和单核细胞;蛋白含量可增高,糖含量减低或正常。

2. 血清及脑脊液　VDRL 反应和 FTA-ABS(荧光密螺旋体抗体吸附试验)阳性。

3. 羊水检测　采用羊膜穿刺术抽取羊水,以抗螺旋体单克隆抗体检测梅毒螺旋体;可提供胎传梅毒的产前诊断依据。

4. MRI　脑梗死、脑膜强化等。

（三）治疗关键

使用大剂量青霉素,对于有症状或无症状的梅毒患者均是安全有效的。颅内压增高者可用20％甘露醇快速静脉注射。对于闪电样疼痛或癫痫患者可口服卡马西平口服等。

【救治方案】

（一）一般治疗

1. 心电监测　连续心电示波和观察心电图,同时监测血压、心率、呼吸、体温,一般监护5～7日。

2. 休息　伴颅内高压或癫痫的患着,宜卧床 1～2 日之后视病情变化适当进行床上或床旁活动,并逐渐增加室内活动,直至恢复常规活动。病情稳定无并发症者,住院 4～6 周可出院,继续休息 3～6 个月。有严重并发症者,可适当延长卧床休息时间。

3. 吸氧　伴颅内高压或癫痫的患者可伴有轻、中度缺氧,宜早吸氧以提高氧分压,改善脑供氧、防治继发性脑损害。住院后患者持续吸氧 3～5 日,病情平稳后亦可采用间断吸氧或停止吸氧,以鼻导管或鼻塞吸氧为主,氧流量为 3～6 L/min。

4. 镇静　有烦躁不安、精神紧张、休息不佳者可口服地西泮 2.5～5 mg,每日 3 次,必要时肌内注射 5～10 mg。禁吸烟和饮用咖啡等刺激性食物。

5. 护理

（1）卧床期间,日常生活由护理人员帮助进行。

（2）饮食:一般前 3 日给予流质饮食,以后逐渐改半流质或软食,待病情平稳时给予低盐、低脂饮食;以少量多餐为好,严防饱餐。

（3）保持大小便通畅:保持大小便通畅,以防引起颅内压增高和脑疝形成。常用的缓泻剂有:①石蜡油:15～30 ml,口服;②开塞露或 20％甘油:60 ml,灌肠;③果导片:1～2 片,每日 1次,口服;④番泻叶:适量代茶饮,量由小渐大,防止腹泻。男性有严重前列腺肥大者,可放导尿管。

6. 建立静脉通道　伴颅内高压或癫痫的患者前 3 日必须持续静脉补液,以保证急救时静脉给药。一般每日给液量控制在 2 000～3 000 ml,速度以每分钟 2～3 ml(40～60 滴)为宜,可给极化液、低分子右旋糖酐或葡萄糖液等。

（二）大剂量抗生素治疗

强调早诊断、早治疗,疗程规则、剂量足够;治疗后定期临床和实验室随访,性伙伴同查同治。青霉素如水剂青霉素、普鲁卡因青霉素、苄星青霉素等为首选药物。对青霉素过敏者可选四环素、红霉素等。部分患者青霉素治疗之初可能发生吉海反应(J-HR,是大量螺旋体死亡导致的机体过敏反应),可由小剂量开始并在注射青霉素前一日口服泼尼松,每次 20 mg,每日 1

次,连续 3 日加以预防。梅毒治疗后第一年内应每 3 个月复查血清 1 次,以后每 6 个月 1 次,共3 年,末次复查包括检查脑脊液。神经梅毒和心血管梅毒应随访终生。

1. 青霉素 为治疗各种类型梅毒的首选药物,可安全有效地治疗有或无症状的梅毒患者,并可预防神经梅毒的发生。剂量为 1 200 万~2 400 万 U/日,每 4 小时 1 次,静脉滴注,疗程10~14 日或普鲁卡因青霉素 120 万 U/d,肌内注射,每日 4 次,连续 l4 日,加服丙磺舒 500 mg,每日 2~4 次,减少肾排泄以增加青霉素的血药浓度。

2. 苄星青霉素 240 万 U/d,肌内注射,疗程同前;可口服丙磺舒 2 g/d。

3. 青霉素过敏者可改用头孢曲松 1 g,肌内注射,每日 1 次,连用 14 日;或多西环素200 mg,每日 2 次,连用 30 日;或四环素,0.5 g 口服,每日 4 次,30 日。也可用红霉素类抗生素。

治疗后,须在第 3、6、12 个月及 2、3 年进行临床检查和血清、脑脊液梅毒试验,在第 6 个月脑脊液细胞数仍不正常者、血清 VDRL 实验或脑脊液特异抗体滴度未见降低或呈 4 倍增加者,仍可静脉注射大剂量青霉素重复治疗。

（三）对症治疗

针对神经梅毒可能出现的颅内高压、癫痫、闪电样疼痛、内脏危象,可进行相关的对症治疗。

1. 控制颅高压

（1）颅内压增高的指征:头痛、呕吐、视盘水肿,血压升高、脉压增大,呼吸缓慢。

（2）降低颅内压的措施:可用 20％甘露醇 125 ml,静脉滴注,每 6~8 小时 1 次;10％甘油果糖 250 ml,静脉滴注,每日 1 次;地塞米松注射剂 20 mg,静脉滴注,每日 1 次。

2. 抗癫痫

（1）惊厥性全身性癫痫持续状态:最常见,表现为全身性抽搐连续发生,意识始终不清,不及时控制可造成多脏器损害;危及生命;其次为强直性、阵挛性、肌阵挛性等。

①对症处理:a. 首先保持呼吸道通畅,鼻导管或面罩吸氧,必要时作气管切开;放置床档以防坠床;有牙关紧闭者应放置牙垫,防止舌咬伤;b. 进行心电、血压、呼吸监护,定时进行血气、血化学分析;查找诱发癫痫状态的原因并治疗;c. 防止脑水肿可给予 20％甘露醇快速静脉滴注,亦可用地塞米松 10~20 mg,静脉滴注;d. 控制感染或预防性应用抗生素,防止并发症,高热可给予物理降温;e. 纠正发作引起的代谢紊乱,如低血糖、低血钠、低血钙、高渗性状态及肝性脑病,纠正酸中毒,维持水及电解质平衡,并给予营养支持治疗。

②从速控制发作:是治疗的关键,可酌情选用以下药物。

a. 地西泮:静脉注射对成人或儿童各型持续状态均为最有效的首选药物。成人剂量通常为 10~20 mg,单次最大剂量不超过 20 mg,儿童用量为 0.3~0.5 mg/kg,5 岁以上儿童 5~10 mg,5 岁以下每岁 1 mg 可控制发作。以每分钟 3~5 mg 的速度静脉注射。15 分钟后如复发可重复给药,或用 100~200 mg 地西泮溶于 5％葡萄糖盐液中,于 12 小时内缓慢静脉滴注。地西泮可抑制呼吸,则需加注意。

b. 苯妥英钠:可迅速通过血-脑脊液屏障,负荷量可使脑中很快达到有效浓度,无呼吸抑制,不减低觉醒水平。但起效慢,约 80％患者 20~30 分钟内停止发作,作用时间长（半衰期10~15 小时）。成人剂量 15~18 mg/kg,儿童 18 mg/kg,溶于生理盐水中静脉注射,静脉注射速度不超过 50 mg/min。可致血压下降及心律失常,需密切监控。有心功能不全、心律失常、冠心病及高龄者宜慎用或不用。

c. 异戊巴比妥钠:0.5 g 溶于注射用水 10 ml 中静脉注射,1~4 岁的儿童每次 0.1 g,5 岁以上儿童每次 0.2 g。速度不超过每分钟 0.05 g,至控制发作为止;0.5g 内多可控制发作。

d. 10%水合氯醛:成人 25～30 ml 加等量植物油保留灌肠。

e. 水合氯醛:8～10 ml 肌内注射或 15～30 ml 用植物油稀释保留灌肠。可引起剧咳,故有呼吸疾病者勿用。

f. 利多卡因:用于地西泮静脉注射无效者,2～4 mg/kg 加入 10%葡萄糖液内,以 50 mg/h 速度静脉滴注,有效或复发时均可重复应用。心脏传导阻滞及心动过缓者慎用。

g. 氯硝西泮:药效是地西泮的 5 倍(半衰期 22～32 小时)。成人首次剂量 3 mg 静脉注射/数分钟奏效,对各型癫痫状态疗效俱佳,以后每日 5～10 mg,静脉滴注。对呼吸及心脏抑制较强,需加注意。

h. 其他:上述方法均无效者,可用硫喷妥钠静脉注射或乙醚吸入麻醉控制发作。

③维持治疗:癫痫发作控制后,应立即使用长效抗癫痫药,苯巴比妥 0.1～0.2 g,肌内注射,每 6～8 小时 1 次,维持疗效;同时鼻饲卡马西平或苯妥英钠,待口服药达到稳态血浓度后可逐渐停用苯巴比妥。

(2) 非惊厥性全身性癫痫持续状态:主要为失神发作持续状态,发作可持续数小时,表现为意识障碍、失语、精神错乱等。首选地西泮静脉注射,继之口服丙戊酸钠或乙琥胺,或两者合用。预后较好,一般不导致死亡,但治疗不及时可留有智能障碍等后遗症。

(3) 单纯部分性发作持续状态:单纯部分性运动发作持续状态可扩展为继发性全身性发作,发作终止后可遗留发作部位 Todd 麻痹。此型较难控制,可首选苯妥英钠以较大负荷剂量(20 mg/kg)静脉滴注,然后再用常规剂量,可辅以苯巴比妥或卡马西平口服。

(4) 复杂部分性发作持续状态:用地西泮或苯妥英钠静脉注射控制发作,继之以苯巴比妥肌内注射、口服苯妥英钠维持疗效。恢复时间较失神发作要长;部分患者可出现发作后记忆减退;记忆缺损可能成为永久性损害,故应尽快控制发作。

①控制闪电样疼痛:卡马西平片 0.1 g,每 6～8 小时口服 1 次。

②控制内脏危象。

第六节　脑囊虫病

脑囊虫病是猪带状绦虫(猪绦虫)的幼虫寄生子人脑引起的疾病,是我国最常见的中枢神经系统寄生虫病之一。多见于脑膜、大脑皮质,也见于脑室、脑白质和脊椎管内。60%～96%的囊虫病发生于脑内。主要流行在我国华北;东北和西部地区,长江以南发病率低;好发于青壮年。有内在自身感染、外源性自身感染和外源性感染等感染方式,外源性感染的发生率较高。

【救治流程】

1. 主诉　突然或缓慢出现的头痛、呕吐、痫性发作,也可偏瘫、感觉缺失、偏盲、失语、共济失调或截瘫。可持续数周或数月。

2. 病史　曾居住在流行病区,摄入受虫卵污染的食物,虫卵在体内孵化的囊尾蚴进入并寄生于中枢神经系统。

3. 体征　颅内高压症,脑膜刺激征、单或双侧锥体束征等脑实质受损表现。

4. 急救措施　①建立静脉通道;②20%甘露醇注射剂 125 ml,静脉滴注,即刻。

5. 辅助检查　头部 CT 检查见脑部灰白质交界处大量直径为 0.5～1 cm、呈环形强化的异常改变,对于脑囊虫病的诊断具有重要意义。

6. **诊断** 曾在流行病区居住,出现癫痫发作、颅内高压症、脑膜刺激征、单或双侧锥体束征等脑实质受损表现,结合实验室检查即可确诊。

7. **制订详细的救治方案** ①一般治疗;②抗囊虫治疗;③控制颅高压、癫痫;④其他药物治疗。

【救治关键】

(一)病情判断

大部分患者表现为头痛、癫痫发作、颈强直,并可有意识障碍、精神症状及局灶性脑实质损害、脑膜刺激征和颅内高压症,甚至脑疝形成。有些患者首发症状不典型,表现为精神失常、急性或亚急性智能下降、脑神经损害等症状,也可突然死亡。对于流行区有绦虫史或食用米猪肉史而有上述表现者,宜考虑脑囊虫病。

(二)急诊检查

1. **血常规、粪常规** 血嗜酸性粒细胞增多,粪便中可见绦虫卵。

2. **脑脊液** 压力、细胞数均可增高,淋巴细胞增多为主,嗜酸性粒细胞增多。

3. 血清和脑脊液囊虫抗体试验、皮下结节的囊虫活检(+)。

4. **脑电图** 可见弥漫性或局灶性异常脑电波。

5. **头部 CT、MRI 检查** 可见大量直径为 0.5～1 cm、呈环形强化、多见于脑部灰白质交界处的异常改变。

6. **脑组织活检** 可发现囊虫。

(三)治疗关键

脑囊虫病患者若发生颅内高压或癫痫持续状态则病情危重,预后与临床急救关系密切。此时,首先应保持呼吸道通畅,建立静脉通路、吸氧;并根据患者情况进行脱水降颅内压或急诊脑室引流、控制癫痫的治疗。

【救治方案】

(一)一般治疗

1. **心电监测** 连续心电示波和观察心电图,同时监测血压、心率、呼吸、体温,对有颅内高压或意识障碍者监测生命征、观察瞳孔和意识状态极为重要,一般监护 5～7 日;若昏迷加深、血压显著增高、呼吸节律紊乱和双侧瞳孔不等大或散大,宜考虑脑疝形成而紧急脱水降低颅内压。

2. **休息** 有颅内高压者一般绝对卧床,之后视病情演变情况决定是否活动。病情稳定无并发症者可出院继续休息。有严重并发症者,可适当延长卧床休息时间。

3. **吸氧** 有颅内高压或癫痫发作后无论有无并发症均伴有轻、中度缺氧,故宜早吸氧。吸氧可增加脑组织氧含量,提高氧分压,有利于保护受损害的脑组织。住院后患者持续吸氧 3～5 日,病情平稳亦可采用间断吸氧或停止吸氧。以鼻导管或鼻塞吸氧为主,氧流量为 3～6 L/min。

4. **镇静** 有烦躁不安、精神紧张、休息不佳者可口服地西泮 2.5～5 mg,每日 3 次,必要时肌内注射 5～10 mg。禁吸烟和饮用咖啡等刺激性食物。

5. **护理**

(1)绝对卧床期间,一切日常生活由护理人员帮助进行。

（2）饮食：一般前 3 日给予流质饮食，以后逐渐改半流质饮食或软食，待病情平稳时给予低盐、低脂饮食，以少量多餐为好，严防饱餐。

（3）保持大小便通畅：保持大小便通畅，以防引起颅内压进一步增高而诱发脑疝。常用的缓泻剂有：①石蜡油：15～30 ml，口服；②开塞露或 50%甘油：60 ml，灌肠；③果导片：1～2 片，每日 1 次，口服；④番泻叶：适量代茶饮，量由小渐大，防止腹泻。男性有严重前列腺肥大者，可放导尿管。

6. 建立静脉通道　颅内高压或癫痫发作后 3 日，必须持续静脉补液，以保证急救时静脉给药。一般每日给液量控制在 2 000～3 000 ml，可给极化液、低分子右旋糖酐或葡萄糖液等。

（二）药物治疗

1. 主要治疗猪绦虫及囊尾蚴。常用药物有吡喹酮和阿苯达唑。

（1）吡喹酮：是广谱抗寄生虫药，成人总剂量为 300 mg/kg，脑囊虫患者应先从小量开始，每日剂量为 200 mg，分 2 次口服，根据用药反应可逐渐加量，每日剂量不超过 1 g，达到总剂量即为 1 个疗程；囊虫数量少、病情较轻者，加量可较快；囊虫数量多，病情较重者，加量宜缓慢；2～3 个月后再进行第二疗程的治疗，共治疗 3～4 个疗程。

（2）阿苯达唑（丙硫咪唑）：广谱抗寄生虫药，成人总剂量亦为 300 mg/kg；与吡喹酮相似，从小量开始；而后逐渐加量，达到总剂量为 1 个疗程，1 个月后再进行第二疗程，共治疗 3～4 个疗程.

2. 降低颅内压　用抗寄生虫药物后，死亡的囊尾蚴可引起严重炎症反应和脑水肿，可导致颅内压急骤增高，并可引起脑疝，用药过程中必须严密监测，同时应给予皮质类固醇或脱水剂治疗。

（1）颅内压高的指征：头痛、呕吐、视盘水肿，血压升高、脉压增大、呼吸缓慢。

（2）降低颅内压的措施：可视情况选用 20%甘露醇 125 ml，静脉滴注，每 6～8 小时 1 次；10%甘油果糖注射剂 250 ml，静脉滴注，每日 1 次；地塞米松注射剂 20 mg，静脉滴注，每日 1 次，或呋塞米注射剂 20～40 ml，静脉滴注，每 6～8 小时 1 次。

3. 抗癫痫治疗　有癫痫者可使用抗癫痫药物控制发作。

（三）手术治疗

1. 大脑单发囊虫摘除术　适用于对单个囊虫病灶或多囊虫密集于某一脑叶引起顽固性癫痫者。

2. 颞肌下减压术　适用于弥漫性脑实质囊虫，伴有颅内高压、脑水肿，经脱水、激素、驱虫剂治疗后仍进行性视力下降者。

3. 分流术　适用于囊虫致蛛网膜粘连、交通性脑积水及顽固性颅内高压者。

4. 脑室内囊虫摘除术　适用于脑室内囊虫、梗阻性脑积水者。

5. 眼内囊虫可行手术取虫。

（四）治疗原则

1. 病因治疗　驱肠道绦虫，防止自身感染；弥散性病变合并严重颅内压增高和视力减退者，应行一侧或双侧颞肌下减压手术。

2. 皮质部囊虫引起局限性癫痫发作，脑室内囊虫出现阻塞症状及脑底葡萄状虫体造成交通性脑积水者，应手术治疗，并反复用生理盐水将虫体碎片冲出，以解除脑底粘连和梗阻。

（五）用药原则

1. 肠道绦虫患者选择驱虫药中一种药物治疗。

2. 各型囊虫病均可应用吡喹酮治疗。

3. 颅内压增高者使用降低颅内压药物治疗，如甘露醇、呋塞米。

4. 使用抗癫痫药治疗和预防癫痫发作；疗程 3～6 个月以上。

（六）预防常识

脑囊虫病多由食用了受猪绦虫卵污染时食物而得病，真正是"病从口入"，所以治疗绦虫病及脑囊虫病的关键是以预防为主，开展爱国卫生运动；搞好饮食卫生宣传工作；不吃未煮熟的蔬菜和猪肉，生吃的蔬菜特别注意清洗消毒，加强人畜粪便管理和屠宰检疫工作。患有绦虫病者，应及早治疗。如果有不洁饮食史，粪便有绦虫节或查有虫卵者，皮下有结节，且有颅内压增高症状、神经损害及精神症状等，应找专科医师就诊，一般做头颅 CT 扫描或 MRI 检查，符合囊虫病征象者，则考虑本病。治疗除肠道驱虫外，各型囊虫病均可用吡喹酮治疗。部分患者要手术治疗，一般预后良好。

第七节　艾滋病的神经系统病变

艾滋病即获得性免疫缺陷综合征（AIDS），是由人类免疫缺陷病毒-1（HIV1）引起的。自1981 年首次报告以来，迄今 HIV 感染者已几乎遍及全球，而且发病率还在逐年迅速上升，已成为严重威胁人类健康和生存的全球性问题。估计目前全球已有 3 600 万人受到感染，仅 1997年就有 230 万人死于 AIDS。由于 HIV 是一种嗜神经病毒，高度选择性地侵袭和定位于神经系统，本节主要讨论艾滋病引起的神经综合征。

【救治流程】

1. 主诉　急性或缓慢出现的发热、头痛、呕吐。

2. 病史　有同性恋和杂乱性交、异性性接触、药瘾、血友病和（或）多次输血及 HIV 感染者及其婴儿为高危人群。

3. 体征　颅内高压症、脑膜刺激征、单或双侧锥体束征等脑脊髓实质局灶性、弥漫性受损及周围神经受损表现。

4. 急救措施　①建立静脉通道；②抗 HIV、增强免疫功能及治疗各种机会性感染和肿瘤。

5. 辅助检查　血嗜酸性粒细胞增多，脑脊液压力和细胞数可增高、淋巴细胞增多为主、嗜酸性粒细胞增多。脑电图可见弥漫性或局灶性异常脑电波。

6. 诊断　根据临床表现及辅助检查即可确诊。

7. 制订详细的救治方案　①一般治疗；②抗 HIV 治疗；③增强免疫功能，治疗机会性感染和肿瘤。

【救治关键】

（一）病情判断

有同性恋和杂乱性交、异性性接触、药瘾、血友病和（或）多次输血及 HTV 感染着及其婴儿等高危人群，出现全身或中枢神经系统感染、肿瘤等的临床表现，如急性或缓慢出现的发热、头痛、呕吐、病性发作，也可偏瘫、感觉缺失、偏盲、失语、共济失调或截瘫等。

（二）急诊检查

1. 常规　血嗜酸性粒细胞增多。脑脊液压力、细胞数均可增高,淋巴细胞增多为主,嗜酸性粒细胞增多。

2. 血 T_4 淋巴细胞亚群绝对值减少、T_4/T_8 比例下降,酶联免疫吸附或间接免疫荧光技术筛查 HIV 抗体阳性。

3. 脑电图　可见弥漫性或局灶性异常脑电波。脑扫描阴性时,EEG 则可能提供局灶性脑损害的证据。

（三）治疗关键

抗 HIV,增强患者免疫功能,治疗各种机会性感染、肿瘤及其他神经系统并发症。加强预防工作是降低 HIV 发病率和死亡率的关键环节。对于危重患者,首先应建立静脉通路、吸氧,同时根据患者情况进行止痛、止痉、静脉和肠道营养等对症支持治疗。

【救治方案】

目前尚无杀灭和抑制 HIV 的有效药物,而 AIDS 的神经系统损害又多较严重,故其预后均较差。一旦出现临床症状,半数 AIDS 患者会在 1～3 年内死亡。

（一）一般治疗

1. 心电监测　对病情危重者宜进行连续心电示波和观察心电图,同时监测血压、心率、呼吸、体温和意识状态。

2. 休息　无症状或症状较轻者,可适当参与日常活动和工作,但生活应有规律,避免紧张、过劳和过度的应激反应。病情较重或有严重并发症者,宜卧床休息。

3. 吸氧　病情较重或有严重并发症者可伴有轻、中度缺氧,宜早吸氧以改善神经组织中的氧含量,提高氧分压。以鼻导管或鼻塞吸氧为主,氧流量 3～6 L/min。

4. 镇静　有烦躁不安、精神紧张、休息不佳者可口服地西泮 2.5～5 mg,每日 3 次,必要时肌内注射 5～10 mg。禁吸烟和饮用咖啡等刺激性食物。

5. 病情较重或有严重并发症患者的护理

（1）卧床休息:一切日常生活由护理人员帮助进行。

（2）饮食:给予流质、半流质或软食,待病情平稳时给予低盐、低脂饮食,以少量多餐为好,严防饱餐。

（3）保持大小便通畅:以防引起心力衰竭、心律失常和脑疝形成。常用的缓泻剂有:①石蜡油:15～30 ml,口服;②开塞露或 50％甘油:60 ml,灌肠;③果导片:1～2 片,每日 1 次,口服;④番泻叶:适量代茶饮,量由小渐大,防止腹泻。男性有严重前列腺肥大者,可放导尿管。

6. 建立静脉通道　病情较重或有严重并发症者,必须持续静脉补液,以保证急救时静脉给药。

（二）抗 HIV 治疗

1. 叠氮脱氧胸苷（AZT）　AZT 是 HIV 转录酶拮抗药,是目前唯一获准使用的抗艾滋病药物,100～150 mg,静脉注射,每 4 小时 1 次,2 周后改为 100～300 mg,口服,每 4 小时 1 次,持续 4 周。不良反应有头痛、骨髓抑制、白细胞减少和贫血等。

2. 临床试验阶段的抗 HIV 药　共 3 类 16 种药物被建议在临床上联合治疗。

（1）核苷逆转录酶阻断剂:Zidovudine、Didanosine、Zalcitabine、Stavudine、Abacavir 和

Lamivudine 等。

（2）非核苷逆转录酶阻断剂：Nevirapine、Delavirdine、Mesylate 和 Efavirenz 等。

（3）蛋白酶抑制剂：Ritonavir、Saquinavir、Mesylate、Indinavir、Nelfinavir 和 Amprenavir 等。

（三）增强患者免疫功能

1. 药物治疗

（1）异丙肌苷（ISO）：是人工合成的免疫调节剂和广谱新型抗病毒药，具有抗病毒及免疫调节活性；能增强机体免疫功能。主要是增强细胞免疫功能，如激活巨噬细胞，增强其吞噬和杀菌功能；也可增强各种丝裂原所致的淋巴细胞增殖反应，从而促进 IL-1、IL-2、干扰素、淋巴毒素等的产生，增强淋巴因子、干扰素和 NK 细胞的活性，增加脾脏 IgM 及 IgG 抗体形成细胞数。临床用于由病毒引起症状的治疗及免疫力下降患者的细胞介导免疫的恢复治疗，如流行性感冒、多发性口角炎，局灶性生殖器炎等。口服每次 1～1.5 g，每日 2～3 次，1～2 个月为一疗程。

（2）甘草酸：是甘草中的活性物质，具有抗感染、调节免疫和保护肝细胞的作用。用于治疗慢性肝炎、湿疹、皮肤炎、荨麻疹等炎症反应、过敏反应以及病毒感染。通常成人用 5～20 ml 静脉注射或静脉点滴，每日 1 次。可依年龄、症状适当增减，增量时用药剂量限度为每日 100 ml。有时可时出现过敏性休克和假性醛固酮增多症等，故有对本药过敏史和醛固酮增多症的患者禁用。

（3）香菇多糖：香菇分离纯化的一种葡聚糖，是以增强 T 细胞和巨噬细胞功能为主的免疫增强剂。含有的十余种氨基酸中有异亮氨酸、赖氨酸、苯丙氨酸、蛋氨酸、苏氨酸、缬氨酸等 7 种人体必需的氨基酸及维生素 B_1、维生素 B_2 及矿物盐和粗纤维等。抗病毒、抗肿瘤、快速增强人体免疫功能和刺激干扰素形成，促进人体对钙的利用；纠正人体酶缺乏症。偶有头痛、头重、头晕、恶心、呕吐、食欲缺乏，发热出汗、面部潮红、皮疹、皮肤发红、胸部压迫感、咽喉狭窄感等不良反应，罕见休克。

（4）白细胞介素-2（interleukin-2；IL-2）：是一个相对分子质量为 14 500 的糖蛋白，主要由活化的 CD_4^+ T 细胞和 CD_8^+ T 细胞产生的具有广泛生物活性的细胞因子。是所有 T 细胞亚群的生长因子，并可促进活化 B 细胞增殖，故为调控免疫应答的重要因子，也参与抗体反应。可引起恶心、呕吐、腹泻、发热、呼吸困难、嗜伊红细胞增多、贫血、水潴留（毛细管漏出综合征）、瘙痒、胆红素和肌酐水平短暂增高、鼻出血、舌炎、口干；精神状态改变、精神错乱、定向力障碍和精神变态；血小板减少、红斑或皮疹、低血压、尿少；脱发和心肌梗死等症状。

（5）胸腺刺激素：是用小牛或猪的胸腺提取的多肽类激素，具有增强细胞免疫功能和调节免疫平衡等作用，胸腺素可使骨髓产生的干细胞转变为 T 淋巴细胞，因而可增强细胞免疫功能，对体液免疫的影响甚微。胸腺素用于治疗细胞免疫缺损性疾病，如胸腺发育不全、重症混合性免疫缺乏症、运动失调性毛细血管扩张症、麻风、重症感染、复发性口疮等伴有细胞免疫功能低下的患者。亦可用于病毒性肝炎、恶性肿瘤和抗衰老。皮下或肌内注射，成人每次 5～20 mg，每周 2～3 次。妊娠、哺乳期妇女、儿童慎用。用前须做皮肤敏感性试验，过敏者禁用。接受免疫抑制治疗的患者禁用。用药期间宜监测免疫功能。

2. 器官移植治疗　可选用骨髓移植、胸腺移植和淋巴细胞输注等。

（1）骨髓移植术：是器官移植的一种，骨髓移植术是将健康人的骨髓移植到患者体内，使其中的造血干细胞能够在患者的骨髓里分化增殖并长出各种正常的血细胞，从而恢复了患者正常造血功能和免疫功能。用以治疗造血功能异常、免疫功能缺陷、血液系统恶性肿瘤及其他一些恶性肿瘤。

临床上,根据骨髓供应者的不同,可将骨髓移植分为以下三种:①同种同基因骨髓移植,同种即人与人之间,而同基因则必须是同卵双胎;②同种异基因骨髓移植,供髓者必须与患者 HLA 配型相一致的健康人,通常为患者的兄弟姐妹;③自身骨髓移植:骨髓来源取于患者本人,但必须在疾病的缓解期或造血功能未受累时采取骨髓,并在低温下冻藏备用。

(2)胸腺移植:感染 HIV 后,T 淋巴细胞被大量破坏。T 淋巴细胞是人体中最重要的免疫细胞,它可抗细菌、病毒、真菌等病原体的感染,可直接溶解和杀伤瘤细胞。

(3)淋巴细胞输注。

（四）处理机会性感染

针对不同的病因给予相应的抗病毒、抗结核或抗菌治疗。如脑弓形虫病用乙胺嘧啶和磺胺嘧啶,单纯疱疹病毒感染用阿昔洛韦,真菌感染用两性霉素 B。巨细胞病毒所致的神经根病的进行性疼痛,早期可用阿昔洛韦及三环类抗抑郁药如阿米替林等治疗。

（五）治疗肿瘤

根据病情选用化学药物治疗、放射治疗、手术治疗及其他对症支持治疗。

第八节　脑蛛网膜炎

脑蛛网膜炎是指脑蛛网膜在某些病因的作用下发生的一种组织反应,以蛛网膜的增厚、粘连和囊肿形成为主要特征。引起对脑和脑神经的压迫和供血障碍的一种疾患。急性、亚急性或慢性起病。症状常可自发缓解或复发加重。复发加重多与感冒、受凉和劳累有关。好发于青年和中年人,性别上无较大差异。

【救治流程】

1. 主诉　头痛、呕吐、眩晕,或耳聋、耳鸣、周围性面瘫、头痛和癫痫发作,或偏瘫、失语等。

2. 病史　病前可有发热、感染、颅脑外伤、蛛网膜下隙出血或椎管内药物注射史,或全身、头部有感染病灶等。

3. 体征　进行性视力减退、视盘水肿。

4. 急救措施　给予 20％甘露醇快速静脉滴注,做好术前准备。

5. 辅助检查　急性期脑脊液细胞数多稍有增加（$50 \times 10^6/L$ 以下）,以淋巴细胞为主,慢性期可正常。蛋白定量可稍增高。

6. 诊断　根据临床表现及辅助检查即可确诊。

7. 制订详细的治疗方案　①非手术治疗;②手术治疗。

【救治关键】

（一）病情判断

1. 主要症状　可表现为急性,亚急性或慢性病程。患者出现程度不同的发热和全身症状由于脑蛛网膜炎主要侵犯的部位是颅后窝、视交叉和大脑半球凸面等处,有如下临床特点。

(1)视交叉部蛛网膜炎:是脑底部蛛网膜炎最常见的类型。最早期和主要的症状是慢性头痛和视力障碍。头痛多在额、颞部或眼眶部。常伴有一侧缓慢进行性视力减退,数月后波及对侧,少数两侧同时减退,仅累及一侧视神经者较少。视力减退大多早期出现并发展较快,往往有反复,经抗感染治疗后可好转,而在劳累、感冒、鼻窦炎发作、过量饮酒后又再发而逐渐加重,严重者1～2周内失明。视野缺损方面,由于粘连损害视神经的部位和程度不同,视野可出现多样化和不典型改变,其特点是早期出现中心暗点或旁中心暗点,周边视野不规则,如向心性视野缩小,两颞侧偏盲和鼻侧视野缩小等不典型改变。眼底检查早期可无改变,逐渐出现原发性或继发性视神经萎缩、视盘炎和一侧原发性视神经萎缩与另一侧视盘水肿等改变。较广泛的脑底部蛛网膜炎,还可出现Ⅰ～Ⅵ脑神经损害的征象,少数下丘脑受累者可有尿崩症、嗜睡症、肥胖、性功能减退等症状。

(2) 颅后窝蛛网膜炎:此区蛛网膜粘连很常见。大约占所有蛛网膜炎的1/3,与颅后窝肿瘤的比例大约为7∶1。颅后窝蛛网膜炎容易致脑脊液循环障碍,引起颅内压增高症状。按病变的不同部位,又可分为三种类型。

①中线型:在颅后窝中最常见。主要粘连病变在正中孔、侧孔、枕大池和枕骨大孔区。最易引起梗阻性脑积水和早期颅内压增高症状。患者早期头痛显著,继而出现呕吐和视力减退等症状。神经系统检查除视盘水肿或继发性萎缩、展神经麻痹、颈强直等颅内压增高的症状和体征外,局限病征多不明显。但发病较快、病情较重,少有缓解。

②小脑凸面型:病程较缓慢,一般为1～3年。蛛网膜炎所形成的囊肿可压迫小脑半球出现一侧小脑共济失调和眼球震颤,但不如小脑肿瘤那样显著。

③小脑脑桥型:主要病变在脑干腹侧区。常有一侧不同程度的脑神经损害;包括三叉神经、面神经、听神经的不全麻痹和面肌痉挛。同侧小脑性共济失调和眼球震颤较轻或缺如,颅内压增高症状出现较晚。当炎症粘连波及颈静脉孔区时,则可有同侧舌咽、迷走和副神经损害的征象。此型病情发展较慢,症状持续时间较长,病程可长达数年。

【救治方案】

1. 非手术治疗　一般早期或急性期病例应先采用各种药物或措施进行综合治疗,其目的在于控制蛛网膜炎症、松解炎性粘连和降低颅内压力,并对原发感染病灶进行治疗。

(1) 抗生素:对非特异性蛛网膜炎不是特效的,但在治疗可能存在于颅内或身体其他部位的隐性或显性细菌性感染;特别在蛛网膜炎活动期,可收到一定效果。

(2) 肾上腺皮质激素:对防治蛛网膜粘连和炎症有较好的效果,初期应用效果较好。用药期间应注意补充氯化钾。如经过一个疗程有效,必要时可重复使用。

(3) 降低颅内压力:可以采用20%的甘露醇、甘果糖(甘油果糖)、利尿药等。

(4) 其他药物:如神经营养药和血管扩张剂等。

2. 手术治疗

(1) 颅后窝探查术:对小脑半球和桥小脑角的蛛网膜粘连和囊肿进行剥离和切除,可收到一定效果。对中线型第四脑室正中孔和小脑延髓池的粘连和囊肿可行剥离和切除,并使中孔开放。如枕大池广泛粘连影响脑脊液循环吸收,可先行枕肌下减压术,以后再考虑做脑室腹腔分流术。

(2) 视交叉部探查术:视交叉部蛛网膜炎视力减退和视野缺损,经积极对症治疗不见好转甚至不断恶化时,可施行粘连与囊肿分离和切除。按常规垂体手术入路,最好在手术显微镜下小心地分离视神经和视神经交叉部的蛛网膜粘连,切除绞窄性的纤维带和压迫性的蛛网膜囊肿,使视神经和视交叉部得到缓解,但不可强行分离,以免增加损害。一般有效率为30%～40%,故术后仍应继续各种综合治疗。

（3）幕上开颅探查术：大脑凸面蛛网膜炎经过长期的综合治疗，症状无好转，相反有进行性的颅内压增高和视力逐渐减退、有失明危险者，可开颅分离粘连和切除囊肿，应用双侧颞肌下减压或去骨瓣减压，常可使颅内压力得到缓解，视力获得稳定或好转。

（4）对不典型的弥漫性脑蛛网膜炎出现较明显的梗阻性或交通性脑积水时，均可先行脑室腹腔分流术，术后继续前述非手术疗法。

第五章　癫痫持续状态

癫痫持续状态(SE)是神经内科常见急危重症,是癫痫连续发作之间意识未完全恢复又频繁发作,或发作持续 30 分钟以上不自行停止。过去定义为"癫痫全身性发作在两次期间意识不清楚,或是单次发作持续 30 分钟以上及短时间内连续发作"。国际抗癫痫联盟在 2001 年提出了新定义:"超过大多数这种发作类型患者的发作持续一段时间后,发作依然没有停止的临床征象,或反复的癫痫发作,在发作期间中枢神经系统功能没有恢复到正常基线"。

SE 与普通癫痫的区别在于普通癫痫每次发作能自行停止,SE 常发生很长时间或者反复持续发作。SE 主要分为全面性发作持续状态和部分性发作持续状态两种类型,其中全面性强直-阵挛发作持续状态是最常见也是最危重的发作方式,如不及时治疗,不仅导致脑功能受损,还可引起并发症导致患者死亡。

【救治流程】

1. 主诉　呼吸异常、肢体抽搐、意识障碍。

2. 病史　大多数患者有癫痫病史。

3. 体征　眼球凝视、瞳孔扩大,颈肌和咽喉肌的收缩可导致患者缺氧。

4. 急救措施　①清除气道异物,保持气道通畅,吸痰;②建立静脉通道;③维持内环境稳定,纠正酸中毒。

5. 辅助检查　血气分析、血糖、血常规、肝肾功能、电解质、凝血功能。

6. 诊断　根据临床表现及辅助检查即可确诊。

7. 制订详细的治疗方案　①一般治疗;②控制发作;③并发症处理。

【救治关键】

(一)病情判断

1. 紧急评估　包括病情评价和身体状况评价。观察患者发作形式,了解病情和病史,明确 SE 的诊断;同时评估心肺功能,维持呼吸道通畅,必要时给予药物或设备支持,维持生命征稳定。

2. 判断发作类型　按照国际抗癫痫联盟 2001 年的分类,癫痫持续状态主要分为全面性发作持续状态和局灶性发作持续状态两种类型。

(1)全面性发作持续状态

①全面性强直-阵挛发作持续状态:是临床常见的危险的癫痫状态,强直-阵挛发作反复发生,在发作间期意识障碍无恢复,或一次发作持续 30 分钟以上。此类型 SE 发作前常有数小时前驱期,表现为癫痫发作活动频率和程度较以前增加。

②强直性发作持续状态:表现为短暂、频繁的强直性肌肉收缩,不伴阵挛。部分患者伴有眼球凝视、瞳孔扩大,颈肌和咽喉肌的收缩可导致患者缺氧和面色发绀。患者出现意识障碍,严重的肌肉收缩还可导致粉碎性骨折和截瘫。

③阵挛性发作持续状态:儿童 SE 中常见。表现为头颈、肢体或躯干抽动,反复发作的双侧肌阵挛,双侧表现可不对称。

④肌阵挛性发作持续状态:表现为局灶或多灶性肌阵挛,表现节律性反复肌阵挛发作,肌肉呈跳动样抽动,连续数小时或数日,一般没有意识障碍。

⑤失神性发作持续状态:主要表现有思维、表情缓慢,活动减少。还有患者表现为理解、思维、记忆、注意、认识及应用等能力下降。

(2)部分性发作持续状态

①单纯部分性运动发作持续状态:表现为身体某部分如颜面或口角、个别手指或单侧肢体的肌阵挛,持续数小时或数日,无意识障碍,以远端肢体和上肢多见。可合并遗留发作部位的偏瘫。

②持续性先兆:多表现为非运动性症状,如躯体感觉和特殊感觉的异常、自主神经症状、精神症状等。

③边缘叶性癫痫持续状态:又称精神运动性癫痫状态,常表现为行为异常和精神症状早期。早期常表现为幻觉,患者可出现紧张、焦虑、恐惧、急躁、冲动行为,部分患者还可表现为妄想和神游。

④伴有轻偏瘫的偏侧抽搐状态:多发生于幼儿,表现为一侧抽搐,头眼转向一侧,患者在抽搐后伴发一过性或永久性同侧肢体瘫痪。

(二)急诊检查

急查血糖、电解质和肝肾功能、血常规、凝血功能、抗癫痫药物血药浓度、血氨等。控制发作后,尽快完成头部影像学检查以排除出血、肿瘤、血管畸形等疾病 ECG 检查排除心脏原因导致的大脑缺血缺氧。

(三)治疗关键

1. 及早终止癫痫发作 SE 的预后与持续时间有密切关系。持续时间越长,控制发作越难,并发症越多,病死率也越高。因此,明确诊断后应立即选用足量、快速、有效的药物尽快终止发作。控制发作后也应监测药物浓度;并维持药物有效浓度。

2. 寻找可能病因 癫痫连续状态的病因治疗关系到治疗效果和预后,应尽快明确病因并加以治疗。常见病因为 AED 药物的突然停用及换药和申枢神经系统感染,其他还有各种脑病、低血糖、脑外伤、脑血管病、药物中毒、肿瘤等,也有个别患者原因不明。

3. 处理并发症 常见并发症为脑缺血、缺氧,脑水肿,肺部感染,电解质紊乱。酸碱平衡失调,呼吸循环衰竭,肝肾功能异常等,均需及时处理。严重的并发症可能导致患者死亡或留下脏器功能障碍。

【救治方案】

(一)一般治疗

1. 对于呼吸心跳停止的患者及时进行心肺复苏,并监测生命征。

2. 保持呼吸道通畅 患者仰卧,头转向一侧,取出义齿。如有气道堵塞应清除口腔内呕吐物、气道异物和分泌物,及时吸痰。必要时做气管插管或切开。

3. 维持心血管系统正常功能 SE 患者早期常表现为高血压,如非血压特别高可不做处理;SE 持续时间长的患者常见血压降低,可给予升压药物维持血压。

4. 以 2 L/min 或更大流量给氧,必要时面罩给氧。

5. 加强保护,包裹纱布的压舌板放于患者臼齿上以免发生舌唇咬伤,患者病床周围应加护栏以免患者坠落摔伤,强直阵挛患者约束不当可能出现骨折。

6. 开放静脉通道　随时准备使用抢救药物和终止发作的药物。对于无法静脉给药的患者或者幼儿要准备其他给药途径,如口腔、直肠等。

7. 处理病因和诱发因素　询问可疑药物使用史,如毒品、鼠药等,还应注意使用氨茶碱、可卡因、利多卡因、异烟肼及三环类抗抑郁药等可诱发痫性发作。停用可疑药物,毒物中毒可用对抗药物或行血液灌流。

8. 低血糖可引起 SE,如有低血糖马上给予 20% 高糖溶液静脉滴注,并以 5% 葡萄糖液维持,监测血糖。

9. 癫痫患者自行停药或减药可导致 SE,如有抗癫痫药物使用史的患者还应查抗癫痫药物的血药浓度。

(二) 控制发作

1. 在确诊 SE 后应马上开始终止发作的治疗。药物应选择能迅速起效,快速通过血-脑脊液屏障,不良反应小,作用时间长,对意识、呼吸和血压抑制作用小的药物。一线药物首选静脉给药方式,在患者能口服或置鼻胃管后加用口服药物,如果一线用药效果不佳,马上开始二线药物治疗。全面性强直阵挛发作持续状态最为危重,应及时终止发作(入院 10 分钟内)。

(1) 保障呼吸和循环。

(2) 在监护仪监护的条件下控制发作。

①地西泮:为控制 SE 的首选药物,对多数的 SE 控制有效。按每次 10 mg 或按 0.2 mg/kg 的剂量静脉缓慢注射,速度应低于 5 mg/min,同时观察患者呼吸。此药 2 分钟左右起效,起效迅速。此药脂肪结合率高,进入体内后有效浓度很快(约 20 分钟)下降,故 15～20 分钟后可再次给药,或者按剂量溶入液体中静脉维持。地西泮可直肠内给药,因此可用于儿童或无法静脉用药的患者。肌内注射地西泮起效缓慢,需 1 小时后才能达到有效浓度,故不用于控制 SE 发作。使用地西泮治疗时,偶尔会出现呼吸抑制,应暂时停药,必要时给予呼吸兴奋剂。

②替代药物可选用劳拉西泮:每次 4 mg 或按 0.1 mg/kg 剂量,以小于 2 mg/min 的速度静脉注射,注射速度过快可能抑制呼吸。此药脂肪结合少,故作用时间较长(12 小时)(半衰期为 8～25 小时)。有研究认为,劳拉西泮可替代地西泮作为控制 SE 发作的首选药物。

③氯硝西泮:以每次 1 mg 或按 0.025 mg/kg 的剂量静脉注射,数分钟内起效。此药对呼吸和心脏的抑制作用较强,应注意在监护仪的监护下使用。药效为地西泮的 5 倍(半衰期 20 小时左右),如使用一次控制不佳,可在 5 分钟左右后再次静脉注射,也可按剂量溶入液体中静脉滴注维持。美国 FDA 未批准此药用于 SE,但是欧洲各国已批准使用。

④如果无法静脉给药或患者为儿童,可以经口腔或鼻腔给予咪达唑仑,剂量为 0.1～0.2 mg/kg。

2. 如发作控制,则转入 NICU 观察及进一步诊疗;如没有控制,进入以下治疗(入院 10～30 分钟)。

(1) 苯妥英钠:为常用的二线药物。以 5～10 mg/kg 剂量静脉滴注,速度不应超过 50 mg/min,一般为 25 mg/min;10～20 分钟后脑脊液内达到最大浓度(半衰期 24 小时左右)。对呼吸的抑制作用较小,半衰期较长(可达 24 小时);但起效稍慢(0.5～1 小时),可与快速起效的地西泮合用。此药与葡萄糖液溶解易发生沉淀,老年患者需要减慢输注速度,使用过程中患者需要进行呼吸、血压、心电活动、血氧饱和度的监护;有心律失常、冠心病或低血压的患者应谨慎使用。

(2) 磷苯妥因：为水溶性苯妥因前体，以 150 mg/min 剂量静脉滴注。不良反应同苯妥英钠。

(3) 苯巴比妥：以 15 mg/kg 剂量静脉注射；速度不应超过 30 mg/min。20～40 分钟起效；如果发作未控制，20 分钟后可再静脉注射 0.1～0.2 g。24 小时总量不应超过 1 g，使用时应注意检测血压。

3. 如发作得到控制，则转入 ICU 观察及进一步诊疗采用口服抗癫痫药物（苯妥英钠、丙戊酸钠、苯巴比妥）继续治疗，口服糖皮质激素。如有控制，进入以下治疗（入院>30 分钟以上）。

(1) 咪达唑仑：以 0.15～0.2 mg/kg 剂量静脉输注，也曾有人报道用到 0.5 mg/kg，然后以 0.1～0.6 mg/(kg·h) 的速度静脉滴注。此药半衰期约为 2 小时，连续使用 24～48 小时可产生耐受，性，需加大使用剂量，故不推荐长期使用。

(2) 丙戊酸钠：对多种形式的癫痫发作有效，为失神和肌阵挛 SE 的首选药物。无呼吸、循环系统的抑制作用，不需要在监测下使用。首次 400～800 mg 静脉注射，然后以 1 mg/(kg·h) 的速度静脉滴注。禁忌证：活动性肝炎、胰腺炎、线粒体疾病。

(3) 丙泊酚：以 2 mg/kg 剂量静脉注射，之后以 2～10 mg/(kg·h) 剂量静脉维持；半衰期短，为 1～2 小时，可以快速滴定和撤换。禁忌证：代谢性酸中毒、高三酰甘油血症、线粒体疾病。儿童长时间大剂量输注丙泊酚可能产生严重并发症丙泊酚输注综合征（PRIS），其主要特征为：严重的代谢性酸中毒、横纹肌溶解、急性肾衰竭、难治性心力衰竭和血脂紊乱等。使用时检测血清乳酸可以及早发现 PRS 的出现。还可用硫喷妥钠 50～100 mg，静脉滴注。

必要时请麻醉科医师，在呼吸支持及监护下采用麻醉药物和肌松剂控制发作。

4. 其他治疗　失神性 SE 和肌阵挛性 SE 控制发作首选地西泮或氯硝西泮，辅以丙戊酸钠控制复发；连续部分性 SE 可选地西泮和咪达唑仑、劳拉西泮控制发作。

（三）并发症处理

1. 酸中毒　可给予 5% 碳酸氢钠 100～250 ml，静脉滴注。癫痫发作控制后酸中毒多可自行改善，一般重症酸中毒患者才使用。

2. 防治脑水肿　抽搐发作时患者常有窒息，可引起脑缺氧，继发的血管扩张致脑水肿，后者又加重抽搐。如无心血管疾患，肾功能正常的患者可使用 20% 甘露醇 125 ml，快速滴注，根据病情每日 3～4 次；如脑水肿严重，可加用甘油果糖 250 ml，每日 1～2 次。

3. 防治呼吸道和泌尿系感染　可预防性使用抗生素。注意患者呕吐情况，保持呼吸道通畅，若痰液或分泌物较多应经常抽吸，气管切开患者应注意对切开伤口和开放气道的保护，避免呕吐物引起吸入性肺炎。

4. 高热者可使用物理降温。

5. 留置鼻胃管，给予肠道营养支持及口服抗癫痫药物。

6. SE 患者多半意识不清，需进行导尿及相关治疗；可用 500 ml 呋喃西林溶液冲洗防止感染，每日 1～2 次。保持尿道清洁，定时更换尿管。如果出现泌尿系统感染，做尿培养和药敏试验选用敏感抗生素。恢复阶段可进行膀胱功能锻炼，每日夹闭尿管 4 小时后放开，锻炼膀胱逼尿肌功能。

7. 发作控制后应尽快送入神经内科监护室（NICU），进行后期诊疗。

8. 加强护理、翻身，防止压疮等并发症发生。保持床面平坦、整洁、柔软。避免局部受压，每 2 小时翻身 1 次；保持皮肤清洁干燥，对大小便失禁及时清理或导尿。

第六章　脱髓鞘疾病

第一节　视神经脊髓炎

视神经脊髓炎是脱髓鞘病变同时或相继出现在视神经和脊髓的一种特殊类型多发性硬化。病理特点是脱髓鞘病变主要累及视神经、视交叉、脊髓（颈段、胸段），并具有复发-缓解特点。

【救治流程】

1. 主诉　先后或者同时出现视力障碍及双侧肢体对称性麻木无力，伴或不伴有大小便功能障碍。

2. 病史　急性或亚急性起病，少数慢性起病，复发-缓解型出现视力丧失、对称性肢体麻木瘫痪、大小便功能障碍。

3. 体征　单眼或双眼视力下降、肢体截瘫、尿潴留等。

4. 急救措施　①卧床休息；②保持大小便通畅；留置导尿管导尿，给予开塞露通便；③保持气道通畅，如有延髓麻痹，必要时尽快气管切开；④激素或免疫抑制剂治疗。

5. 辅助检查　①腰椎穿刺：脑脊液检查见单核细胞可增多，部分患者存在寡克隆带；②脊髓 MRI：发现脊髓纵向超过 3 个节段的融合性病灶，多为 6～10 个；③视觉诱发电位：主要表现为 P100 潜伏期延长，波幅降低，少数患者 BAEP 出现异常。

6. 诊断　根据急性起病，双侧先后或同时出现视神经及脊髓损害的临床表现，腰椎穿刺检查、头和脊髓 MRI 检查及视觉诱发电位等辅助检查，可诊断视神经脊髓炎及病变的位置。

7. 制订详细的治疗方案　①一般治疗；②激素治疗；③血浆置换治疗；④免疫抑制剂治疗；⑤其他药物治疗。

【救治关键】

（一）病情判断

1. 患者发病年龄以 20～40 岁最多，也有许多儿童患者，60 岁以上的患者少见，以青少年为多，女性稍多于男性。

2. 急性起病患者可以在数小时或数日内出现脊髓或眼部症状。亚急性起病者症状在 1～2 个月内达高峰，少数患者呈慢性起病；在数月内稳步进展，呈进行性加重。急性横贯性播散性脊髓炎以及双侧同时或相继发生的视神经炎是本病特征性表现，在短时间内连续出现，可导致截瘫、失明，病情进展迅速，可有复发-缓解的特点。

3. 多数患者先发生眼部症状。双眼可以同时出现症状，也可以先一侧出现间隔数日或数周后再发展到另一侧，少数经数月或 1 年以上另一侧眼才被累及，仅有单眼受累者很少。约 1/8 的患者有反复发作史、有视力障碍者多起病较急，并有缓解-复发的特点。发病早期患者感觉眼睛疼痛，尤以眼球转动时或受压时疼痛明显，或有前额部疼痛，同时伴有视物模糊。部分急性发病者可以在几小时或几时内视力完全丧失。眼底可见视神经盘水肿，晚期可见视神经萎缩。大部分患者视力在数日或数周可恢复。

4. 脊髓损害的常见部位为胸髓，其次为颈髓，腰髓较少受累。颈髓病变可见 Homer 综合征。临床常见的脊髓体征是不对称和不完全的,多呈现播散性脊髓炎;不完全横贯性脊髓半离断或上升性脊髓炎的征象。临床特征为快速进展的(数小时或数日)下肢轻瘫、躯干部的感觉障碍、括约肌功能障碍和双侧 Babinski 征等。下肢进行性无力,早期腱反射减弱,后期出现锥体束征和病理反射。除感觉、运动和括约肌功能障碍外,复发型患者常有痛性痉挛发作。括约肌障碍一般与肢体瘫痪同时发生,早期表现为尿潴留,以后可以转为尿失禁。大多数患者的括约肌功能恢复与肢体瘫痪的好转相一致。视神经与脊髓症状多先后发生,也有同时出现,两者出现的间隔可为数日、数周、数月或数年。

(二)急诊检查

1. 脑脊液检查　脑脊液压力与外观一般正常。脑脊液生化检查显示糖和氯化物含量一般正常;蛋白质含量正常或轻度增高。部分病例免疫球蛋白(IgA、IgG)含量有增高,蛋白质电泳检查出现寡克隆区带。当脊髓肿胀明显或伴发蛛网膜炎时,可能出现髓腔不完全阻塞,蛋白含量可明显升高。脊髓病变发作期,单相病程和复发型患者约半数病例脑脊液中的白细胞计数增高,但通常不超过 $100×10^6/L$,分类中以淋巴细胞和单核细胞为主。个别病例白细胞超过 $300×10^6/L$。

2. 影像学检查　由于 CT 对本病的分辨率低,且不能做矢状面扫描,显示病灶效果不佳;MRI 在一定程度上能清楚地显示出脊髓内脱髓鞘病灶;一般表现为长 T_1(低信号)、长 T_2(高信号)影像,矢状面可以显示出病灶上、下界限,横切面显示病灶以背侧、外侧多见。复发型患者在一次脊髓炎发作后 8 周内做脊髓 MRI 检查,异常率为 94%,复查的脊髓纵向融合病变超过 3 个脊柱节段发生率是 88%,通常为 6～10 个节段。

3. 电生理学检查　大部分病例视觉诱发电位异常,表现为 P100 潜伏期的延长及波幅降低。躯体感觉诱发电位有可能异常。

4. 血常规　急性发作时白细胞计数可增高,以多形核白细胞为主。

5. 红细胞沉降率　急性发作期可加快。

6. 免疫学指标　急性发作时,外周血 Th/Ts(辅助性 T 细胞/抑制性 T 细胞)比值升高,总补体水平升高,免疫球蛋白升高。随病情缓解而趋下降。

(三)治疗关键

患者卧床休息,保持大小便通畅,静脉滴注甲泼尼龙或地塞米松及免疫抑制剂治疗,针灸康复治疗瘫痪肢体。对于延髓麻痹危重者,应尽快行气管切开术。

【救治方案】

(一)一般治疗

1. 卧床休息　急性发作期患者行动不便需要卧床休息。应该多翻身、叩背预防坠积性肺炎,应用气垫床减少压疮的发生。

2. 保持大小便通畅　脊髓损伤者常常有尿潴留和便秘。可给患者留置导尿管导尿,并每隔 3～4 小时放尿 1 次,以训练膀胱排尿功能,并辅以针灸治疗尿潴留。如果患者尿意恢复,则可拔除导尿管。对于便秘者,可给予开塞露直肠给药促进排便,严重者可灌肠排便。

3. 保持气道通畅　如患者表现为上升性脊髓炎,可出现呼吸困难等延髓麻痹表现,应尽早行气管切开术并吸氧,必要时使用呼吸机辅助呼吸。

4. 针灸康复理疗　瘫痪肢体可给予适当活动、按摩并针灸治疗,尽早恢复肢体功能。

（二）激素治疗

激素治疗包括大剂量甲泼尼龙、地塞米松，救治方案与多发性硬化完全一致。但需要说明的是，一般不推荐在开始就单独采用泼尼松片治疗方案，这是因为可能会增加视神经炎新发作的危险。

（三）血浆置换治疗

该救治方案与多发性硬化完全一致。

（四）免疫抑制剂治疗

包括硫唑嘌呤、环磷酰胺治疗方案与多发性硬化完全一致。

（五）其他药物治疗

1. B族维生素　维生素 B_1 100 mg，肌内注射，每日 1 次；维生素 B_{12} 500 μg，肌内注射，每日 1 次。

2. 地巴唑　该药能扩张血管，对中枢神经系统有轻度兴奋作用，能促进受损神经的修复。用法：每次 10 mg，每日 3 次，口服。

3. 单唾液酸四己糖神经节苷脂钠注射液　该药能够促进损伤的神经组织功能修复。用法：每次 100 mg，每日 1 次，静脉滴注，最好使用 4 周以上。严重肝肾功能不全者禁忌。

第二节　多发性硬化

多发性硬化是一种由于自身免疫异常导致中枢神经系统白质炎性脱髓鞘性疾病。病理特点是白质脱髓鞘病变在空间上的多发性及病程在时间上的多发性。

【救治流程】

1. 主诉　出现一个或多个肢体麻木无力、共济失调。患者常在数月或数年内肢体运动、感觉、视力、言语等功能障碍复发-缓解交替发生。

2. 病史　患者急性或亚急性起病，复发与缓解交替出现肢体瘫痪无力、麻木或疼痛等症状。

3. 体征　肢体运动、感觉障碍、视力下降、眼球震颤、共济失调。

4. 急救措施　①卧床休息；②保持大小便通畅：尿潴留者予以导尿管、便秘者用开塞露排便；③减轻痛性痉挛发作：口服卡马西平片，每次 0.1～0.2 mg，止痛；④静脉滴注地塞米松 20 mg 或按 0.4 mg/kg 静脉滴注丙种球蛋白。

5. 辅助检查　①腰椎穿刺：脑脊液寡克隆带 IgG（＋）；②头颅 CT 或 MRI：脑白质区多个病灶；③视觉或脑干或体感觉诱发电位异常。

6. 诊断　根据复发-缓解交替出现的临床症状、体征、腰椎穿刺和头颅 CT 或 MRI 检查即可诊断多发性硬化及病变部位。

7. 制订详细的治疗方案　①一般治疗；②激素治疗；③大剂量免疫球蛋白治疗；④干扰素；⑤血浆置换治疗后；⑥其他药物治疗。

【救治关键】

（一）病情判断

1. 主要症状

（1）首发症状：该病起病形式可急可缓，多数为急性或亚急性起病，急性发病者于数小时或数日内出现局灶性症状，缓慢发病者可在1周至1个月内病情达高峰，其首发症状和体征发生频率总的来说最常反映锥体束（无力和反射亢进）、小脑（共济失调和协调障碍）、脑干受累（脑神经障碍等）和异常感觉，也可以出现膀胱和直肠功能障碍，视物模糊（视神经受累）相对常见。

（2）情感障碍：由于精神、心理因素的存在，多发性硬化（MS）患者的情感障碍发生率相对较高，例如：右侧视神经炎的患者主诉左眼视物困难，手部的麻木被夸大成整个上肢的麻木，或者患者主诉单眼复视或三重复视、四重复视甚至多重复视。

（3）运动障碍：造成运动功能障碍的基础包括皮质脊髓束损害引起的痉挛性瘫痪，小脑或脊髓小脑通路病损造成的小脑性共济失调，以及感觉障碍导致的感觉性共济失调。

①疲劳：是常见的早期症状，应引起足够的重视，疲劳可分易疲劳和持续性疲劳两种，前者体温升高时表现为重复运动后单个肌肉或一组肌群的无力，休息后恢复正常，易疲劳也可表现为感觉系统，如长时间阅读，视物能力和清晰度下降；稍加休息后好转。持续性疲劳患者呈现持久的疲倦感，足够的睡眠也不能使其恢复到良好的状态，甚至很容易的工作也难以完成，此种常见于病变恶化时，也见于神经系统症状并无改变而MRI上出现新的、大的损害时。两种疲劳在MS患者中均常见，有器质性和功能性因素。MS的疲劳与其他症状一样，可在热水浴后加剧；体温升高，气候炎热等可引起症状恶化。

②另外，反映皮质脊髓束受累的患者表现出典型的健反射亢进、无力和痉挛，通常在早期就可以出现单瘫、偏瘫、四肢瘫，以不对称的瘫痪最常见。并且运动受累较早者无论其首次发作是否完全恢复，基本都将进一步加重瘫痪肢体的发展趋势。

③小脑及其与脑干之间的通路受累后可引起构音障碍，共济失调步态、震颤及躯干或肢体运动不协调；头部及躯体的震颤可呈持续性；熟睡后消失。其中，躯干性小脑共济失调尤易致残。

④MS的另一个特征性的症状是言语口吃，是由于发音和构音器官肌肉运动不协调造成的，通常还同时伴有构音障碍。

（4）感觉障碍：常见肢体、躯干或面部的针刺感、麻木感、蚁行感、束带感、手套和袜套样末梢型感觉障碍。若出现痛性抽搐，则考虑神经根进入脊髓处的硬化斑；双下肢不对称无力的患者常有背痛，可加速其椎间盘变性。部分患者有伸肌-屈肌痉挛或痛性强直性痉挛发作、构音障碍、复视、共济失调、视力下降、眩晕、感觉异常等。MS疼痛是某一肢体的束带样的疼痛、烧灼感、压迫感或头痛、假性风湿痛、肌肉痛、关节痛或下肢、腹部的放射痛。

（5）脑干及视觉障碍：视神经功能障碍常起因于球后视神经炎，患者以急性视神经炎作为首发症状，先于其他神经系统症状数月、数年甚至数十年。临床多见急性视力下降或丧失，在3～7日进行性加重，后经数周或数月逐渐改善。患者诉视物不清，似透过一层雾玻璃看东西，视力减退轻重不一，但很少致盲。MS患者有眼肌麻痹及复视；展神经的功能障碍；眼球颤动较常见；三叉神经受累症状；眩晕、轻度吞咽困难等。

（6）自主神经功能障碍：MS患者可有非括约肌性自主神经功能障碍表现，如直立性低血压、出汗障碍和心律失常、肢端微循环不良或交感神经性皮肤异常反应的症状。尿频、尿急、尿潴留、尿失禁、便秘等括约肌功能障碍及性功能障碍等也较常见,女性表现为性欲减退、性高潮减少,男性表现为阳痿及性欲减退。

(7) 内分泌障碍:50%的 MS 患者有地塞米松抑制试验异常。

(8) 发作症状:MS 患者有单眼闪光幻觉,发作性感觉异常,构音不良、无力、复视和共济失调等,暂时性大脑或脑干缺血发作。

2. 次要症状

(1) MS 的变异表现:

①部分年轻患者表现为三叉神经痛,仅根据其年龄较轻和有些患者出现双侧疼痛即可怀疑为 MS,其后出现面部感觉缺失及其他神经体征而被确认。

②有些患者出现臀、胸或腰骶部疼痛,系痛温觉传导路径病变刺激所致,常使诊断发生困难,直至发现新病灶才被确诊为 MS。

③起病较急的右偏瘫、失语常首先想到脑血管病,有的患者表现缓慢进展的偏瘫,可误诊为脑神经胶质瘤,当又出现其他脑和脊髓损害征时才明确诊断。

④MS 患者可在复发期内发生昏迷,最后常导致死亡。

⑤有的患者可长期表现为单纯脊髓型,以下肢上行性瘫痪迅速起病,累及躯干及膀胱,并伴有骶尾部剧烈疼痛,反射消失,易想到脊髓病变。

⑥有的患者首发症状是精神错乱伴有嗜睡,后来病情复发并累及小脑和脊髓;智力缓慢减退伴轻度小脑性共济失调也是常见的综合征。

⑦MS 晚发型病例的首发症状出现于 50～60 岁,有些晚期病例表现类似缓慢进展的颈髓病变。

(2) MS 的分型:根据病情发展过程,临床上可将 MS 分为下列四种类型。

①温和型:此类病例常局限于一次典型发作,并且没有持续性功能丧失。最常见症状为肢体麻木和视神经受累引起的暂时性视力障碍,大约 20%的多发性硬化患者属这种温和型。

②复发-缓解型:此型及下一型均源于有再发作、再缓解的发作缓解周期,这种类型病例包括突然的具有很强破坏力的发作,紧接着几乎是完全缓解的时期,大约 25%多发性硬化患者属于此类型。

③复发-渐进型:这种类型的患者,发作不太严重,但亦不能完全康复,许多的周期性发作累积效应可慢慢导致某种程度的功能不全,这是多发性硬化中最常见类型,数量约占全部患者的 40%。

④慢性-渐进型:这种多发性硬化症类型患者很快被致残而且没有缓解期。此类患者数量占全部病例的 15%。多发性硬化不仅有无法预见的发作-缓解模式和他的许多的症状,而且有不均衡表现形式,从而给人留下较深的印象。女性患者的发病数是男性的 2 倍,高加索地区的发病率为非洲、美洲的 2 倍,而且北部地区发病率较高,如加拿大的多发性硬化患者数为美国的 2 倍。

(二) 急诊检查

1. 腰穿 CSF 检查显示压力多正常,蛋白含量增高,以球蛋白为主。

2. 脑电图可异常。

3. 电生理检查

(1) 视觉诱发电位(VEP):可检测视神经或视通路及紧邻的病灶和亚临床病灶。

（2）脑干听觉诱发电位（BAEP）：可检测听觉通路或其紧邻的病灶和亚临床病灶。

（3）体感诱发电位（SEP）：可检出深感觉通路或其紧邻的病灶和亚临床病灶。

（4）三叉神经-颈反射（TCR）：有助于脑干损伤定位。

（5）瞬目反射（BR）：可发现 MS 脑干（亚）临床病变。

4. **磁共振检查**　常规 MRI 检查对 MS 的临床确诊阳性率＞95％。MRI 检查可见大小不一，类似圆形的 T_1 低信号、T_2 高信号，常见于侧脑室前角与后角周围，半卵圆中心及胼胝体，或为融合斑，多位于侧脑室体部；脑干、小脑和脊髓可见斑点状不规则 T_1 低信号及 T_2 高信号斑块；病程长的多数患者可伴脑室系统扩张，脑沟增宽等白质萎缩征象。

5. **免疫学**

（1）脑脊液（CSF）：

①CSF 单个核细胞轻度增高或正常，一般不超过（50～100）×10^6/L；过高应考虑其他疾病。

②CSF-IgG 指数 MS 的 CSF-IgG 增高主要为 CNS 合成，IgG 指数＞0.7 则提示鞘内合成，见于70％～80％的 MS 患者。

③CSF-IgG 寡克隆带 MS 的阳性率可达 95％以上。

（2）周围血：疾病急性期或活动期周围血中 CD_8^+ T 淋巴细胞计数降低，CD_4^+ T 淋巴细胞计数增高，CD_4^+/CD_8^+ 比值增高；血清及 CSF 中碱性髓鞘蛋白含量增高，且与病情严重程度呈正相关。

（3）尿液：每日尿新蝶呤含量的增高可先于临床症状 7～14 日出现，故测定其含量可预测病变的复发。

（三）治疗关键

对急诊患者应让其卧床休息，尽量保持大小便通畅，减轻痛性痉挛发作，尽快静脉滴注激素、丙种球蛋白或其他免疫抑制剂治疗。

【救治方案】

（一）一般治疗

1. **休息**　在急性发作期卧床休息有利于疾病的恢复。另外，在急性发作期患者常易疲劳，必要时服用金刚烷胺。100 mg 每日 2 次，以缓解疲劳。

2. **改善膀胱功能**　患者常常有膀胱功能障碍，如尿潴留或尿频、尿急（痉挛性膀胱所致）。对尿潴留者：可留置导尿管，每 3～5 小时放尿 1 次，并每周 2 次用呋喃西林液或无菌生理盐水 500 ml 冲洗膀胱，每 2 周更换 1 次导尿管。另外，可使用氯化氨甲酰胆碱 0.25 mg，每日 2 次，皮下注射以治疗尿潴留。对于尿频、尿急者，可使用松弛逼尿肌药物普鲁苯辛，每次 15～30 mg，每日 3 次。无论是对尿潴留还是尿频、尿急者，每日都要进行会阴区消毒擦洗，尽量保持干燥卫生。

3. **帮助排便**　很多患者有便秘症状，应嘱其多喝水，吃蔬菜水果以减轻大便干结。必要时每次用开塞露 1～2 支，直肠内给药以帮助患者排便。对顽固性便秘者采用灌肠通便治疗。

4. **减轻痛性痉挛发作**　常用卡马西平片每次 0.1～0.2 mg，每日 3 一次服用；巴氯酚开始剂量每日 5～10 mg，分 3 次服用，可根据治疗效果逐渐加量至每日 40～80 mg，每 6 小时给药 1 次；而对于难治性痉挛者可考虑鞘内应用巴氯芬治疗；氯硝西泮每次 0.5～1 mg，每日 2～3 次；

5. 减轻震颤　部分患者表现为意向性震颤。可选用：氯硝西泮片每次 0.5～1 mg，每日 2～3 次；普萘洛尔每次 10～20 mg，每日 3 次。

6. 控制癫痫发作：约 5% 患者出现癫痫发作。对于部分发作者，可选用卡马西平 0.2 mg，每 6～8 小时服用 1 次；对于全身性发作者，可选用丙戊酸钠片 0.2 mg，每 6～8 小时服用 1 次。

（二）激素治疗

1. 治疗原则　控制该病急性发作，阻止病情进展加重，缩短急性发作病程。

2. 适应证　多发性硬化患者急性发作或复发。

3. 禁忌证　①严重高血压控制不畏；②严重胃与十二指肠溃疡出血不能控制者；③糖尿病；④骨质疏松症；⑤严重低血钾；⑥严重全身感染难以控制者。

4. 常用药物

（1）甲泼尼龙：具有免疫调节和抗感染作用，且不良反应较小、效果持久。在急性期采用大剂量冲击疗法：1 000 mg 加入 5% 葡萄糖液或生理盐水 250 ml（并补充 10% 氯化钾注射剂 5～7.5 ml），静脉滴注，每日冲击治疗 1 次，连用 3～5 日后改用泼尼松片，每日 60～80 mg 口服维持，再每隔 5 日减半量至停药。

（2）地塞米松：每次 20～40 mg 加入 5% 葡萄糖液或生理盐水 250 ml（并补充 10% 氯化钾注射剂 5～7.5 ml），静脉滴注，每日 1 次，连用 5～7 日后改用泼尼松片，按照上面方法口服治疗。

5. 监测项目

（1）在激素治疗前要查血常规，治疗 5～7 日及治疗结束后复查血常规，观察是否有改变，如果改变显著则考虑将激素减量或停药。

（2）治疗过程中每隔 3～5 日查血电解质，特别关注血钾是否降低；如果血钾降低，则应及时补钾。

（3）每日测血压及血糖变化，如过高则适当进行降压及降血糖处理。

（4）必要时在用药期间进行骨 X 线片检查以判断是否有骨质疏松。

（5）每隔 3～5 日查粪隐血试验，如发现隐血试验阳性则应使用胃黏膜保护剂（如达喜片）护胃治疗。

（6）情绪检测：在用药期间注意患者情绪变化，可用焦虑或抑郁量表测定，对于那些精神改变明显的患者应该给予心理疏导，或者尽量减少激素用量和时间，必要时药物治疗。

（三）大剂量免疫球蛋白治疗

1. 适应证

（1）多发性硬化急性发作期。

（2）脑脊液寡克隆带 IgG（+）。

2. 禁忌证

（1）对球蛋白有严重过敏史。

（2）有抗 IgA 抗体的选择性 IgA 缺乏者。

3. 常用药物　人血丙种球蛋白，每日 0.4 g/kg，静脉滴注，滴注前后用 100 ml 5% 葡萄糖液或生理盐水冲管，连续 5 日为一个疗程，可根据病情需要必要时每月加强治疗一次，可连续3～6 个月。

4. 监测项目 由于丙种球蛋白为血液制品,虽经过筛检及灭活病毒处理,但不能完全排除血源性疾病传播的可能,故在使用之前及使用后 6 个月应进行肝炎全套及性病全套检查。

（四）干扰素

1. 适应证

(1) 复发-缓解型多发性硬化。

(2) 继发进展型多发性硬化。

2. 禁忌证

(1) 有天然或重组干扰素过敏史者。

(2) 抑郁症患者。

(3) 癫痫患者。

(4) 骨髓抑制者。

(5) 水痘或带状疱疹感染患者。

(6) 有酮症酸中毒倾向的糖尿病患者。

3. 常用药物 干扰素-1b;对于复发-缓解型多发性硬化第 1～2 周每次 0.062 5 mg 皮下注射,隔日 1 次;第 3～4 周增至每次 0.125 mg;第 5～6 周增至每次 0.187 5 mg;7 周以上每次 0.25 mg,使用 2 年。对于继发进展型多发性硬化,每次 0.25 mg,隔日 1 次,皮下注射,使用 2 年。

4. 监测项目

(1) 在开始治疗的第 1、3、6 个月进行全血细胞计数、血生化检查。如果白细胞及血小板明显减少及肝功能明显异常,应考虑将干扰素减量或停药。

(2) 用药期间检测血压、心率、体温及注射部位是否有皮疹情况。用药期间可出现血压升高、心悸、发热、注射部位红斑,一般不严重,但如果患者不能耐受,则可考虑停药。

(3) 有甲状腺功能障碍病史者每半年进行 1 次甲状腺功能检测,如出现甲状腺功能严重减退应考虑停药。

（五）血浆置换治疗

1. 适应证 多发性硬化急性发作期。

2. 禁忌证 严重感染;严重心率失常;严重心功能不全;凝血系统疾患。

3. 方法 每次交换血浆量 40～50 ml/kg,每周 1～2 次,共 10 次。

（六）其他药物治疗

1. 硫唑嘌呤 每次口服 50 mg 每日 2 次,依病情可增量至每日 200 mg,可连用 1～2 年。

2. 环磷酰胺 初始剂量 400～800 mg/m²,静脉滴注,每 4 周 1 次。可根据 B 细胞和 CD_4 细胞计数逐渐增量,每次增量 200 mg/m²,最大剂量 1 000 mg/m²,使用时间 5～12 个月。

3. 环孢霉素 A 具有强力免疫抑制作用,该药有一定肾毒性及影响血压不良反应。每日使用剂量应小于 2.5 mg/kg 较安全,分 2～3 次口服。在用药期间注意监测肾功能及血压情况。

4. 氨甲蝶呤 该药具有抑制细胞及体液免疫相抗感染作用。使用剂量按每周 7.5 mg,分 3 次口服,治疗 2 年。

第三节　急性播散性脑脊髓炎

急性播散性脑脊髓炎（ADEM）又称感染后或疫苗接种后脑脊髓炎,是一种免疫介导的中枢神经系统急性炎症性脱髓鞘疾病,病变主要累及脑和脊髓的白质。脑和脊髓弥漫性炎症反应及血管周围脱髓鞘是其重要的病理特征。此外,急性出血性白质脑炎(AHLE)是一种罕见的中枢神经系统炎性脱髓鞘病,被认为是 ADEM 的暴发型;此型起病急骤,病情凶险,死亡率高。

【救治流程】

1. 主诉　突发头痛、发热、四肢(或单侧肢体、双下肢)无力、抽搐、神志不清、精神异常。

2. 病史　发热、呼吸道感染、腹泻、麻疹或疫苗接种等。

3. 体征　意识障碍、视力下降、视野缺损、眼外肌麻痹、偏瘫、四肢瘫、截瘫、共济失调、感觉障碍、脑膜刺激征、肌张力障碍、舞蹈手足徐动症等体征。

4. 急救措施　①吸氧、保持呼吸道通畅;②建立静脉通路:生理盐水或 5% 葡萄糖液 250 ml 以备抢救给药;③脱水剂,颅内压升高明显者给予 20% 甘露醇注射液 125～250 ml,快速静脉滴注,或呋塞米注射液 20～40 mg,静脉注射;④控制痫性发作或癫痫持续状态:地西泮注射液 10～20 mg,静脉注射,3～5 mg/min。

5. 辅助检查　血常规、粪常规、胸部 X 线片有助于判断有无合并呼吸道或消化道感染;影像学检查对于 ADEM 的诊断具有重要意义。

6. 诊断　发生于感染或疫苗接种后,急性起病,表现为脑实质弥漫性损害、脊髓炎症状,脑脊液细胞数正常或轻度增多,以单核细胞为主,CT 扫描可见白质内弥散性、多灶性大片状或斑片状低密度区,急性期强化明显。MRI 示脑和脊髓内散在、多发的长 T_1、长 T_2 信号病灶,则有助于诊断。

7. 制订详细的治疗方案　①一般治疗和对症治疗;②脱水降颅压;③免疫抑制治疗;④防治并发症。

【救治关键】

(一)病情判断

1. 大多数病例为儿童和青壮年,在感染或疫苗接种后 1～3 周(4～30 日)急性起病,多为散发,无季节性,病情严重,有些病例病情凶险,脑脊髓炎常见于皮疹后 2～4 日,表现为疹斑消退、症状改善时突然出现高热、痫性发作、昏睡和深昏迷等。

2. 脑炎型首发症状为头痛、发热及意识模糊,严重者迅速昏迷和去皮质强直发作,可有痫性发作,脑膜受累出现头痛、呕吐和脑膜刺激征等。脊髓炎型常见部分或完全性弛缓性截瘫或四肢瘫、传导束型或下肢感觉障碍、病理征、尿潴留等。可见视神经、大脑半球、脑干或小脑受累的神经体征。发病时背部中线疼痛可为突出症状。

3. 急性坏死性出血性脑脊髓炎又称为急性出血性白质脑炎,被认为是 ADEM 暴发型。起病急骤,病情凶险,病死率高。表现为高热、意识模糊或昏迷进行性加深、烦躁不安、痫性发作、偏瘫或四肢瘫;CSF 压力增高、细胞数增多,脑电图弥漫性活动,CT 见大脑、脑干和小脑白质不规则低密度区。

(二)急诊检查

1. 实验室检查　红细胞沉降率增快,儿童患者血小板计数升高。

2. 脑脊液检查　儿童患者 CSF 红细胞和白细胞计数呈轻至中度升高;CSF 蛋白水平升高;可见 IgG 寡克隆带。

3. 影像学检查　头颅 CT 可见弥漫性多灶性白质损害,部分病灶强化,尚可见出血灶;MR

表现为脑白质区多个不对称长 T_1、长 T_2 信号病灶，边界不清，可呈斑片状、脑回样或结节状强化；多位于顶、枕叶皮质下白质或灰白质交界处，亦可累及深部白质、丘脑、基底节、脑干、小脑、脊髓（胸段常见）。

（三）治疗关键

轻型 ADEM 可仅表现为易激惹、头痛、嗜睡；而严重病例可迅速出现昏迷和去皮质强直，若颅内压增高显著、脑疝形成或癫痫持续状态，均可诱发呼吸和循环衰竭。对于危重患者，首先应建立静脉输液通路，根据患者情况给予足量脱水剂及抗癫痫药物，必要时需气管插管或气管切开、呼吸机辅助呼吸，同时酌情使用免疫抑制剂；合并感染者，要积极控制感染。

【救治方案】

（一）一般治疗和对症治疗

1. 吸氧　尤其是对于伴有呼吸障碍、肺部感染较重、血氧饱和度偏低的患者，需给予鼻导管或面罩吸氧；气管切开或气管插管者，可通过呼吸机给氧。

2. 保持呼吸道通畅　因缺氧会加重脑水肿；因此，对于肺部感染较重、痰液分泌较多的患者，需及时吸痰，保持呼吸道通畅；舌后坠者；平卧时将头偏向一侧，或置口咽通气管。

3. 体温和心电监测　发热患者，需给予物理降温（如乙醇擦浴或冰毯降温），必要时给予双氯芬酸钠栓。连续监测心率、呼吸、血压、血氧饱和度，有条件者同时监测颅内压。心率、呼吸和血压可间接反映颅内压变化，发生显著变化时，需及时观看瞳孔，了解有无脑疝形成。若患者呼吸表浅、节律缓慢、血氧饱和度持续在 95% 以下，需行气管插管或气管切开、呼吸机辅助呼吸。

4. 维持水、电解质平衡　每日入液量可按尿量＋500 ml 计算，伴有发热、呕吐、腹泻、禁食或进食量少的患者，可适当增加入液量。合并急、慢性心力衰竭的患者，输注的液体量控制在 1 000 ml 左右，且滴速不宜过快。注意防止低钠血症，以免加重脑水肿，可给予 3% 氯化钠，以每小时血钠升高 0.5～1 mmol/L 的速度输注。使用脱水剂的患者，需给予氯化钾。

5. 对症治疗

（1）烦躁者予镇静药物，常用的有：①氟哌啶醇 5～10 mg，肌内注射；②再普乐 2.5～5 mg，口服；③地西泮 10 mg，肌内注射或静脉注射。

（2）脑膜受累的患者，头痛症状较重，可给予镇痛药：①罗通定 60 mg，每日 3 次；②乐松 60 mg 每日 2～3 次，注意慎用吗啡、哌替啶等可能影响呼吸功能的药物。痫性发作时可以短期采用抗癫痫药物，如地西泮、卡马西平或丙戊酸钠。

6. 护理

（1）翻身：对于肢体瘫痪较重或有意识障碍的患者，需勤翻身，防止压疮的发生。

（2）饮食：若患者神志清晰、无吞咽困难及饮水返呛，给予易消化的软食。有意识障碍、消化道出血宜禁食 24～48 小时，然后酌情安放胃管。

（3）保持大小便通畅：保持大小便通畅，以防诱发颅内压增高。常用的缓泻剂有：①开塞露或肥皂水灌肠；②果导片 1～2 片，每日 1 次，口服；③番泻叶适量代茶饮；④六味安消胶囊3 片，每日 3 次。有意识障碍或有严重前列腺肥大的男性，需留置导尿管。

（二）脱水降低颅内压

凡有颅内压增高的患者，应密切观察神志、瞳孔、生命征的变化，以掌握病情发展的动态。有条件的医院，可行颅内压监测，根据压力信息指导治疗。需根据颅内压增高的程度以及患者心肾功能来决定脱水剂的类型和剂量。

1. 甘露醇　是最常使用的脱水剂,大约 8 g 甘露醇可带出 100 ml 水分。一般用药后 10 分钟开始起效,2～3 小时作用达高峰,维持 4～6 小时。可用 20% 甘露醇 125～250 ml 快速静脉滴注,每 6～8 小时 1 次,一般应用 5～7 日为宜。颅内压增高明显或有脑疝形成时,可加大剂量,加压快速静脉注射,使用时间可适当延长。停药时要逐渐减量,以免发生反跳现象,加重脑水肿。不宜用于心、肾功能不全的患者。

2. 呋塞米(速尿)　一般用 20～40 mg 静脉注射,每 6～8 小时 1 次,与甘露醇交替使用可减轻两者的不良反应。适用于心、肾功能不全的患者。

3. 甘油果糖　也是一种高渗脱水剂,用药后约 30 分钟起效,但持续时间较长(6～12 小时)。可用 250 ml 静脉滴注,每月 1～2 次,脱水作用温和,一般无反跳现象,并可提供一定的热量,肾功能不全者也可考虑使用。

此外,还可应用七叶皂甙钠 10～20 mg,每日 1～2 次和 20% 人血白蛋白 20 g,每日 2 次。

在使用脱水药物时,需适当补充氯化钾,并注意心肾功能,尤其是老年患者大量使用甘露醇易致心肾衰竭;必要时记录出入量,观察心律及心率变化。

（三）免疫抑制治疗

临床上主要采用非特异性的免疫抑制治疗,常用的有以下几种。

1. 肾上腺皮质激素　可缩短急性期病程、延缓疾病的进展。使用甲泼尼龙 10～30 mg/(kg·d),不超过1g/d,在 2 小时内静脉滴注,冲击治疗 3～5 日之后改为 2 mg/(kg·d),80 mg/d口服,并逐渐减量,维持 4～6 周。治疗过程中需合并使用雷尼替丁或奥美拉唑,防止消化性溃疡并补钾(氯化钾缓释片 0.5 g,每日 3 次)、补钙(维 D 钙咀嚼片 2 片,每日 1 次,嚼服)。注意监测血压、血糖、血钾。不宜用于血糖(或血压)控制不佳的糖尿病(或高血压)患者。全身性真菌感染、活动性结核、水痘、麻疹或消化道溃疡者禁用。

2. 静脉注射免疫球蛋白(IVIG)　其作用机制为通过中和循环髓鞘抗体,抑制免疫反应,包括降低 IFN-γ 等前炎性细胞因子水平。阻断巨噬细胞 Fc 受体、抑制补体级联反应,从而减轻髓鞘损伤。可单独使用,或与皮质类固醇联合使用,亦可用于皮质类固醇治疗效果不佳的病例。总剂量为 1～2 g/kg,疗程为 3～5 日。免疫球蛋白可提高血液黏度,增加血栓栓子事件;对老年患者,可能诱发肾小管坏死;部分患者可出现无菌性脑膜炎、低钠血症。免疫球蛋白过敏、先天性 IgA 缺乏患者禁用。

3. 血浆置换　主要用于皮质类固醇和 IVIG 治疗效果差的患者。该方法可去除血浆中的自身抗体。每次交换血浆量按 40 ml/kg 体重计算,在疾病早期,治疗获益较大。但血浆置换易引起低钙血症、低蛋白血症、血小板减少、凝血因子丢失等。

（四）防治并发症

1. 感染　病情较轻的患者,如无感染症状,通常不使用抗生素;伴有意识障碍、病情较重的患者,可给予预防性抗生素治疗;留置尿管时,定期给予 2% 呋喃西林冲洗膀胱。已有肺部感染或尿路感染的,可根据痰培养、尿培养药敏结果选择敏感的抗生素;痰多不易咳出或吸出的患者,及时行气管切开。

2. 上消化道出血　病情凶险或使用皮质类固醇冲击治疗的患者,消化道溃疡发生的可能性较大;可预防性使用奥美拉唑等质子泵抑制剂。上消化道出血时,可根据出血的严重程度将皮质类固醇停用或减量,并给予:①云南白药 0.5g,每日 2～3 次,口服;②奥美拉唑 40 mg,每日 2 次,静脉滴注;③生长抑素 250 μg/h,静脉滴注;必要时胃镜下止血。如有循环衰竭表现,应补充血容量;如血红蛋白低于 70 g/L,血细胞比容低于 30％,心率大于 120 次/分,收缩压低于 90 mmHg,可静脉输新鲜全血或悬浮红细胞。

3. 下肢深静脉血栓形成 被动活动或抬高瘫痪肢体,尽量避免下肢静脉输液,特别是瘫痪侧肢体。已经发生深静脉血栓的患者,应进行生命征及血气监测,给予呼吸循环支持及镇静止痛等对症治疗;绝对卧床休息、避免用力;同时采用低分子肝素抗凝治疗,如速碧林 4 100 U,每 12 小时 1 次,皮下注射;注意监测血小板计数、肝功能、粪常规。

第四节　脑桥中央髓鞘溶解症

脑桥中央髓鞘溶解症(CPM)是一种以脑桥基底部对称性脱髓鞘为病理特征的疾病,于 1959 年由 Adams 等首次报道。1962 年,学者发现,脑桥外结构(如丘脑、纹状体、小脑、膝状体)亦可发生相同的病理改变,即脑桥外髓鞘溶解症(EPM),并将 CPM 和 EPM 统称为渗透性脱髓鞘综合征。常见于慢性乙醇中毒、抗利尿激素分泌异常、烧伤、肝脏疾病、肾衰竭、胰腺炎、器官移植、营养不良、脓毒症、艾滋病、糖尿病等。

【救治流程】

1. **主诉** 突发四肢(或双下肢)无力、吞咽困难、吐词不清神志不清。

2. **病史** 长期饮酒、低钠血症快速纠正史、营养不良、烧伤肝移植、糖尿病酮症酸中毒。

3. **体征** 意识障碍(常见昏迷、谵妄)、横向凝视麻痹、后组脑神经麻痹、四肢或双下肢锥体束征、共济失调。肌张力障碍、舞蹈手足徐动症或帕金森综合征。

4. **急救措施** ①吸氧、保持呼吸道通畅;②建立静脉通路:5％葡萄糖液或生理盐水 250 ml 以备抢救给药;③针对原发病的急救:如糖尿病酮症酸中毒,需及时静脉滴注胰岛素 0.1 U/(kg·h)。

5. **辅助检查** 急查血生化,明确血钠水平、肝肾功能;急诊 MRI(包括 DWI)明确脑桥中央对称性蝙蝠翅样长 T_2 病灶和(或)脑桥外长 T_2,病灶,为诊断提供依据。

6. **诊断** 长期饮酒、电解质紊乱、肝脏移植术后或其他慢性疾病患者,如出现假性球麻痹、四肢或双下肢瘫痪或锥体外系病征,结合头颅 MRI 的特征性改变,可考虑此诊断。

7. **制订详细的治疗方案** ①一般治疗和对症治疗;②血钠异常的处理;③促甲状腺激素释放激素及免疫抑制治疗;④防止并发症。

【救治关键】

(一)病情判断

低钠血症患者血钠纠正后,或肝移植、酒精戒断、糖尿病酮症酸中毒患者,若出现假性球麻痹、四肢或双下肢无力,需考虑 CPM;出现锥体外系病征,则提示 EPM;少数患者为 CPM 合并 EPM,则临床表现更为复杂。诊断 CPM/EPM 时,需与脑干梗死、脑干肿瘤、酒精中毒性脑病、多发性硬化鉴别。

(二)急诊检查

1. **实验室检查** 血钠升高或降低出现肝、肾功能异常或血糖异常。

2. **脑脊液检查** CSF 压力升高,蛋白水平升高,单个核细胞增多。

3. 影像学检查 通常在发病 2 周后才能显示脱髓鞘病灶；CT 显示脑桥中央对称性低密度影，可强化；常规 MRI 可见 CPM 表现为双侧脑桥中来对称性、三角形（或蝙蝠翅样）长 T_2 信号，边界清晰，无占位效应；在病程中期，病灶可强化，EPM 常见的病变部位包括丘脑、基底节、小脑、膝状体，呈对称性长 T_2 信号；DWI 可在发病 24 小时内即显示脑桥和脑桥外高信号病灶；ADC 图示扩散系数值下降。

4. 听觉诱发电位 Ⅰ～Ⅴ波间潜伏期延长，但特异性及敏感性均较低。

5. PET F-脱氧葡萄糖 PET 显像可见脱髓鞘病灶呈早期高代谢、晚期低代谢征象。

（三）治疗关键

本病重在预防，若有血钠异常，不能过快纠正；相关病史明确的患者，需积极治疗原发病；有意识障碍、球麻痹、肢体瘫痪较重的患者，注意预防吸入性肺炎、压疮、深静脉血栓等并发症。

【救治方案】

（一）一般治疗和对症治疗

1. 治疗原发病 长期饮酒的患者，通常伴有维生素 B_1 缺乏，需给予维生素 B_1 100 mg，每日 1 次，肌内注射；肾衰竭患者要控制补液量、记录 24 小时出入量，避免使用肾毒性药物；糖尿病酮症酸中毒患者，需根据血糖水平静脉输注适量的胰岛素，并补液、纠正低钾和酸中毒；对肝脏疾病患者，给予病因治疗及对症处理。

2. 对症治疗 烦躁不安者予以镇静药物，常用的有：①氟派啶醇 5～10 mg，肌内注射；②再普乐 2.5～5 mg，口服；③地西泮 10 mg，肌内注射或静脉注射。肌张力障碍、舞蹈手足徐动症时可酌情使用氟派啶醇 2 mg 每日 2 次；帕金森综合征可试用美多芒 125～250 mg，每日 3 次或泰舒达 50 mg，每日 1～2 次。

3. 护理

（1）翻身：肢体瘫痪较重或有意识障碍的患者，需勤翻身。

（2）饮食：球麻痹症状较重的患者，需鼻饲饮食，谨防误吸致吸入性肺炎。有意识障碍宜禁食 24～48 小时，然后酌情留置胃管。

（3）保持大小便通畅 常用的缓泻剂有：①开塞露或肥皂水灌肠；②果导片 1～2 片，每日 1 次，口服；③番泻叶适量代茶饮；④六味安消胶囊 3 片，每日 3 次。有尿潴留的患者，需留置导尿管。

（二）血钠异常的处理

一般而言，CPM/EPM 的发生与过快纠正低钠血症有关。低钠血症时脑组织处于低渗状态，过快地补充高渗盐水、纠正低钠血症，钾、钠以及有机溶质不能尽快地转移至脑细胞，引起脑细胞急剧脱水，导致少突胶质细胞损伤、髓鞘剥离；另一方面，脑组织间隙渗透压急骤升高，可致血管内皮细胞发生渗透性损伤，继而髓磷脂毒性因子释放，同时，血-脑脊液屏障开放，诱发血管源性水肿或有害物质透过血-脑脊液屏障，最终都导致神经髓鞘脱失。

然而，流行病学资料显示，低钠血症、高钠血症及正常血钠的患者，均可合并 CPM/EPM。目前认为，髓鞘溶解与渗透压的快速变化有关。因此，对于低钠血症和高钠血症的纠正，均不宜过快，以防止 CPM/EPM 的发生。

低钠血症可分为以下两种类型：病程不超过 48 小时，或血钠以大于 0.5 mmol/(L·h) 的速度下降,为急性低钠血症;病程超过 48 小时,或血钠以小于 0.5 mmol/(L·h)的速度下降,为慢性低钠血症。补钠治疗需遵循以下原则:轻度低钠血症(125～130 mmol/L),主要给予口服补钠,并限制饮水;血钠低于 125 mmol/L 的患者,对于急性低钠血症,静脉补钠使血钠升高的速度不宜超过 1～2 mmol/(L·h),而慢性低钠血症纠正速度不宜超过 0.5mmol/(L·h),且最大速度均不易超过 8 mmol/(L·d)。若血钠升高的速度超过上述界限且未出现神经系统症状,可及时给予低张液体使血钠降至治疗前水平;若超过 10～15 mmol/(L·d),则多在 7 日内发生 CPM/EPM。

高钠血症的纠正:急性高钠血症,血钠下降不超过 1 mmol/(L·h);慢性高钠血症,血钠下降不超过 0.5 mmol/(L·h)或 10 mmol/(L·h)。

(三)促甲状腺激素释放激素及免疫抑制治疗

临床上尚缺乏有效的治疗药物,可试用以下药物进行治疗。

1. 促甲状腺激素释放激素　0.6 mg/d×6 周,作用机制可能与增强左旋多巴的作用、增加局部血液供应有关。

2. 甲泼尼龙　1 000 mg/d 冲击治疗 3 日后,改为口服,并逐渐减量。

3. 免疫球蛋白　0.4 g/(kg·d)×5 d,可减少髓鞘毒性物质和抗髓鞘抗体,并能促进髓鞘的修复。

4. 血浆置换。

(四)防治并发症

1. 感染　伴有意识障碍的患者;可给予预防性抗生素治疗留置尿管时,定期用 2% 呋喃西林冲洗膀胱。CPM 患者多有假性或真性球麻痹症状,易出现误吸致吸入性肺炎,故需早期识别和处理患者的吞咽问题和误吸。吞咽功能应在入院 24 小时内用一种有效的临床方法进行评估,常用的、简单有效的床旁试验为吞咽水试验。吞咽功能受损较轻的患者,为防止误吸,患者进食时应坐起,一般采用软食、糊状或冻状的黏稠食物,并置于舌根部以利于吞咽。此外,为预防食管反流致误吸,进食后应保持坐立位 0.5～1 小时以上。吞咽困难的患者可予鼻饲饮食;且鼻饲前要清除咽部分泌物,若有分泌物和呕吐物,则应立即处理。已有肺部感染的,可根据痰培养药敏结果选择敏感的抗生素。

2. 压疮　CPM 患者出现肢体瘫痪多累及双侧,且瘫痪程度较重,需防止压疮的发生。可给予患者气垫床护理,并防止尿便污染,保持皮肤干燥和清洁。骶尾部、双侧髂骨、外踝及枕骨等骨骼突出部位放置气枕或气圈。每 1～2 小时翻身 1 次,对于受压部位的皮肤定时使用 50% 乙醇按摩,防止压疮发生。发生压疮时,需根据皮损的程度给予相应的处理。

3. 下肢深静脉血栓形成　可被动活动或抬高瘫痪肢体。已经发生深静脉血栓的患者,及时给予低分子肝素抗凝治疗(那曲肝素钠 4 100 U,每 12 小时 1 次,皮下注射),用药过程中注意监测血小板计数、肝功能、粪常规。

第五节　急性出血性脑白质炎

急性出血性脑白质炎（AHLE）又称急性坏死性出血性白质脑病，也称为 Hurst 病，是一种罕见的超急型中枢神经系统的炎性脱髓鞘疾病。表现为突然发病，进行性意识障碍，发热，一侧或双侧的锥体束损害，偶有癫痫发作，病死率甚高，常在数日内死亡。

【救治流程】

1. 主诉　患者表现为精神异常、意识障碍、头痛、呕吐、抽搐、肢体瘫痪、尿失禁等症状。
2. 病史　多数患者在发病前 1～2 周有感染、出疹或疫苗接种史。
3. 体征　突发高热，颈强直，精神错乱，四肢无力较常见。
4. 急救措施　控制病情；给予药物治疗。
5. 辅助检查　脑电图检查常为弥散性慢活动，对侧半球慢波较显著些。
6. 诊断　根据临床表现及辅助检查即可确诊。
7. 制订详细的治疗方案　①药物治疗；②抗病毒治疗。

【救治关键】

（一）病情判断

1. 发病年龄　常见于青壮年，男性比女性稍多，也可见于儿童。
2. 前驱症状　多数患者在发病前 1～14 日有上呼吸道感染、单疱感染史或发生于接种或注射疫苗后，少数患者没有前驱病史。前驱症状可有头痛、不适、无力、呕吐等。
3. 发病形式　急骤发病，病情进展迅速。部分患者在 2～4 日甚至数小时死亡。
4. 症状和体征　突发高热，颈强直，精神错乱，偏瘫较常见。偶见讲话困难，但失语罕见；患者情况迅速恶化，出现定向障碍，烦躁不安，很快进入昏迷状态。患者可出现局限性癫痫，如半侧抽搐或全身性抽搐。神经系统检查，除意识障碍外，弛缓性不全偏瘫或不全四肢瘫痪伴有一侧或双侧锥体束征是最常见的体征。腱反射在发病时常常减低或消失。眼底检查一般视盘边界清楚，但静脉充盈。偶可见到视神经盘水肿及出血。

（二）急诊检查

1. 血常规和红细胞沉降率检查　白细胞增多；一般可达 $(12\sim30)\times10^9/L$，以中性多核细胞占优势。红细胞沉降率多增快。
2. 脑脊液检查　脑脊液压力增高，外观清亮或稍呈乳白色，有时也可呈微血色，白细胞计数达 $(30\sim3\,000)\times10^6/L$；常混有红细胞，多形核白细胞占优势。蛋白中度增高，糖和氯含量一般正常。涂片及培养都未能发现病原菌。个别患者脑脊液未见异常。
3. CT 检查　CT 主要表现为低密度改变，可以夹杂点状高密度病灶，CT 增强扫描时往往可以看到均匀的或斑片状的增强，也有表现为球状或环状增强。
4. MRI 检查　MRI 可发现 CT 未能发现的病灶。MRI 的 T_1 加权像可以看到白质呈广泛的低信号，脑室变小；T_2 则呈高信号改变。

（三）治疗关键

除对症治疗如降颅压、减轻脑水肿、维持呼吸外，积极采取治疗。

【救治方案】

1. 皮质激素 因本病的发病机制可能与感染后变态反应有关,临床上常用激素治疗。但激素可抑制干扰素和抗体的形成,能造成病毒的扩散、病程延长和并发症时发生,主张采用早期、大剂量、短程疗法,并同时加用抗生素和解热、止痉等对症治疗。国内多认为激素治疗效果良好,尤对具有呼吸衰竭和脑水肿的患者,效果特别明显。

2. 中医辨证施治 以清热解毒、芳香化浊为主,有昏迷抽搐者加用安宫牛黄丸、紫雪丹等,有的佐以活血通络;恢复期加用益气养阴药物。

3. 抗病毒治疗 早期应用有一定疗效(可用小剂量阿糖胞苷 100 mg 加生理盐水 20 ml,静脉注射,每月 1 次/连续 5 日)。

4. 其他 积极的应用免疫抑制治疗,如静脉注射免疫球蛋白、环磷酰胺;血浆置换治疗;对恢复期智能障碍及精神兴奋患者可用胰岛素低血糖疗法;对严重脑水肿发生脑疝的患者必要时采取开颅减压以挽救生命。

第七章 急性炎症性脱髓鞘性多发性神经病

急性炎症性脱髓鞘性多发性神经病又称吉兰-巴雷综合征(GBS),是一种自身免疫介导的急性特发性周围神经病,病情严重者可累及肋间肌和膈肌,出现呼吸肌麻痹而危及生命。

【救治流程】

1. **主诉** 急性或亚急性起病的四肢对称性迟缓性瘫痪。

2. **病史** 多数患者病前1～4周有呼吸道或胃肠道感染史。

3. **体征** 四肢对称性迟缓性瘫痪,末梢型感觉障碍,可有脑神经受累。

4. **急救措施** ①气管插管,呼吸机辅助呼吸;②静脉滴注免疫球蛋白。

5. **辅助检查** ①脑脊液:发病2周后,多数患者蛋白增高,而细胞数正常(蛋白-细胞分离);②肌电图:早期可仅有F波或H反射延迟或消失,神经传导速度减慢,远端潜伏期延长;③腓肠神经活检:周围神经脱髓鞘和炎性细胞浸润。

6. **诊断** 根据临床表现及辅助检查即可确诊。

7. **制订详细的治疗方案** ①免疫治疗;②对症支持治疗;③神经营养治疗;④辅助呼吸;⑤康复治疗。

【救治关键】

(一)病情判断

1. 多数患者病前1～4周可有胃肠道或呼吸道感染症状或疫苗接种史。急性或亚急性起病,出现肢体对称性弛缓性瘫痪,通常自远端开始,很快加重并逐渐向近端发展,或由近端开始逐渐向远端发展,多于数日至2周达到高峰。病情危重者在1～2日内迅速加重,出现四肢完全性瘫、呼吸肌和吞咽肌麻痹而危及生命。如对称性瘫痪在数日内自下肢上升至上肢并累及脑神经,称为Landry上升性麻痹,腱反射减低或消失,发生轴索变性可见肌萎缩。

2. 主诉感觉症状通常不如运动症状明显,但较常见,肢体感觉异常如烧灼、麻木、刺痛和不适感等,可先于瘫痪或同时出现,呈手套、袜套样分布,振动觉和关节运动觉一般不受累。约30%的患者有肌肉痛,尤以腓肠肌压痛多见。少数病例出现Kernig征、Lasegue征等神经根刺激征。

3. 少数患者出现脑神经麻痹,可为首发症状,常见双侧面神经瘫,其次为球麻痹,数日内可出现肢体瘫痪。

4. 自主神经功能紊乱症状较明显,如窦性心动过速、心律失常、直立性低血压、高血压、出汗增多、皮肤潮红、手足肿胀及营养障碍等。

5. GBS可有变异型,Griffin等(1996)根据临床、病理及电生理表现分为以下类型。

(1)急性运动轴索型神经病:为纯运动型,特点是病情重,多有呼吸肌受累,24～48小时内迅速出现四肢瘫痪,肌萎缩出现早,病残率高,预后差。

(2)急性运动感觉轴索型神经病(AMSAN):发病与AMAN相似,病情常更严重,预后差。

(3)Fisher综合征:被认为是GBS变异性,表现为眼外肌麻痹、共济失调和腱反射消失三联征,有时可出现瞳孔改变。

（4）不能分类的 GBS：包括自主神经功能不全和极少数复发型 GBS。

6. 临床分型　临床分型上按临床病情轻重来分型以便于治疗。

（1）Ⅰ轻型：四肢肌力 3 度以上，可独立行走。

（2）Ⅱ中型：四肢肌力 3 度以下，不能行走。

（3）Ⅲ重型：Ⅸ、Ⅹ和其他脑神经麻痹，不能吞咽，同时四肢无力到瘫痪，活动时轻度呼吸困难，但不需要气管切开人工呼吸。

（4）Ⅳ极重型：在数小时至 2 日，发展到四肢瘫痪，不能吞咽，呼吸受累，必须立即气管切开人工呼吸。伴严重心血管障碍或暴发型亦并入此型。

（5）Ⅴ再发型：数月（4～6 个月）至 10 多年可有多次再发，轻重如上述症状，应加倍注意，往往比首发重，可由轻型直到重型症状。

（6）Ⅵ慢性型或慢性炎症脱髓鞘多神经病：由 2 个月至数月乃至数年缓慢起病/经久不愈，脑神经受损少；四肢肌肉萎缩明显，脑脊液蛋白持续增高。

（7）Ⅶ变异型：纯运动型 GBS、感觉 GBS、多脑神经型 GBS、纯全自主神经功能不全 GBS，其他还有 Fisher 综合征，少数 GBS 伴一过性锥体束征和 GBS 伴小脑共济失调等；

（二）急诊检查

1. 脑脊液　蛋白-细胞分离是本病特征性表现，即脑脊液的蛋白增高而细胞数正常。半数病例蛋白质在起病第 1 周内可正常，第 2 周蛋白增高，第 3 周增高最明显，到第 12 周后绝大多数又恢复正常；蛋白增高程度不一，通常为 1～5 g/L。细胞数一般少于 $10 \times 10^6/L$，偶可达 $50 \times 10^6/L$，以单核细胞为主。脑脊液糖和氯化物含量正常。

2. 心电图　严重病例可出现异常，常见室性心动过速和 T 波改变、T 波低平、QRS 波电压增高，可能为自主神经功能异常所致。

3. 肌电图　早期肢体远端的神经传导速度可正常，但此时 F 波的潜伏期已延长，随着病情的发展 80% 的病例神经传导速度明显减慢，常超过 60%～70%，波幅可正常。

4. 电生理检查　可发现运动及感觉神经传导速度（NCV）明显减慢、视神经或轴索变性的证据。发病早期可能仅有 F 波或 H 反射迟延或消失，电波异常代表神经近端或神经根损害，对 GBS 论断颇有意义。脱髓鞘可见 NCV 减慢、远端潜伏期延长、波幅正常或轻度异常，轴索损害表现远端波幅减低。但由于脱髓鞘病变节段性和斑点状特点，可能某一神经 NCV 正常，另一神经异常，因此早期应检查多根神经。

5. 腓肠神经活检　显示脱髓鞘和炎性细胞浸润提示 GBS，但腓肠神经是感觉神经，GBS 以运动损害为主，因此活检结果仅作为诊断的参考。

（三）治疗关键

1. 严重患者如出现呼吸困难，最重要的救治措施是维持呼吸功能。

2. 特异性治疗　血浆置换和免疫球蛋白静脉滴注都能够缩短病程，改善预后，两者联合应用并不增效。

【救治方案】

（一）辅助呼吸

呼吸肌麻痹是 GBS 最主要的死亡原因，通常在发病 5～10 日后出现，但也可能早至第 1 日或晚至第 3 周后才出现。所有存在呼吸肌麻痹迹象的患者均应在重症监护病房治疗，有呼吸困难和延髓支配肌肉麻痹的患者应注意保持呼吸道通畅,尤其注意加强吸痰及防止误吸。应严密监测呼吸功能,最大吸气力和肺活量监测能够在床边完成,可以较好的反应患者的呼吸功能,如果最大吸气力和肺活量持续降低,提示患者可能发生呼吸衰竭。另外,观察患者颈肌和斜方肌力量也能够辅助判断膈肌的收缩力量,推测呼吸功能障碍的严重程度。在呼吸衰竭的早期,患者可仅表现为呼吸急促、动脉血氧分压轻度下降(低于 85 mmHg);随着症状加重,出现心动过速、出汗、烦躁不安和呼吸急促。患者的肺活量下降到 20 ml/kg 以下,或动脉氧分压低于 70 mmHg 时应进行气管内插管和辅助呼吸,对严重瘫痪和呼吸机依赖的患者应尽早行气管切开。

呼吸机的管理至关重要,应根据患者临床表现及血气分析结果,适当调节通气量和压力,通气量不足或者压力过大均影响气体交换,甚至危及生命。呼吸器湿化和吸痰是保证辅助呼吸成功的关键,需要加强护理,保持呼吸道通畅,定时翻身拍背。雾化吸入和吸痰,预防呼吸道感染。应根据呼吸功能恢复情况决定何时脱机,如患者肺活量逐渐恢复,能够正常呼吸后可考虑脱机。研究发现伴呼吸衰竭的 GBS 患者需要辅助呼吸的平均时间大约为 22 日。

（二）免疫治疗

因为 GBS 是一种自身免疫性疾病,因此免疫治疗至关重要。目前证明有效的免疫治疗方法包括两种,即血浆交换和免疫球蛋白静脉滴注。研究发现两者均能促进 GBS 患者康复,缩短住院时间和需要辅助呼吸的时间。血浆交换和免疫球蛋白静脉滴注都是治疗 GBS 的一线药物,已有研究发现两者合用疗效并不增加,因此不建议两者合用。

1. 免疫治疗的适应证　并非所有的 GBS 患者都应进行免疫治疗。免疫治疗的指征如下。

（1）患者不能独立行走,是开始免疫治疗的绝对适应证。

（2）患者仍能独立行走,但出现呼吸困难或严重的吞咽困难。

（3）患者的临床症状和辅助检查提示可能病情较重,如电生理检查发现运动单位波幅降低,或者有空肠弯曲菌感染引起的腹泻史,或者前驱感染后短时间内出现神经系统症状,此类患者即使仍能独立行走,也应进行免疫治疗。

（4）症状较轻,仍能独立行走的患者应严密观察,如发现症状进展迅速,应考虑开始免疫治疗。

2. 免疫治疗开始的时机　研究发现,发病 2 周内使用免疫治疗能够改善近期和远期预后,2 周后开始免疫治疗的疗效明显减低,但如果患者在起病 3～4 周后症状仍进行性加重,此时也应给予免疫治疗。

3. 免疫治疗的方法

（1）血浆交换(PE):PE 是将患者血液引流到体外,利用血浆交换机分离出血浆并丢弃,将血细胞回输入体内,同时输入新鲜冰冻血浆或含 5% 白蛋白的生理盐水恢复血容量。推荐的交换量为隔日一次,共进行 4～6 次,总量为 30～50 ml/kg。PE 需要在有经验的中心进行,因为交换的液体量很大,通常需要锁骨下动脉或颈内动脉置管,置管的并发症包括气胸、感染和出血。与血浆置换有关的并发症包括低血压、出血倾向和心律失常,因此如患者存在严重自主神经功能障碍,使用 PE 时应特别谨慎。如果使用新鲜冰冻血浆作为交换液体,则还可能发生肝炎和艾滋病的传播。血浆交换禁忌证为严重心律失常、心力衰竭、凝血功能障碍等。

（2）免疫球蛋白静脉滴注(IVIG):IVIG 是另一种证明有效的免疫疗法,推荐剂量为 0.4 g/kg,连用5日。IVG 治疗 GBS 的机制尚未完全阐明,目前认为免疫球蛋白中含有大量非特异性抗体,能够中和患者血清中的致病抗体,发病 2 周内应用 IVIG 能够使患者恢复独立行走的时间减少 14 日,使用呼吸机的时间减少 7 日。与 PE 相比,IVIG 不需要深静脉插管,给药更方便,更安全,不良反应也较少,最主要的不良反应是过敏反应,一般症状较轻,主要表现为荨麻疹和皮肤瘙痒,罕见危及生命的过敏反应。另外,IVIG 会增加血黏度,诱发静脉血栓形成和肺动脉栓塞、导致肾衰竭等。因此,具有血栓形成高危因素的患者使用 IVIG 时应严密监测血栓相关的不良反应。先天性 IgA 缺乏的患者接受 IVIG 会导致过敏反应;应禁用。

4. 症状持续进展患者的免疫治疗 部分患者使用 PE 或 IVIG 后症状无改善,仍进行性恶化;其原因可能是这些患者自身免疫反应较重,常规的治疗方案不足以阻止病情进展。目前对这部分患者的治疗尚无统一认识。有研究发现 PE 治疗无效的患者继续使用 IVIG 并不能改善疗效,但尚不清楚 IVIG 治疗无效的患者使用 PE 的疗效,但考虑到 PE 可能将输入的免疫球蛋白清除,所以不主张 IVIG 无效的患者采用 PE 治疗。有大规模研究发现再进行一个疗程的 IVIG 可能对这部分患者有效。

5. 治疗初期症状有改善,然后又恶化的患者的免疫治疗 5%～10% 的 GBS 患者经 IVIG 治疗后症状短暂改善,然后又出现恶化,称为治疗相关的症状波动。其原因可能是自身免疫反应较重,需要较长的疗程;因此第二疗程的 IVIG 可能有效。如果症状进行性恶化,就应考虑患者是否为急性起病的慢性 GBS。如果症状进展在 4 周以内,通常诊断为 GBS,但如果症状超过 8 周仍然进展,或者有多次进展过程,则应考虑为慢性 GBS。

(三) 对症支持治疗

1. 如果患者存在呼吸功能障碍(肺活量<20 ml/kg),明显球麻痹,或者存在自主神经功能不稳引起心律不齐或血压波动,应进入重症监护病房治疗。

2. 营养支持 延髓支配肌肉麻痹者有吞咽困难和饮水呛咳,需给予鼻饲营养,以保证每日足够热量、维生素。防止电解质紊乱。合并有消化道出血或胃肠麻痹者,则给予静脉营养支持。

3. 自主神经功能障碍 大约 2/3 的 GBS 患者会出现自主神经功能障碍,常见的症状包括心律失常、血压波动、出汗异常、膀胱直肠功能障碍等。通常自主神经功能障碍并不致命,但如果患者出现急性心功能不全,如缓慢性心律失常和心脏停搏,则可能有生命危险,因此所有 GBS 患者均应监测自主神经功能。因为自主神经功能障碍会导致对药物的反应异常;因此使用血管活性药物应谨慎。有明显的自主神经功能障碍者,应给予心电监护;窦性心动过速通常无需处理,严重心脏传导阻滞和室性停搏患者需植入临时性心脏起搏器 10% 左右的重症患者可以出现低血压,此时应给予扩容、调整体位,必要时可使用小剂量升压药物。高血压患者可使用短效降压药,但应避免血压迅速下降。尿潴留患者可加压按摩腹部;无效时给予导尿。胃肠道自主神经功能障碍可引起便秘,可给予缓泻剂和润肠剂,出现麻痹性肠梗阻迹象时应立即禁食或停止鼻饲;给予肠动力药物。

4. 疼痛是 GBS 患者常见的症状,文献报道疼痛的发生率高达 89%,某些患者以疼痛为首发症状。疼痛形式多样,包括头痛、背痛、肌肉疼痛、关节痛和内脏痛等。疼痛夜间明显,常影响睡眠,部分患者疼痛非常严重,尤其应注意气管插管的患者;此类患者可能不能描述疼痛症状。疼痛的原因很多,急性期可能是自身免疫反应损伤了皮肤细的感觉神经,引起伤害性疼痛,服用抗抑郁药(包括三环类抗抑郁药和新型抗抑郁药)、抗癫痫药物(加巴喷丁和卡马西平等)和麻醉药物(如芬太尼、吗啡和美沙酮等)等可能有效。疾病恢复期,如患者肌力未恢复至正常水平,运动过程中可损伤关节,引起肌腱、韧带和关节疼痛,以踝关节疼痛最为常见。此类疼痛抗癫痫药物和抑郁药物通常无效,而非甾体类抗炎药疗效较好,可选用阿司匹林 0.3～0.6 g,每日 3 次,或布洛芬,用量为每次 0.4～0.8 g,每日 3～4 次,应注意其消化道不畏反应,有出血倾向和消化性溃疡的患者慎用。

5. 重症患者应注意避免长期卧床的并发症,穿长弹力袜和低分子肝素皮下注射有助于预防下肢深静脉血栓形成,肺栓塞,低分子肝素用量为 4 000 U,每日 2 次,腹部皮下注射。

6. 发生肺部感染和尿路感染的患者应及时根据药敏试验结果选用合适的抗生素治疗。

7. 部分患者会出现低钠血症,最常见的原因是抗利尿激素分泌失调综合征,此时应限制液体量;部分患者仅存在尿钠增多,应增加钠盐摄入。

8. 部分患者出现精神症状,特别是重症监护病房患者和需要呼吸支持的患者精神症状更为常见,可表现为焦虑、抑郁、梦魇、幻觉等,此时应给予心理治疗,必要时加用抗抑郁、焦虑药物。

9. 60%～80%的 GBS 患者存在严重的疲劳感,疲劳与症状的严重程度并不成正比,有时可以持续数年。研究发现康复锻炼有助于改善疲劳症状。

（四）神经营养

始终应用 B 族维生素治疗,包括维生素 B_1、维生素 B_{12}（氰钴胺、甲钴胺）、维生素 B_6 等。

（五）康复治疗

患者病情允许后,应接受正规的功能康复锻炼,进行肢体被动运动和抗阻训练,早期开始肢体被动运动可防止肢体挛缩。

（六）GBS 变异型的治疗

GBS 的变异型主要包括复发性 GBS、急性运动轴索型神经病、急性运动感觉轴索型神经病、纯感觉型 GBS、全自主神经功能不全型 GBS 等。

1. Fisher 综合征　表现为眼外肌麻痹、共济失调、腱反射消失三联症,伴脑脊液蛋白-细胞分离,电生理及病理学检查均支持为 GBS 变异型。眼外肌麻痹多为完全性,也可仅表现为向上或侧方注视麻痹,可伴有其他脑神经麻痹,如面神经、舌咽神经、迷走神经麻痹。共济失调主要表现为小脑性共济失调,肌张力减低,共济失调步态。Fisher 综合征大部分预后良好,轻症患者可仅采用对症支持治疗;如患者症状持续进展,出现严重共济失调,或伴发呼吸肌无力、吞咽障碍可选用 PE 或 IVIG 免疫治疗。Fisher 综合征患者存在致病抗体（抗 GQ1b 抗体）,有研究发现免疫吸附疗法可能有效。

2. 急性运动轴索型神经病（AMAN）　AMAN 通常由空肠弯曲菌感染引起,最初症状为水样便,以后变为脓血便,经过平均 10.5 日的时间出现。GBS 的临床表现。症状通常较经典型 GBS 重,以肢体瘫痪为主,多有呼吸肌受累,很少有感觉症状,早期可出现肌萎缩,预后差。

3. 急性运动感觉轴索型神经病（AMSAN）　AMSAN 与 AMAN 类似,但感觉、运动同时受累,症状较 AMAN 重,恢复慢,预后差。可采用与经典型 GBS 相同的治疗方案,有研究发现 AMAN 和 AMSAN 患者采用 IVIG 治疗的疗效优于 PE。

4. 纯感觉型 GBS　其特点是起病快,四肢广泛的对称性感觉障碍,深感觉障碍更加明显,肢体瘫痪症状较轻,此类患者预后较好。

5. 全自主神经功能不全型 GBS　表现为急性单纯性全自主神经功能不全,临床表现为前驱感染后出现直立性低血压、便秘、排尿障碍、性功能障碍、出汗异常、腺体分泌障碍等症状,一般无感觉障碍和运动障碍。本病一般预后良好,经治疗后数月可基本或完全恢复。

6. 复发型GBS 5%~9%的GBS患者可能在发病数周或数7年后复发,第一次发作的临床表现与经典型GBS相同,但进展较慢。复发后可重复使用第一次发作时有效的治疗方法,但复发后恢复通常不如第一次发作完全。

第八章　神经—肌肉接头和肌肉疾病

第一节　重症肌无力危象

重症肌无力(myasthenia gravis，MG)是一种神经-肌肉接头传递功能障碍的获得性自身免疫性疾病。主要由神经-肌肉接头突触后膜上乙酰胆碱受体(AChR)受损引起的一种抗体介导、补体参与的获得性自身免疫性疾病，多由于胸腺发育异常或其他原因导致机体产生乙酰胆碱受体抗体，进而破坏骨骼肌运动终板突触后膜上的乙酰胆碱受体，导致出现一系列骨骼肌无力的临床症状。

【救治流程】

1. 主诉　肌肉活动后疲劳无力。

2. 病史　隐袭起病，晨轻暮重。

3. 体征　眼外肌或受累骨骼肌疲劳试验阳性，严重时出现呼吸肌麻痹。

4. 辅助检查　①常规肌电图检测摹本正常，神经传导速度正常；②重复电刺激：为常用的具有确诊价值的检查方法，典型改变为动作电位波幅第 5 波比第 1 波在低频刺激时递减 10％以上，或高频刺激递减 30％以上，90％的重症肌无力患者低频刺激时为阳性；③单纤维肌电图检查：表现为间隔时间延长；④AChR 抗体滴度的检测：对重症肌无力的诊断有特征性意义，85％以上全身型重症肌无力患者血清中 AChR 抗体浓度明显升高，但眼肌型患者升高不明显，抗体滴度高低与临床症状的严重程度不一致；⑤胸腺 CT、MRI 检查，发现胸腺增生和肥大；⑥其他检查：5％患者有甲状腺功能亢进症，部分患者甲状腺抗体和抗核抗体阳性。

5. 诊断　MG 患者受累肌肉的分布与某一运动神经受损后出现肌无力不相符，临床特点为受累肌肉在活动后出现疲劳无力，休息或胆碱酯酶抑制剂治疗可以缓解，肌无力表现为"晨轻暮重"的波动现象。结合药物试验、肌电图以及免疫学等检查的典型表现可以作出诊断。

6. 制订详细的治疗方案　①呼吸机辅助呼吸；②免疫治疗；③抗感染治疗；④糖皮质激素治疗；⑤胸腺切除。

7. 急救措施　①气管切开，呼吸机辅助呼吸；②血浆置换、大剂量静脉滴注免疫球蛋白；③糖皮质激素治疗。

【救治关键】

(一)病情判断

1. 一般特点　重症肌无力起病隐袭，部分或全身骨骼肌易疲劳，呈波动性肌无力，具有活动后加重、休息后减轻和晨轻暮重等特点。

2. 临床类型

(1)首发症状：最早受到侵犯的是眼外肌，表现为一侧或双侧的眼外肌麻痹，如眼睑下垂；斜视和复视，重者眼球运动明显受限。甚至眼球固定，但瞳孔括约肌一般不受累，双侧眼症状多不对称。10 岁以下小儿眼肌受损较为常见。

（2）脑神经所支配的肌群受累,如面肌受累表现为皱纹减少。表情动作困难、表情淡漠、苦笑面容;咀嚼肌受损影响连续咀嚼经常中断;咽喉和舌部肌群受累时,出现吞咽困难、饮力呛咳、讲话语音减弱、声音嘶哑或带鼻音等。

（3）颈肌受损时抬头困难,肢体肌群也可受累,如肩胛带肌无力,上臂不能持久抬举,下肢多为髋部的屈肌无力,一般上肢较下肢为重;近端较远端为重。依症状出现先后顺序一般是眼外肌、咽喉肌、咀嚼肌、肩胛带肌、躯干骨骼肌和呼吸肌等。

（4）呼吸肌受累可出现咳嗽无力、呼吸困难,需呼吸机辅助呼吸,重症可因呼吸肌麻痹或继发吸入性肺炎而死亡,心肌偶可受累,常引起突然死亡。一般平滑肌和括约肌均不受累。

（5）患者如急骤发生呼吸肌严重无力,以致不能维持换气功能为危象。发生危象后如不及时抢救可危及生命;危象是 MG 常见的死因。肺部感染或手术(包括胸腺切除术)、精神紧张、全身疾病等可诱发危象,情绪波动和系统性疾病可使症状加重。

（二）急诊检查

1. AChR-抗体检测　滴度增高支持 MG 的诊断,特异性可高达 99%,敏感性为 88%,但滴度正常不能排除诊断,且一般基层医院不能开展此项检查。

2. 重复神经电刺激　为常用的具有诊断价值的检查方法。应在停用胆碱酯酶抑制剂 17 小时后检查,神经重复电刺激试验,低频衰减 10% 以上或高频递减 30% 以上为阳性,且与病情轻重相关。

3. 疲劳试验　受累肌肉重复活动后肌无力症状明显加重。

4. 抗胆碱酯酶药物试验

（1）新斯的明试验:新斯的明 0.5～1 mg 肌内注射,20 分钟后肌力改善为阳性,可持续 2 小时;同时阿托品 0.5 mg 肌内注射,可拮抗流涎增多、腹泻和恶心等毒蕈碱样反应。

（2）依酚氯铵试验:依酚氯铵 10 mg 用注射用水稀释至 1 ml,静脉注射,先给予 2 mg 试验剂量,观察 20 s,如无出汗、唾液增多等不良反应,注射其余 8 mg。1 分钟观察肌力的改善,并持续约 10 分钟,症状迅速缓解为阳性。

5. 胸腺 CT 或 X 线检查　可发现胸腺瘤、胸腺增生等,常见于 40 岁以上患者。

6. 血、尿和脑脊液常规检查均正常。

（三）治疗关键

1. 纠正通气功能　出现危象时,最重要的救治措施是确保呼吸道通畅;人工辅助呼吸;维持呼吸功能。

2. 胆碱酯酶抑制剂治疗不能根本改变病程。

3. 免疫抑制治疗　血浆置换和免疫球蛋白静脉滴注能够辅助改善症状及缓解病情。

4. 糖皮质激素冲击治疗　可抑制自身免疫反应,减少 AChR 抗体生成,适用于各类 MG,在大剂量冲击治疗时,必须在已行气管切开、呼吸机辅助呼吸前提下进行,长期应用注意激素的不良反应。

5. 胸腺治疗

（1）胸腺切除:适用于伴有胸腺肥大或者胸腺瘤、高 AChR 抗体效价及年轻女性全身型 MG 患者。

（2）胸腺放射治疗:不适合行胸腺手术者可行胸腺深部 MG 放射治疗。

【救治方案】

（一）辅助呼吸

一旦发生危象，应立即进行气管切开，人工呼吸机辅助呼吸。所有存在呼吸肌麻痹的患者均应在重症监护病房治疗。在呼吸衰竭的早期，患者可仅表现为呼吸急促、动脉血氧分压轻度下降（低于 85 mmHg）；随着症状加重，出现心动过速、出汗、烦躁不安和呼吸急促。患者的肺活量下降到 20 ml/kg 以下，或动脉氧分压低于 70 mmHg 时应尽早行气管切开。尤其注意要积极控制肺部感染，选用有效、足量和对神经-肌肉接头无阻滞作用的抗生素。

呼吸机的管理至关重要，应根据患者临床表现及血气分析结果，适当调节通气量和压力，通气量不足或者压力过大均影响气体交换，甚至危及生命。呼吸器湿化和吸痰是保证辅助呼吸成功的关键需要加强护理，保持呼吸道通畅，定时翻身拍背、雾化吸入和吸痰，预防呼吸道感染。应根据呼吸功能恢复情况决定何时脱机，如患者肺活量逐渐恢复，能够正常呼吸后可考虑脱机。

（二）抗胆碱酯酶治疗

抗胆碱酯酶药物仍然是目前重症肌无力治疗的一个十分重要的手段，服药剂量、时间、次数、间歇时间均应个体化。抗胆碱酯酶药物通过抑制胆碱酯酶的活性，使乙酰胆碱在突触间隙内蓄积，在一定程度上可迅速改善肌无力症状，但不能阻止病情的进展。常用者为溴吡斯的明、溴新斯的明等口服给药，从小剂量开始，逐步加量。若症状以咀嚼肌无力为主，影响进食，则可在饭前 30～40 分钟服用，出现毒蕈碱样反应时可加用阿托品对抗。

出现肌无力危象时，处理方法可用甲基硫酸新斯的明 1～2 mg 肌内注射或 0.5～1 mg 静脉注射，每次总量一般不超过 6 mg。若出现胆碱能危象，则应立即停用抗胆碱酯酶药物，同时肌内注射或静脉注射阿托品 0.5～2 mg，15～30 分钟重复一次，直至毒蕈碱样症状减轻或消失。对抗烟碱样症状常用解磷定 400～500 mg 加入 5% 葡萄糖液或生理盐水中静脉滴注，直至肌肉松弛。

（三）免疫抑制治疗

MG 是一种自身免疫性疾病，抑制自身免疫反应是治疗本病的根本措施，免疫抑制治疗能够去除或封闭循环自身抗体和炎性因子。目前证明有效的免疫抑制治疗方法包括两种，即血浆置换和免疫球蛋白静脉滴注。

1. 血浆置换　通过正常人血浆或血浆代用品置换患者血浆，能清除 MG 患者血浆中 AChR 抗体、补体、免疫复合物。每次交换量为 2 000 ml 左右；每周 1～3 次，连用 3～8 次。起效快，持续时间短，仅维持 1 周至 2 个月，易复发且不良反应大，仅适用于危象及难治性 MG。血浆交换需要在有经验的中心进行，因为交换的液体量很大，通常需要锁骨下动脉或颈内动脉置管，置管的并发症包括气胸、感染和出血。与血浆置换有关的并发症包括低血压、出血倾向、心律失常、低钙血症、血栓形成、亚急性细菌性心内膜炎，因此如患者存在严重自主神经功能障碍，使用 PE 时应特别谨慎。如果使用新鲜冰冻血浆作为交换液体，则还可能发生肝炎和艾滋病的传播。血浆置换禁忌证为严重心律失常、心力衰竭、凝血功能障碍等。

2. 免疫球蛋白静脉滴注（IVIG）　免疫球蛋白静脉滴注是另一种证明有效的免疫疗法，推荐剂量为 0.4 g/(kg·d)，连用 5 日。目前认为免疫球蛋白中含有大量非特异性抗体，能够中和患者血清中的乙酰胆碱受体抗体，免疫球蛋白静脉滴注不需要深静脉插管，给药更方便，更安全，不良反应也较少，最主要的不良反应是过敏反应，一般症状较轻，主要表现为荨麻疹和皮肤瘙痒,罕见危及生命的过敏反应。另外,免疫球蛋白静脉滴注会增加血黏度,诱发静脉血栓形成和肺动脉栓塞、导致肾衰竭等。因此具有血栓形成高危因素的患者使用免疫球蛋白静脉滴注时应严密监测血栓相关的不良反应。先天性 IgA 缺乏的患者接受免疫球蛋白静脉滴注会导致过敏反应,应禁用。

（四）糖皮质激素

糖皮质激素可抑制自身免疫反应,减少 AChR 抗体的生成,增加突触前膜乙酰胆碱的释放量以及促进运动终板的再生和修复,改善神经-肌肉接头的传递功能。适用于各种类型的 MG。

大剂量激素冲击治疗后,有 56% 的患者会发生早期一过性肌无力加重,高峰期多出现在治疗后第 1~7 日,持续 1~18 日;另有 6% 的患者出现危象;需用呼吸机辅助呼吸。发生机制尚不清楚。

另外,对于有高血压、糖尿病、溃疡病而不能使用激素,或不能耐受激素治疗,或对激素疗效不佳者,可考虑使用环磷酰胺、硫唑嘌呤、环孢素等免疫抑制剂。不良反应有周围血白细胞、血小板减少、脱发、胃肠道反应、出血性膀胱炎等。

（五）胸腺切除

胸腺切除治疗 MG 的机制:①切除了提供抗原刺激的肌样细胞和胸腺瘤细胞;②切除了胸腺内生发中心内的抗体生成细胞;③切除了记忆 T 细胞和辅助 T 细胞产生和成熟的基地;④切断了胸腺素的来源,解除其对乙酰胆碱合成和释放的抑制。围术期及手术后常需联合激素及抗胆碱酯酶药物等治疗,且肌无力症状控制 1~3 个月后手术可提高疗效和降低死亡率。术前较长时间需联合内科治疗是因为存在于二级淋巴系统中的 T 淋巴细胞需要相当长一段时间才能消失,一般术后 2~3 年症状才能明显缓解。

第二节　进行性肌营养不良症

进行性肌营养不良症(PMD)是一组遗传性肌肉变性疾病,临床特征主要为缓慢进行性加重的对称性肌肉无力和萎缩,无感觉障碍。病变主要累及肢体肌、躯干肌和头面肌。

PMD 大多数病例有明确的家族史,约 1/3 的患儿为散发病例。

【救治流程】

1. 主诉　患者初次就诊主诉多为肌肉肥大、走路慢、踮脚、鸭步、跑步不稳和易跌倒等症状。

2. 病史　患者大多有家族史。

3. 体征　90% 患者有肌肉假性肥大、骨盆带肌肉无力、肌张力减低,表现为走路缓慢、易于跌倒。

4. 急救措施　增加营养,预防感染,适当锻炼。

5. 辅助检查　肌电图呈现典型肌源性损害。用针电极检查股四头肌或三角肌;静息时可见纤颤波和正锐波;轻收缩时可见运动单位时限缩短,波幅减低,多相波增多;大力收缩时可见强直样放电机病理干扰相。神经传导速度正常。

6. 诊断　根据临床表现及辅助检查即可确诊。

7. 制订详细的治疗方案　无特异性治疗,可对症治疗和支持治疗。

【救治关键】

（一）病情判断

1. 一般特点　PMD 大多有家族史,起病隐袭;以进行性加重的肌肉萎缩和肌无力为临床特点。

2. 临床类型

（1）假肥大型肌营养不良症（DMD）:为我国最常见的 X 性连锁隐性遗传疾病,发病率约为 30/10 万,女性为基因携带者,所生男孩约 50％发病,女性患病者罕见,无明显地理和种族差异。其临床表现如下:

①多在 3～5 岁发病。

②起病隐袭,首发症状为骨盆带肌肉无力,表现为走路缓慢、脚尖着地、易于跌倒。由于髂腰肌及股四头肌无力而登楼梯及蹲位站立困难,进而腰椎前凸。因盆带肌无力而走路时向两侧摇摆,可呈典型"鸭步"。由仰卧站立时由于腹肌和髂腰肌无力,必先翻身俯卧,再以双手支撑双足背、膝部等处顺次攀附,方能直立称为 Gower 征,为本病的特征性表现。肩胛带肌常同时受累,出现举臂无力,因前锯肌和斜方肌无力,不能固定肩胛内缘,使肩关节游离呈翼状支于背部,称为"翼状肩胛",当双臂前准时尤为明显。

③随症状加重,四肢近端出现肌肉萎缩;约 90％患儿同时伴有腓肠肌假性肥大,系萎缩的肌纤维周围被脂肪和结缔组织所充填,故肌腹体积增大而肌力减弱,但触之坚韧,肌肉假肥大尚可见于臂肌、三角肌和冈下肌、股四头肌等。

④多数患儿伴有心肌损害,可见心电图异常。

⑤随病情进展,一般在 12 岁出现不能独立行走而被迫卧床。晚期可累及肢体近端肌肉和面肌等,甚至可出现肌肉挛缩和骨骼变形,30％患儿有不同程度的智能障碍。多在 20～30 岁死于呼吸道感染、心力衰竭。

⑥本型在 PMD 中病情最严重,并与患儿家族遗传代数成反比,家族受累代数愈多;病情愈轻,散发病例最严重,预后不良。

⑦肌电图检查为典型的肌源性损害,血清 CK、LDH、ALT、AST 和醛缩酶等显著增高,为正常值的 20～100 倍。

（2）Becker 型肌营养不良症（BMD）:呈 X 性连锁隐性遗传,临床上较少见,其临床表现如下:

①发病年龄多在 5～15 岁,起病缓慢,进展缓慢。

②首发症状为骨盆带及下肢近端肌群受累,可出现腓肠肌假性肥大。

③通常不伴心肌受累和认知功能缺损。

④肌电图呈肌源性损害,血清 CK、LDH 水平明显升高,尿肌酸增加,肌酐减少。

⑤预后较好,又称为良性型。

（3）面肩肱型肌营养不良症:为常染色体显性遗传出最常见的类型,也有极少数散发病例。其临床表现如下:

①发病年龄自儿童期至中年不等,以青少年期为多,男女均可患病。

②早期症状为面部表情肌无力和萎缩,如眼睑闭合无力、吹口哨和鼓腮困难。面肌受累可呈"斧头脸"特殊肌病面容。逐渐延及上肢带肌如三角肌、冈上肌、冈下肌、肱二头肌、肱三头肌和胸大肌上半部,肩胛肌受累出现翼状肩胛,口轮匝肌假性肥大可使口唇显得增厚而微噘,下肢

肌也常常受累。

③三角肌和腓肠肌可见假性肥大。

④通常不伴有心肌损害。

⑤病变可向躯干肌和骨盆带蔓延,可有视网膜病变及听力障碍,病情进展十分缓慢,一般不影响正常寿命。

⑥肌电图显示肌源性损害,血清 CK、LDH 水平正常或轻度增高。

(4) Emery-Dreifuss 型肌营养不良症:也称为 EDMD 型,为 X 连锁隐性遗传,散发病例也不少见。其临床表现如下:

①发病年龄在 5~15 岁之间,男女均可患病。

②首发症状为肘部屈曲挛缩和跟腱缩短、颈部前屈受限、脊柱强直而弯腰、转身困难。受累肌群主要为肱二头肌、肱三头肌、腓骨肌和胫前肌。

③心脏传导功能障碍,心肌损害明显。智力正常。

④无腓肠肌假性肥大。

⑤病程进展缓慢,常因心脏病而致死。

⑥肌电图和肌活检显示肌源性损害,血清 CK、LDH 水平轻度增高。

(5) 眼肌型肌营养不良症:常发生于 20~30 岁,首发症状为双侧对称性上睑下垂,伴头后仰和额肌收缩;其后累及眼外肌,可有复视,无肢体肌肉萎缩及腱反射消失;血清 CK 正常或轻度升高。病程缓慢进展,易误诊为重症肌无力。

(6) 远端型肌营养不良症:10~50 岁起病,肌无力和肌萎缩始于四肢远端、腕踝关节周围和手足的小肌肉,如大鱼际、小鱼际萎缩,伸肌受累明显,可向近端发展。无感觉障碍及自主神经损害。

(7) 先天性肌营养不良症:出生时或婴儿期发病,全身严重肌无力、肌张力低和骨关节挛缩。面肌可轻度受累,咽喉肌力弱。可有眼外肌麻痹,腱反射减弱或消失。

(8) 脊旁肌营养不良症:40 岁以后发病,表现为进展性脊旁肌无力;背部疼痛和典型脊柱后凸,可有家族史。血清 CK 轻度增高 CT 检查显示脊旁肌为脂肪所代替。

(二)急诊检查

1. 基因学检查　支持性或常染色体显性或隐性遗传形式。

2. 肌肉病理检查　基本病理改变是肌纤维变性、坏死、萎缩和再生,肌膜核内移增多,出现肌细胞萎缩与代偿性增大相嵌分布。

3. 血清酶学检查　有多种血清酶增高,一般假肥大型的血清 CK 活性最高。

4. CT 和 MRI 检查　病变肌肉做 CT 检查发现有密度减低区,有助于了解骨骼肌的受损范围。MRI 检查可见变性肌肉呈程度不等的"蚕蚀现象",可以探查肌肉变性的程度和范围,提供肌肉活检的优选部位,有助于早期诊断。部分患者头部 CT 检查有脑萎缩以假肥大型明显。

5. 心脏彩超　可有不同程度的心脏损害,以假肥大型和 ED-MD 型为甚。

6. 心电图　假肥大型和 EDMD 型可见心电图异常。

7. 尿常规　可见尿酸增加,肌酐减少。

(三)治疗关键

进行性肌营养不良迄今无特异性治疗,以支持疗法为主。如增加营养,适当锻炼,应鼓励患者尽可能保证日常活动,避免长期卧床。若不活动可导致病情加重和残疾,避免过劳和防止感染。物理疗法和矫形治疗可预防或改善畸形和挛缩,对维持活动功能是重要的。

【救治方案】

1. 药物治疗

(1) 泼尼松 0.75 mg/(kg·d)口服可以改善肌力约达 3 年,但远期疗效尚不确定。

(2) 别嘌醇治疗 DMD,临床症状可获得不同程度的改善,CK 水平有所下降。疗效以年龄小者为好,治疗过程中应定期检查白细胞,如白细胞总数低于 3×10^9/L 则应停用。

(3) 三磷腺苷、肌苷、甘氨酸、核苷酸、苯丙酸诺龙等药可试用。

2. 通过家系分析或基因诊断检出 BMD 病变基因携带者,对已怀孕的基因携带者进行产前检查,如发现胎儿为 DMD 或 BMD,应终止妊娠。

第九章 周期性瘫痪

周期性瘫痪是以反复发作的骨骼肌迟缓性瘫痪为特征的一组疾病,发作时常伴有血清钾含量的改变,发作间期肌力正常。根据发作时血清钾的水平,可分为低钾型、高钾型和正常钾型三类,其中低钾型最多见。

【救治流程】

1. 主诉 突发四肢无力,常于饱餐后、夜间或晨起时发病。

2. 病史 可有类似发作史,疲劳、饱餐、寒冷、精神刺激等诱因。

3. 体征 四肢对称性迟缓性瘫痪。

4. 急救措施 ①根据血钾水平补充钾盐或处理高血钾;②心电监护,纠正心律失常。

5. 辅助检查 ①血电解质:大部分血钾降低,小部分增高或正常;②心电图:可发现低钾或高钾心电图表现;③肌电图:可发现低钾或高钾肌电图表现。

6. 诊断 根据典型临床表现及发作时血钾水平等辅助检查即可确诊。

7. 制订详细的治疗方案 ①根据血钾水平补钾或处理高钾血症;②一般治疗;③预防发作。

【救治关键】

（一）病情判断

低钾型周期性瘫痪青壮年多见,通常在下半夜或清晨起病,发作时四肢肌无力,呈弛缓性瘫痪,双侧基本对称,近端较重,腱反射减低或消失,感觉正常,极严重的患者可累及呼吸肌和心肌,甚至导致死亡,每次发作持续数小时到数日。

高钾型周期性瘫痪多于 10 岁前起病,白天发病多见,表现为四肢迟缓性瘫痪,严重者可累及颈肌、眼外肌,可有痛性痉挛现象,持续时间较短,数分钟到 1 小时。

正常钾型周期性瘫痪罕见,多在 10 岁前发病,持续时间常在 10 日以上。

甲状腺功能亢进性周期性瘫痪:症状与低钾型周期性瘫痪相似,临床特点是:发作频率较高,发作多在觉醒时、运动或饱食后,心律失常较多,甲状腺功能亢进控制后发作可停止或明显减少。怀疑低钾型周期性瘫痪的患者均应检查甲状腺功能。肾上腺素试验可帮助鉴别:5 分钟内将肾上腺素 10 mg 注入肱动脉,用表皮电极记录刺激尺神经诱发同侧手部小肌肉动作电位,注射后 10 分钟内电位下降 30% 以上为阳性,提示为特发性低钾型周期性瘫痪,甲状腺功能亢进性周期性麻痹仅在瘫痪发作时呈阳性反应。

原发性醛固酮增多性低钾性无力:由肾上腺醛固酮分泌过多所致的低钾型瘫痪,本病较少见,临床表现为发作性肌肉强直和无力,伴有高血钠、低血钾、碱中毒,治疗应控制原发病。

（二）急诊检查

1. 血电解质检查 低钾型周期性瘫痪血钾低于 3.5 mmol/L,高钾型周期性瘫痪血钾可升至 7～8 mmol/L,而正常血钾型周期性瘫痪血钾正常。

2. 心电图检查 低钾型周期性瘫痪呈低钾心电图表现:出现 U 波,T 波低平或倒置,PR 间期和 QT 间期延长,ST 段下降,QRS 波群增宽等。高钾型周期性瘫痪呈高钾心电图表现:T 波高尖,QRS 波群增宽,QT 间期延长等。

3. 肌电图检查　低钾型周期性瘫痪动作电位时限短、波幅低,膜静息电位低于正常。高钾型周期性瘫痪呈心房颤动电位和强直放电。

（三）治疗关键

1. 根据血钾水平给予补钾或处理高钾血症。

2. 心电监护,处理严重心律失常,对呼吸衰竭患者给予辅助呼吸。

【救治方案】

（一）调整血钾水平

1. 低钾型周期性瘫痪的处理　立即口服 10％氯化钾或 10％枸橼酸钾 40～50 ml,24 小时内再分次口服,24 小时总量为 10 g,直至病情好转后逐渐减量。严重患者可使用静脉补钾,每升溶液含钾量不超过 40 mmol/L（相当于氯化钾 3 g）,输注速度应控制在 20 mmol/L 以下。应严密监测血钾,避免高钾血症。

2. 高钾型周期性瘫痪的处理　发作轻者通常无需治疗,较严重者可用 10％葡萄糖酸钙 20 ml 静脉注射,或 10％葡萄糖液 500 ml 加胰岛素 10～20 U 静脉滴注以降低血钾,也可用呋塞米排钾。

3. 正常钾型周期性瘫痪的处理

（1）大量生理盐水静脉滴注有助于瘫痪恢复。

（2）10％葡萄糖酸钙 10 ml,每日 2 次,静脉注射;或口服钙片每日 0.6～1.2 g,分 1～2 次口服。

（二）一般治疗

应行心电监护,严重心律失常者应积极纠正。极少数严重患者出现呼吸肌麻痹,应给予辅助呼吸。

（三）预防发作

1. 低钾型周期性瘫痪的预防

（1）寻找并处理甲状腺功能亢进症、原发性醛固酮增多症、肾小管酸中毒等引起低钾血症的疾病。

（2）平时少食多餐,避免饱食、受寒、酗酒和过劳等诱因。

（3）低碳水化合物、低钠、高钾饮食有助于预防发作。

（4）乙酰唑胺 250 mg,每日 3 次,口服。乙酰唑胺常见不良反应有困倦、面部和四肢麻木感,以及肾脏并发症,如肾绞痛、肾结石、磺胺尿结晶、肾病综合征等,并可产生暂时性眼调节功能丧失,出现近视。最严重的不良反应是造血系统损伤,如急性溶血性贫血、粒细胞减少症;血小板减少症等。

下列情况应慎用:①因其可增高血糖及尿糖浓度,故糖尿病患者应慎用;②酸中毒及肝肾功能不全者慎用。

以下患者应禁用:肝肾功能不全致低钠血症、低钾血症、高氯性酸中毒,肾上腺衰竭及肾上腺皮质功能减退、肝性脑病。

乙酰唑胺无效的患者可以使用螺内酯或氨苯蝶啶（剂量均为每日 50～150 mg）,或口服钾盐 1 g,每日 3 次。

2. 高钾型周期性瘫痪的预防　高碳水化合物饮食,避免过度劳累、寒冷刺激等诱因,发作频繁者可给予乙酰唑胺 250 mg,每日 3 次,口服,或氢氯噻嗪 25 mg,每日 3 次。有发作先兆时可吸入 β-受体拮抗剂,必要时 10 分钟后重复 1 次,可预防发作。

3. 正常钾型周期性瘫痪的预防　避免进食含钾过多的食物,防止过度劳累或过度肌肉活动、注意寒冷或暑热等诱因,可给予乙酰唑胺 250 mg,每日 3 次,口服。每日口服食盐 10～15 g 可预防发作。

第十章　自主神经系统疾病

第一节　原发性体位性低血压

原发性体位性低血压是一种由广泛的自主神经和躯体神经功能失调引起的,以从卧位改变为直立位时患者血压迅速下降,出现眩晕、视力模糊、全身无力、晕厥为主要表现的神经系统疾病。

【救治关键】

（一）病情判断

1. 特发性低血压　直立体位时出现的主要症状为头晕、眩晕、晕厥、视力模糊、全身无力、发音模糊及共济失调。患者卧位时血压正常,但站立时则收缩压及舒张压较快地下降达 $2.6\sim5.3$ kPa（$20\sim40$ mmHg）或更多。除早期患者偶有代偿性心率增快外,一般发作时无心率的变化,也没有一般昏厥患者所常见的先兆症状,如苍白、出汗、恶心等。早期患者症状较轻,需直立相当时间以后才出现症状,且较轻微;逐渐加重时甚至不能连续站立 $1\sim2$ 小时,严重者于直立时立即出现晕厥,需长期卧床。若直立后进行肌肉运动,以促进静脉血液的回流,有时能预防晕厥的发生。

2. 其他自主神经功能损害　如直肠膀胱功能失调（便秘或顽固性腹泻、尿失禁或尿潴留）、阳痿、皮肤温度异常、局部或全身的出汗障碍及颈交感神经麻痹的症状等。这些症状常与体位改变无关。

3. 躯体神经功能损害　起病数年后,在部分患者可出现躯体神经系统功能的进行性损害表现,如眼球震颤、构音困难、步态不稳、共济失调、全身乏力、腱反射亢进、锥体束征阳性、震颤麻痹及精神异常等。

（二）急诊检查

1. 对怀疑由内分泌疾病引起的低血压,应做相应的内分泌功能及激素检测。

（1）24 小时尿中去甲肾上腺素和肾上腺素的排泄量可低于正常。放射性核素标记研究显示去甲肾上腺素的代谢正常,提示患者可能系正常程序下不能释放儿茶酚胺。

（2）肾素释放在直立位时未见明显增多,部分患者醛固酮分泌减少,这种肾素-醛固酮的活动障碍可能与钠的储存量不足有关。

（3）自主神经检查:出汗试验在体表局部受热或服用阿司匹林后的出汗反应消失;皮肤划痕试验减弱或消失。冷试验测压反应消失;Valsalva 动作试验在正常人出现血压升高、心率变慢,但患者无反应。1%肾上腺素或 3%可卡因液体滴眼示瞳孔反应异常。

2. 血常规　如有红细胞、白细胞的改变亦有助于诊断。

3. 心电图　有无心律和心率的变化,有无 ST-T 的改变,有无病理性 Q 波。

4. 心脏超声及外周血管多普勒超声检查　有助于心血管疾病源性低血压的诊断。

5. X 线检查　通过透视胸片检查,观察有无肿块压迫外周大血管。

6. 脊髓 MRI 或脊髓造影检查　了解有无脊髓空洞等脊髓病变。

（三）治疗关键

寻找致病因素并做病因治疗,一般患者宜采用综合治疗。

【救治方案】

1. 一般治疗　睡眠时可将床头抬高 10～30 cm,起立下床时动作要缓慢,下地直立后进行全身肌肉运动,促使静脉血液的回流,可预防晕厥的发生。平时宜穿弹力袜、紧身裤或用弹力绷带,以减少直立时下肢静脉血液瘀积。

2. 药物治疗

（1）服用盐酸麻黄碱:每次 25 mg,每日 3～4 次;或服用苯异丙胺,每次 10～20 mg,每日 2～3 次;或盐酸哌甲酯(利他林)10～20 mg,早晨及中午各服 1 次。严重者可试服泼尼松等肾上腺皮质激素,直至不出现体为性低血压或体重明显增加时减量维持。

（2）美多巴与单胺氧化酶抑制剂合并治疗可改善锥体外系症状,开始剂量为每次 125 mg,每日 2 次,逐渐增加至每次 250 mg,每日 3～4 次,随时根据患者的反应调节剂量。单胺氧化酶抑制剂服用后常使血压增高,严重病例亦可同时应用酪胺治疗。但治疗期间,每日早晚测量血压。其他支持疗法如三磷腺苷（ATP）、辅酶 A、泛癸利酮（辅酶 Q_{10}）、肌苷、B 族维生素也可选用。

3. 饮食方面　除摄入富含营养的食物外,可适当增加食盐量,以增加血容量。注意增强体质可服用一般强壮剂及各种维生素,并适当地加强体育锻炼等。

4. 中药　可按低血压病处方随症状加减。

第二节　进行性脂肪营养不良

进行性脂肪营养不良又称头胸部脂肪营养不良,是罕见的以脂肪组织代谢障碍为特征的自主神经系统疾病。临床及组织学特点为缓慢进行性双侧分布基本对称的、边界清楚的皮下脂肪组织萎缩或消失,有时可合并局限的脂肪组织增生、肥大,由于脂肪萎缩的范围不同可分为局限性脂肪营养不良和全身性脂肪营养不良。主要临床表现为进行性的皮下脂肪组织消失或消瘦,起病于脸部,继之影响颈、肩、臂及躯干。常对称分布,进展缓慢。多数于 5～10 岁前后起病,女性较为常见。

【救治流程】

1. 主诉　进行性的皮下脂肪组织消失或消瘦,起病于脸部,继之影响颈、肩、臂及躯干。

2. 病史　患者多有营养不良病史。

3. 体征　可有高血脂、糖尿病、肝脾大、皮肤色素沉着、心脏及肌肉肥大等。

4. 辅助检查　实验室检查血生化可有血脂偏低,肌酶正常。

5. 诊断　根据临床表现及辅助检查即可确诊。

6. 急救措施　注意加强营养。

7. 制订详细的治疗方案　目前尚无特殊治疗,以一般治疗为主。

【救治关键】

（一）病情判断

1. 多数患者在 5～10 岁前后起病，女性较常见，起病及进展均较缓慢。病初患者多出现面部或上肢脂肪组织消失，以后向下扩展，累及臀部及股部，呈大致对称性分布。病程持续 2～6 年可自行停止。患者面部表现为两侧颊部及颞部凹入。皮肤松弛，失去正常弹性，面颊、眼眶周围脂肪消失使患者呈现特殊面容。部分患者臀部、髋部可出现明显的皮下组织增生、肥大，但手足常不受影响。

2. 患者可表现为脂肪组织消失、特殊肥胖及正常脂肪组织等三者并存，以不同方式结合成本病的基本特征。根据结合方式不同可表现为：①上半身正常，下半身肥胖型；②上半身消瘦，下半身肥胖型；③单纯性上半身消瘦型；④上半身肥胖型；⑤下半身消瘦型；⑥全身消瘦型；⑦下半身肥胖型。

3. 患者可合并皮肤湿度改变、发汗异常、多尿、糖耐量降低、心动过速、血管运动不稳定、血管性头痛、腹痛、呕吐、皮肤及指甲营养性障碍等自主神经功能紊乱表现。个别病例可合并内分泌功能障碍，如生殖器官发育不良、甲状腺功能异常、肢端肥大症和月经失调等。一般在发病后 5～10 年内症状渐趋稳定。

4. 患者的肌肉、骨质、毛发、乳腺及汗腺均正常，无肌力障碍，多数患者的体力不受影响，病程进展期躯体及精神发育也不受影响。最近报道可并发霍奇金病、硬皮病。

5. 新生儿或婴幼儿患者多出现先天性全身性及多脏器病变，除累及头部、面部、颈部、躯干及四肢在内的全身皮下及内脏周围脂肪组织外，还可伴有高血脂、糖尿病、肝脾大、皮肤色素沉着、心脏及肌肉肥大等。

（二）急诊检查

1. 实验室检查　血生化可有血脂偏低，肌酶正常。

2. 其他辅助检查

（1）皮肤及皮下组织活检可见皮下脂肪组织萎缩，皮肤正常。

（2）B 超可发现受累的脏器萎缩变小。

（三）治疗关键

目前尚无特殊治疗，以一般治疗为主。

【救治方案】

1. 目前本病尚无特效疗法，可试用纯胰岛素针剂直接注入萎缩区，有些患者可逐渐出现局部脂肪组织增长，恢复正常形态。另外，历史上还曾尝试甲状腺、卵巢及垂体激素，紫外线，甲状腺切除术等治疗，但价值不大。一般强壮剂、各种维生素均可试用。

2. 如病变较局限或由于职业需要，可行局部脂肪埋植或注射填充剂等整形术。有些患者适当注意休息和加强营养，并配合按摩和体疗后，可重新获得失去的脂肪。

第三节　血管迷走性晕厥

血管迷走性晕厥（syncope）是指突然发作的短暂的意识丧失，同时伴有肌张力的降低或消失，持续数秒至数分钟自行恢复，其实质是脑血流量的暂时减少。晕厥可由心血管疾病、神经系统疾病及代谢性疾病等引起，但临床根据病史、体格检查、辅助检查还有许多患者不能找到原因，长久以来称为"不明原因晕厥"。随着医学技术的发展，人们发现血管迷走性晕厥(VS)是小儿时期不明原因晕厥中最常见的病因，据不完全统计，约有80%晕厥属于此类。

血管迷走性晕厥是指各种刺激通过迷走神经介导反射，导致内脏和肌肉小血管扩张及心动过缓，周边血管突然扩张，静脉血液回流心脏减少，使心脏有加快和加强收缩的反射动作，某些人会因过度激发迷走神经和副交感神经，进而引起心跳忽然减慢、周边血管扩张，结果造成血压降低、脑部缺氧，表现为动脉低血压伴有短暂的意识丧失，能自行恢复，而无神经定位体征的一种综合征。

【救治流程】

1. 主诉　反复发作的立位或坐位起立时突然发生晕厥。

2. 病史　无明显诱因。

3. 体征　血压下降、心跳缓慢、瞳孔扩大等体征。

4. 急救措施　以宣传教育为主，鼓励患者增加水钠摄入，尽量避免触发因素，出现前驱症状时，立即平躺，屈伸手臂和小腿，避免外伤。

5. 辅助检查　直立倾斜试验阳性反应为试验中患儿由卧位改立位倾斜后发生晕厥伴血压明显下降或心率下降。

6. 诊断　根据临床表现及辅助检查即可确诊。

7. 制订详细的治疗方案　①改善生活方式；②药物治疗。

【救治关键】

(一)病情判断

1. 血管迷走性晕厥多见于学龄期儿童，女孩多于男孩；通常表现为立位或坐位起立时突然发生晕厥，起病前可有短暂的头晕、注意力不集中、面色苍白、视听觉下降、恶心、呕吐、大汗、站立不稳等先兆症状，严重者可有10～20 s的先兆。如能警觉此先兆而及时躺下，可缓解或消失。初时心跳常加快，血压尚可维持，以后心跳减慢，血压渐下降，收缩压较舒张压下降明显，故脉压缩小，当收缩压下降至10.7 kPa(80 mmHg)时，可出现意识丧失数秒或数分钟，少数患者可伴有尿失禁，醒后可有乏力、头昏等不适，严重者醒后可有遗忘、精神恍惚、头痛等症状，持续1～2日症状消失。

2. 发作时查体可见血压下降、心跳缓慢、瞳孔扩大等体征。

3. 发作间期常无阳性体征。

4. 高温、通风不良、劳累及各种慢性疾病可诱发本病。

5. 许多老年患者晕厥没有前驱症状，意识丧失的时间长，晕厥后恢复期长，很容易受伤，更应受到重视。

(二)急诊检查

直立倾斜试验(HUT)是近年来发展起来的一种新型检查方法，对血管迷走性昏厥的诊断起到决定性的作用。其阳性反应为试验中患儿由卧位改立位倾斜后发生晕厥伴血压明显下降或心率下降。

1. 直立倾斜试验的三种常用方法

(1)基础倾斜试验：试验前3日停用一切影响自主神经功能的药物，试验前12小时禁食。

患儿仰卧 5 分钟,记录动脉血压、心率及Ⅱ导联心电图,然后站立于倾斜板床(倾斜 60°角)上,直至出现阳性反应或完成 45 分钟全程。在试验过程中,从试验开始即刻及每 5 分钟测量血压、心率及Ⅱ导联心电图 1 次,若患儿有不适症状,可随时监测。对于阳性反应患儿立即终止试验,并置患儿于仰卧位,直至阳性反应消失,并准备好急救药物。

(2) 多阶段异丙肾上腺素倾斜试验:试验前的准备及监测指标与基础倾斜试验相同。试验分 3 个阶段进行,每阶段先平卧 5 分钟,进行药物注射(异丙肾上腺素),待药物作用稳定后,再倾斜到 60°角,持续 10 分钟或直至出现阳性反应。上一阶段若为阴性,则依次递增异丙肾上腺素的浓度,其顺序为 $0.02 \sim 0.04$ $\mu g/(kg \cdot min)$、$0.05 \sim 0.06$ $\mu g/(kg \cdot min)$ 及 $0.07 \sim 0.10$ $\mu g/(kg \cdot min)$。

(3) 单阶段异丙肾上腺素倾斜试验:试验方法与多阶段异丙肾上腺素倾斜试验相同,但仅从第三阶段开始。

2. 直立倾斜试验阳性结果的判断标准 患儿在倾斜过程中出现晕厥或晕厥先兆(头晕并经常伴有以下一种或一种以上症状:视听觉下降、恶心、呕吐、大汗、站立不稳等)的同时伴有以下情况之一者。

(1) 舒张压<6.7 kPa(50 mmHg)和(或)收缩压<10.7kPa(80 mmHg)或平均压下降 25% 以上。

(2) 窦性心动过缓(4~6 岁:心率<75 次/分;6~8 岁:心率<65 次/分;8 岁以上:心率<60 次/分)或窦性停搏 3 秒以上。

(3) 一过性二度或二度以上房室传导阻滞。

(4) 交界性心律(包括逸搏心率及加速性自主心率)。

3. 反应类型 根据试验中血压和心率的变化,将阳性反应分为以下三种类型:

(1) 心脏抑制型反应:以心率陡降为特征,呈现心动过缓,收缩压无下降。

(2) 血管抑制型反应:血压明显下降,伴心率增快。

(3) 混合型反应:血压及心率均明显下降。

(三) 治疗关键

目前仍缺乏血管迷走性晕厥特效的治疗方法和药物。对于一部分没有前驱症状,经常突然出现晕厥摔倒的高危人群,尤其是反复发生外伤或经常暴露在易受伤的环境中的人,预防性治疗是需要的。治疗的目标是要减少严重晕厥事件发生的频率及减少外伤。血管迷走性晕厥的治疗有多种方法,要因人而异。

【救治方案】

1. 宣教和改善生活方式 血管迷走性晕厥常由某些因素触发,有些可能只在特定情况下发作。因此,要做好患者及其家属的宣教工作,尽量避免这些触发因素,尽量停用可以引起体位性低血压的药物。一旦发生晕厥前驱症状时,患者要立刻平躺,既可避免外伤也能防止晕厥的发生。有研究报道:反复出现血管迷走性晕厥的患者,在前驱症状时,进行手臂和腿部的屈伸运动,有助于防止晕厥发生,这可能与骨骼肌泵作用增加静脉血液回流有关。增加液体和钠盐的摄入,也可能有助于预防晕厥发生。Younoszai 和 El-Sayed 等研究发现,血管迷走性晕厥患者每日至少摄入 2 L 液体和 120 mmol 的钠(约 7 g 盐)可以升高血压、增加血容量,减少晕厥发生的频率。也有部分临床医师建议站立训练,类似于"脱敏"疗法。让患者每日靠墙站立 10~30 分钟,逐渐适应这种体位性容量变化的影响。但这种治疗方法还存在很大争议,而且长期依从性较差。

2. 药物和器械治疗

（1）β受体拮抗剂：用于治疗血管迷走性晕厥已经有很多年，可能机制是降低左心室机械感受器的敏感性；阻滞肾上腺素的作用（晕厥前机体出现特征性的血浆儿茶酚胺水平提高，儿茶酚胺释放可以矛盾性增加对心动过缓和低血压的敏感性，激活心脏机械感受器）。虽然β受体拮抗剂在非对照研究中认为是有效的，但在对照研究中，与安慰剂比没有明显差异。β受体拮抗剂可能对年龄大于42岁的一小部分患者有效。

（2）氟氢可的松：是人工合成的盐皮质激素，可以促使水钠潴留，增加有效循环血容量，增加外用血管α受体的敏感性。在非对照研究中，氟氢可的松对减少血管迷走性晕厥的发生是有效的。一项随机的对照研究证实，氟氢可的松与阿替洛尔治疗血管迷走性晕厥的疗效相似。

（3）血管收缩药：甲氧胺福林是α受体激动药，能收缩血管。Ward等随机双盲的交叉试验发现，接受甲氧胺福林（5 mg/d，分3次口服）治疗的患者，与安慰剂组比，晕厥发作频率减少，生活质量提高。

（4）选择性5-羟色胺重吸收抑制剂：因为5-羟色胺能调节自主神经系统的活性，因此，选择性5-羟色胺重吸收抑制剂可能会减少晕厥的反复发作。Di Girolamo的随机对照研究认为帕罗西汀有效。

（5）永久性心脏起搏器：在直立倾斜试验中观察到，大约有1/3的患者在晕厥时有窦性心动过缓或停搏。因此，对于其他治疗无效的患者可以植入永久性起搏器，防止晕厥发生。应用频率应答性双腔起搏器比较理想；但由于目前缺乏临床随机试验和充分的证据证实，而且植入起搏器有感染、出血、静脉血栓形成、心包压塞等并发症，因此起搏器不作为首选治疗。但是有以下这些情况的患者可以考虑安装：没有或者很少有前驱症状；其他治疗无效；晕厥时有明显的窦性心动过缓或停搏。对于这些患者，心脏起搏器可能延长从前驱症状到意识丧失之间的时间，从而让患者能采取措施（如平躺）来防止晕厥发生。

（6）其他治疗：还有一些药物如东莨菪碱、丙吡胺、依那普利、茶碱、麻黄碱等也认为有效，但还需进一步证实。对于那些容易受情绪刺激诱发的患者，进行心理治疗可能有效。血管迷走性晕厥的治疗见表10-1。

表10-1 血管迷走性晕厥的治疗

治疗方法	用法和剂量	不良反应
生活方式的改变	—	
增加液体摄入	约2 L/d	依从性差，尿频
增加钠盐摄入	120 mmol/d	水肿，胃肠道不适
躯体运动	手臂和腿部的屈伸	不能用于无前驱症状的患者
站立训练	每日站立10～30分钟	依从性差
药物和器械治疗	—	—
甲氧胺福林（升压药）	2.5～10 mg/d，分3次服用	恶心，头皮瘙痒，高血压
氟氢可的松	0.1～0.2 mg/d	肥胖，低钾血症，头痛
β-受体拮抗剂	美托洛尔，50 mg/d，分1～2次服用	乏力，心动过缓
选择性5-羟色胺重吸收抑制剂	帕罗西汀20 mg/d，依他普仑10 mg/d	恶心，腹泻，失眠，精神兴奋
永久性心脏病起搏器	频率应答性DDD起搏器	有创，易并发感染出血，血栓

第十一章　锥体外系疾病

第一节　帕金森病

帕金森病(Parkinson disease,PD)又称震颤麻痹,是发生在中老年人锥体外系的选行性变性疾病,主要病变部位在黑质和纹状体。在临床上还有许多由其他多种疾病引起的综合征,临床表现类似 PD,称为帕金森综合征,而 PD 也称原发性帕金森病。PD 的发病率在黄种人(亚洲)为 10/100 000,随年龄增高,男性稍多于女性。

【救治流程】

1. 主诉　患者初诊时主诉多为肢体震颤,随病情进展可出现运动迟缓、肌强直和姿势步态异常等。到晚期常由于吞咽功能障碍,出现吸入性肺炎,甚至窒息。

2. 病史　患者可有免疫力低下的病史。

3. 体征　主要临床特征是震颤、肌强直及随意运动减少。

4. 急救措施　给予药物及对症治疗。

5. 辅助检查　脑电图除基础波型稍呈慢波化外,无明显变化。头颅 CT、MRI 无特异性变化。采用 PET 或 SPECT 进行功能显像诊断,对早期诊断和鉴别诊断有一定价值。

6. 诊断　根据临床表现及辅助检查即可诊断。

7. 鉴别诊断　注意和特发性震颤、帕金森综合征、帕金森叠加综合征鉴别。

8. 制订详细的治疗方案　①药物治疗;②手术治疗。

【救治关键】

(一)病情判断

1. 一般特点　PD 多于 60 岁以后发病,起病隐匿,缓慢进展。初发症状以震颤最多,其次为肌强直、运动迟缓和姿势步态异常。症状常自一侧上肢开始,逐渐波及同侧下肢、对侧上肢及下肢,即呈"N"字形进展。患者最早的感受可能是肢体震颤和僵硬。

2. 临床类型　在临床上,PD 以肌强直、震颤及运动减少为三大主要症状,加之姿势反射障碍、自主神经障碍、精神障碍等共存,形成了极具特征的临床征象。

(1)静止性震颤:常为首发症状,多由一侧上肢远端开始,表现为规律性的手指屈曲和拇指对掌运动,如"搓丸样"动作,其频率为 4~6 Hz,幅度不定。震颤在静止时明显,精神紧张时加重,随意运动时减轻,睡眠时消失;可逐渐扩展到同侧及对侧上下肢,下颌、口唇、舌及头部一般较少受累。

(2)肌强直:表现为屈肌与伸肌张力同时增高,可呈铅管样强直和齿轮样强直,一般不出现折刀样强直。

(3)运动迟缓:表现为随意运动减少,主动运动缓慢;面部表情呆板,常双眼凝视,笑容少,笑容出现和消失减慢,如同"面具脸"。姿势反射障碍使起床、翻身、变换方向等运动缓慢;手指精细动如系纽扣或鞋带困难;书写时越写越小,呈现"写字过小症"。

(4) 姿势步态异常：立位、步行时可见各种姿势异常。立位时头部稍稍向前探出，膝部稍稍弯曲，上体稍稍前屈，呈特征性的前倾姿势。步态障碍突出，开始迈出第一步时启步困难，想迈步但迈不开，双足似黏附在地面上一般，即所谓凝滞现象或凝滞步态，小步碎步；开始迈出第一步后，即以极小的步伐向前冲去，越走越快，不能及时停步或转弯，称为慌张步态或加速现象。

(5) 自主神经障碍：自主神经症状较普遍，可见皮质腺分泌亢进，汗腺分泌亢进的多汗、流涎（由口、咽、腭肌运动障碍引起咽下次数减少所致），消化道蠕动障碍引起的顽固性便秘，交感神经系统功能障碍所致的体位性低血压，血管反射性反应障碍为基础的四肢循环障碍等。

(6) 精神症状：PD 患者病前性格多呈固执倾向。PD 精神症状中以抑郁最多见，焦虑、激动、谵妄-错乱状态也较多见。有 14%～80% 的患者逐渐发生痴呆。

（二）急诊检查

1. 生化检查　采用高效液相色谱可检出脑脊液中高香草酸（HVA）水平降低，尿中 HVA 的排泄量也减少。

2. 基因检测　在少数家族性 PD 患者中，采用 DNA 印迹技术、PCR、DNA 序列分析等可能发现基因突变。

3. 单光子发射计算机断层扫描（SPECT）及正电子发射断层扫描（PET）　采用 PET 或 SPECT 用特定的放射性核素检测，疾病早期可显示 PD 患者脑内 DAT 功能显著降低，D_2 型 DA 受体（D_2R）活性在早期超敏，后期低敏，DA 递质合成减少；对 PD 早期诊断、鉴别诊断及监测病情进展有一定价值。

（三）治疗关键

坚持综合性治疗的原则，包括功能康复、药物和手术等。通常早期以功能康复为主，中晚期以药物治疗为主。

【救治关键】

疾病早期无须特殊治疗，应鼓励患者进行适度的活动和体育锻炼，若疾病影响患者的日常生活和工作能力则需给予药物治疗。

（一）药物治疗

1. 抗胆碱药物　此类药物可通过调节多巴胺（DA）与乙酰胆碱（ACh）的动态平衡而发挥治疗作用。对震颤和肌强直有效，对运动迟缓疗效较差。适于震颤突出且年龄较轻的患者。

(1) 苯海索：具有中枢性抗胆碱作用，每次 2～4 mg，每日 3 次，老年患者应减量开始。

(2) 丙环定（开马君）：中枢性抗胆碱药，还有较强的兴奋大脑的作用，可用于伴有迟钝、抑郁的 PD 患者，起始用量每次 2.5 mg，每日 3 次，逐渐增量至 20～30 mg/d，分 3 次服用。因有胃肠道刺激，可于饭后服药，或于服药同时大量饮水。

(3) 苯甲托品：有抗胆碱、抗组胺及肌肉松弛作用，可减轻肌强直，每次 2～4 mg；每日 2～4 次。

(4) 东莨菪碱：0.2 mg，每日 3～4 次。

(5) 环戊丙醇：每日总量 2.5～20 mg，分 3 次服用。动脉硬化者常因不良反应大而不能耐受。

(6) 比哌立登：又名安克痉，其作用与苯海索相似，每次 2～4 mg，每日 3 次，每日量可达 20 mg。

（7）苯纳哌嗪：初量 50 mg/d，维持量 100～300 mg/d，一般分 3 次服用。

（8）二乙嗪：初量 50 mg/d，维持量 200～500 mg/d，分次服用。

2. DA 替代治疗药物　PD 的主要生化异常是 DA 减少，补充脑内 DA 不足，使 ACh～DA 系统重获平衡，从而改善症状。

（1）左旋多巴：是治疗轻中度 PD 的首选药物，给药从小剂量开始，每次 125 mg，每日 3 次。每隔 5～7 日增量 250 mg/d，分 4～5 次服用，直至症状明显改善而不良反应尚轻为止，维持量一般在 1.5～4 g/d，但个体差异很大，应注意个体化原则，尽可能为每个患者确定其最合适的维持量。

（2）左旋多巴复合制剂：

①美多巴：有 125 mg 和 250 mg 两种剂型，前者含苄丝肼 25 mg 和左旋多巴 100 mg，后者含量为前者的 1 倍。第一周为 125 mg/d，1 次或分 2 次服用，其后每隔 1 周加药量为 125 mg/d，分 2～3 次服用，一般最大剂量为每次 250 mg，每日 4 次。症状稳定后改为维持量，一般为 375～500 mg/d，分 3～4 次服用。

②心宁美：商品名有帕金宁、息宁等。剂型有 10/100、25/250、25/100，分别含卡比多巴 10 mg，25 mg，25 mg 以及左旋多巴 100 mg，250 mg、1000 mg。开始用 10/100 半片，每日 2～3 次，每 3 日增加 10/100 的 1 片，直至达到合适剂量为止，每日最大量不宜超过 25/250 的 4 片。症状稳定后可用维持量，一般 400～500 mg/d，分 3～4 次服用。

③美多巴缓释剂及帕金宁控释片：优点是有效血药浓度较稳定，作用时间较长，有利于控制症状波动，可减少每日服药次数；缺点是生物利用度较低，起效缓慢，标准剂转换为控释剂时应相应增加每日剂量并提前服用，适用于伴症状波动或早期轻症患者。

3. DA 受体激动药　DA 受体激动药主要通过激活 D_2 型受体而起作用。

（1）溴隐亭：开始剂量为 0.625 mg/d，每隔 3～5 日增加 0.625 mg，通常治疗剂量 7.5～15 mg/d，分 3 次服用，根据疗效和出现不良反应而定，最大剂量不超过 20 mg/d，不良反应与左旋多巴类似，但错觉和幻觉常见，有精神病史患者禁用，近期心肌梗死、严重周围血管病和活动性消化性溃疡等是相对禁忌证。

（2）培高利特：药效及作用时间较溴隐亭略强和长，溴隐亭无效时改用培高利特可能有效，开始剂量为 0.025 mg/d，每隔 5 日增加 0.025 mg，一般有效剂量 0.375 mg/d，最大剂量不超过 2.0 mg/d。

（3）新型 DA 受体激动药：普拉克索 0.125 mg，每日 3 次，逐渐加量至 0.5～1.0 mg，每日 3 次；罗匹尼罗 0.25 mg/d，每日 3 次，逐渐加量至 2～4 mg，每日 3 次；以上两种药物均不是麦角衍生物，无麦角不良反应，用于早期或进展期帕金森病，症状波动和运动障碍发生率低，但意识模糊、幻觉及体位性低血压发生率较高。

4. 金刚烷胺　可促进神经末梢释放 DA 和减少 DA 再摄取，对 PD 患者运动减少、强直及震颤症状有轻度改善作用，可单独或与抗胆碱能药合用，适用于早期轻症患者，但许多患者用药无效或疗效短暂。常用量 50～100 mg/d，每日 2～3 次，不宜超过 300 mg/d，服药 1 周无效应停药，不宜盲目加量和长期应用。不良反应有不安、意识模糊、下肢网状青斑、踝部水肿和心律失常等，肾功能不全、癫痫、严重胃溃疡和肝病患者慎用，哺乳期妇女禁用。

5. 抗组胺药物　用以调节 5-羟色胺与组胺之间的动态平衡，有镇痛作用及轻度抗胆碱作用，属低效抗 PD 药物，可作为其他抗 PD 药物的辅助剂。常用药物为苯海拉明，每次 12.5～

25 mg,每日 2~3 次。

6. 儿茶酚-氧位-甲基转移酶抑制剂　通过抑制左旋多巴在外周代谢,维持左旋多巴在血浆中浓度的稳定,加速通过血-脑脊液屏障,阻止脑胶质细胞内 DA 降解,增加脑内 DA 含量。与美多巴或息宁合用可增强息宁疗效,减少症状波动反应,单独使用无效。

(1) 托卡朋片(答是美):每次 100~200 mg,口服,每日 3 次,不良反应有腹泻、意识模糊、运动障碍和转氨酶升高等。

(2) 柯丹:每次 200 mg,口服,每日 5 次。

7. 单胺氧化酶 B 抑制剂　可抑制神经元内 DA 分解代谢,增加脑内 DA 含量。常用思吉宁即丙炔苯丙胺 2.5~5 mg,每日 2 次,宜早晨、中午服用,傍晚服用可引起失眠。不良反应有口干、胃纳减退和直立性低血压等,胃溃疡患者慎用。

(二) 外科治疗

目前有三种外科治疗方法:①苍白球或丘脑底核毁损或切除术;②脑深部电刺激术;③细胞移植术,宜慎用。

(三) 康复治疗

对患者进行走路、进食、语言及日常生活的指导和训练,可改善生活质量。晚期卧床患者进行被动康复治疗可减少并发症。

(四) 治疗注意事项

临床上治疗帕金森病的药物较多,且多数药物不良反应较多,用药时应予以重视。在此将左旋多巴制剂常见的不良反应及配伍禁忌简述如下。

1. 左旋多巴制剂的早期不良反应

(1) 外周不良反应:食欲缺乏、恶心、呕吐、腹痛、便秘、体位性低血压、心绞痛、心律失常、心肌损害、血尿素氮升高等。

(2) 中枢不良反应:失眠、不宁、妄想、幻觉等精神障碍。

2. 左旋多巴制剂的长期治疗综合征

(1) 运动障碍:发生率较高,多见于持续服用 DA 数月至数年后、治疗显效的患者。一般在服用左旋多巴制剂 30 分钟至 1 小时后出现,持续 2~3 小时消失。高龄起病型易出现口唇、下颌如咀嚼样运动,伴头颈前后摆动、左右摇动或不规则扭动,以及蹙额、皱眉、吐舌等多种头面部不自主运动,称为 DA 诱发性口-舌运动障碍;低龄起病型多表现为四肢剧烈地冲击样、舞蹈样或肌张力障碍样异常运动,往往因此而影响起立;饮食、写字等日常生活,称为 DA 诱发性肢体运动障碍。两型运动障碍一般均可在停药或减量后改善或消失。

(2) 开关现象:常见于大剂量服用 DA 后疗效显著、起病较年轻的 PD 患者。大多于服药 1 年以上发生。与服药时间、剂量无关。处于"关"状态时相时,症状突然加重或突然短暂性少动,此现象可持续 10 分钟至数小时,然后突然转为"开"状态时相,即症状突然恢复良好状态。一旦产生开关现象,DA 制剂应减量或停用 1~2 周,使受体复敏;也可改用其他抗 DA 药物。

(3) 冻僵足状态:无论在走路、饮食或会话时,迈第一步、挟第一筷、讲第一句话时均产生困难,如冻僵状态一般。

3. 服用左旋多巴期间禁用药物

(1) 维生素 B$_6$:维生素 B$_6$ 是左旋多巴在脑外脱羧的辅酶,可使左旋多巴在脑外脱羧变成

DA,不能通过血-脑脊液屏障,疗效降低。

（2）吩噻嗪类药物及氟哌啶醇：它们可阻滞纹状体中 DA 受体,阻断 DA 能神经的传递作用。

（3）利血平可阻碍 DA 在轴突末端的储存,耗竭纹状体及脑内其他部位的 DA。

第二节　迟发性运动障碍

迟发性运动障碍（TD）又称迟发性多动症,是由抗精神病药物诱发的一种刻板重复、持久、异常的不自主运动,多于抗精神病药物减量或停服后发生,发病风险随年龄增大而增加。本病主要见于长期（1 年以上）服用抗精神病药物（多巴胺受体拮抗药）的患者。

【救治流程】

1. 主诉　患者主诉多为不自主的身体摇晃、手足屈伸等,部分患者因不自主的咀嚼、吐舌而就诊,少数患者尚有烦躁不安、静坐不能等主诉。

2. 病史　患者有服抗精神病药物史。

3. 体征　肢体远端显现连续不断的屈伸动作;称弹钢琴指（趾）征。

4. 急救措施　给予药物治疗镇静。

5. 辅助检查　因本病无特异性检查,如通过病史、症状不能确诊者,可进行相关疾病和原发病的检查对指导诊断和治疗可有帮助。

6. 诊断　根据临床表现及辅助检查即可确诊。

7. 制订详细的治疗方案　①积极预防;②药物治疗。

【救治关键】

（一）病情判断

1. 一般特点　有服抗精神病药物史,减量或停药后发生,表现为节律性的、异常、刻板重复的不自主运动。

2. 临床表现

（1）多发生于老年,特别是女性,尤其以老年伴有脑器质性病变者较多。大多服用抗精神病药 1 年以上,出现时间最短者 3 个月,最长者 13 年。

（2）临床特点:为不自主、节律性、重复刻板式运动。下面部肌肉最常受累,表现为口唇及舌重复地、不可控制地运动,如吸吮、舔舌、咀嚼、噘嘴、歪颌或舌头在口腔内舔牙齿,有时舌头不自主地突然伸出口外,称为捕蝇舌征;严重时构音不清、吞咽障碍。躯干肌受累表现为躯干反复的屈曲与伸展,称为身体摇晃征。肢体远端显现连续不断的屈伸动作,称弹钢琴指（趾）征。肢体近端很少受累。上述症状成人以口面部症状多见,儿童以肢体症状更明显。情绪紧张、激动时症状多加重,睡眠时消失。

（3）部分患者可合并迟发性静坐不能或迟发性肌张力障碍。

（二）急诊检查

1. 本病无特异性检查,实验室检查和影像学检查多无异常。

2. 有原发疾病者辅助检查可有相应表现。

（三）治疗关键

积极预防,对症治疗。

【救治方案】

1. 具体治疗方法

(1) 积极预防:应用抗精神病药物应明确适应证,用药剂量应尽可能短,当病情得到控制后即应考虑减药或停药。长期用药应进行监测,逐渐停药可使病情缓解。

(2) 抗精神病药物治疗:患者若已出现典型的迟发性运动障碍或静坐不能,应立即停服抗精神病药物,须继续治疗的精神病患者可用氯氮平、锂剂、氯硝西泮、奥氮平等代替经典抗精神病药。若抗精神病药物可安全地减少或停用,则运动障碍或静坐不能一般可于数月或1~2年内逐渐消退,尤其是儿童和年轻患者。

(3) 其他药物治疗:如停用抗精神病药物后,迟发性运动障碍或静坐不能仍较严重,则须用其他药物治疗。单胺类神经递质耗竭剂,如利血平0.25 mg;逐渐增至2~4 mg/d;或丁苯喹嗪12.5 mg,逐渐增至200 mg/d。

2. 治疗注意事项

(1) 服用利血平时应逐渐加量,以免发生直立性低血压或抑郁症等不良反应。

(2) 多巴胺受体拮抗药如氟哌啶醇和酚噻嗪类可抑制迟发性运动障碍,但可加重潜在疾病,不推荐应用。

第三节 肝豆状核变性

肝豆状核变性(HLD),又称为 Wilson 病(WD),是一种遗传性铜代谢障碍疾病,由于铜在体内过度蓄积,损害肝、脑等器官而致病。本病呈常染色体隐性遗传,多在儿童和青少年期发病。临床上表现为进行性加重的锥体外系症状、角膜色素环、肝硬化、精神症状及肾功能损害等。本病患病率为 0.5/10 万~3/10 万,在我国较多见。

【救治流程】

1. 主诉 食欲缺乏、疲乏、嗜睡、黄疸、腹痛等为主诉者最为多见。

2. 病史 患者常有肝肾功能损害。

3. 体征 静止性或姿势性震颤、肢体舞蹈样或手足徐动、面部怪相、肌强直。

4. 急救措施 控制饮食,给予药物治疗。

5. 辅助检查 MRI 扫描示豆状核 T_1 加权低信号,T_2 加权高信号。在大脑灰质和白质可见多数局限性病灶,尤以灰质明显,在豆状核、尾状核、中脑、小脑常见两侧对称性长 T_1、长 T_2 病灶。

6. 诊断 根据临床表现及辅助检查即可确诊。

7. 制订详细的治疗方案 ①药物治疗;②保肝及对症治疗;③手术治疗。

【救治关键】

(一)病情判断

1. 一般特点 患者表现为进行性加重的锥体外系症状,肝肾功能损害,角膜色素环和精神症状。

2. 临床表现 本病通常发生于儿童期或青少年期,以肝脏症状起病者平均年龄约 11 岁,以神经症状起病者平均年龄约 19 岁,少数可迟至成年期。25%~50%的患者有阳性家族史。症状常缓慢发展,可有阶段性缓解或加重,也有进展迅速者,特别是年轻患者。

（1）神经症状：以神经症状为首发表现者约占 50％，表现尾状核、壳核、大脑皮质与小脑不同比例受累，可见静止性或姿势性震颤、肢体舞蹈样或手足徐动、面部怪相、肌强直、运动迟缓、构音障碍、吞咽困难、表情呆板、强哭强笑、异常（屈曲）姿势和慌张步态等，可伴有痫性发作。一般不出现运动麻痹和感觉障碍。极少数病例可发生晕厥或括约肌功能障碍。

（2）精神症状：以精神症状为首发表现者约占 20％，早期可见智力减退、成绩下降、注意力不集中等，久之可进展为痴呆。情感、行为或人格异常相当多见；常出现强哭强笑、冲动不安或淡漠无情等，极少数病例可出现幻觉。

（3）角膜色素环（K-F 环）：是本病的特征性表现，位于角膜与巩膜交界处，在角膜内表面上，呈绿褐色或暗棕色，宽约 1.3 mm，是铜在后弹力膜沉积而成，明显者肉眼即可看到。早期需用裂隙灯才可检出。大多数患者出现神经症状时，就可发现此色素环。

（4）肝损害：本病首先累及肝。表现为非特异性的慢性肝病综合征，如倦怠乏力、食欲缺乏、恶心呕吐、肝区疼痛、低热、肝大或缩小、脾大或脾功能亢进、黄疸、腹水、食管静脉曲张破裂出血、肝性脑病等。脾大可引起溶血性贫血和血小板减少症等脾功能亢进表现。

（5）肾：铜离子在近端肾小管和肾小球沉积，造成肾小管重吸收功能障碍，可出现肾性糖尿、氨基酸尿、尿酸增高（伴血清尿酸低）、高尿磷、高尿钙、蛋白尿等。少数病例可出现肾小管酸中毒。

（6）其他：钙、磷代谢障碍可产生骨质疏松、骨和软骨变性、关节畸形等。大部分患者发生皮肤色素沉着，面部及双小腿伸侧尤为明显，眼部可见白内障、眼调节功能减弱、暗适应功能下降等。女性患者可有月经不调、流产史等。

（二）急诊检查

1. 血清铜蓝蛋白（CP）测定　大多数 HLD 患者血清 CP 显著降低，有的甚至测不到。CP 的测定对 WD 的诊断颇有价值。正常儿童的血清 CP 值随年龄改变有特殊变化，新生儿的血清 CP 只有正常人的 20％，以后迅速升高，生后 2～3 个月时达到成人水平，2～3 岁时高于成人水平，以后又逐渐降低，12 岁时降至正常人水平。

2. 血清铜测定　大多数 HLD 患着血清铜显著降低，其诊断意义较 CP 略低。

3. 尿铜测定　大多数患者 24 小时尿铜含量显著增高，未经治疗者较正常人可增高数倍至数十倍，服用排铜药物后尿铜可进一步增高，待体内蓄积铜大量排出后，尿铜量逐渐降低。

4. 肝肾功能检查　以肝损害为主要表现者可出现肝功能异常，如血清胆红素升高、总蛋白降低、球蛋白升高等；以肾损害为主要表现着可出现肾功能异常；如尿素氮、肌酐升高等。

5. 脑电图检查　可有节律不规则，低幅或高幅度慢波、痫性放电等。脑诱发电位，尤其是脑干听觉诱发电位多有异常，反映脑干部位组织和功能受损。

6. 头颅 CT 检查　在初期可无异常，以后可见豆状核（壳核及苍白球）及尾状核的部位有低密度区。丘脑、大脑半球白质、小脑齿状核也可有低密度区。病情严重者可见脑室扩大，弥漫性脑萎缩。

7. 骨关节 X 线检查　无论有无临床症状，约 96％ 的患者可见骨关节 X 线异常。最常见的受损部位为双侧腕关节以下。主要表现为骨质疏松、骨关节炎、骨软化、脊椎骨软骨炎等。

（三）治疗关键

治疗的关键是减少铜的摄入和增加铜的排出，以改善其症状。

【救治方案】

1. 饮食控制 避免食用含铜高的食物,如坚果类、巧克力、豌豆、蚕豆、玉米、香菇、贝壳和螺类、动物肝脏和血等,对铜制餐具、食具也应慎用。使每日铜摄入低于 1.5 mg,饮用水应软化。高氨基酸、高蛋白饮食能促进尿铜排泄。

2. 减少肠道对铜吸收的药物 餐后服用硫化剂,每次 20 mg,每日 3 次,可使肠道中的铜形成不溶性硫化铜以防止肠道吸收;硫酸锌或葡萄糖酸锌能抑制胃肠道对铜的吸收,还可动员和排泄体内沉积的铜。此类药物容易产生缺铁性贫血。

3. 增加铜排泄的药物

(1)D-青霉胺:系青霉素的分解产物,为含巯基的氨基酸,对铜等重金属有强效络合作用,可使铜迅速从尿中排出,是目前治疗本病的首选药物,从小剂量开始,逐渐加量,至症状基本缓解后渐为维持量。一旦症状有加重趋势,则应加量。成人 1~1.5 g/d,口服,儿童 20 mg/(kg·d),分 3 次口服,应尽早用药,但需终生用药。本药疗效缓慢,治疗初期可能出现神经症状有所加重,可动态观察血清铜代谢水平和裂隙灯检查 K-F 环。

(2)四环硫代钼:对治疗有时可有帮助。

(3)三乙基四胺:0.2~0.4 g,每日 3 次,对青霉胺有不良反应时可改服本药,长期应用可致铁缺乏。疗效及药理作用与 D-青霉胺基本相同。成人 1.2 g/d 口服,不良反应小,但药源困难,价格昂贵。

(4)二巯丁二钠(Na-DMS):为含双巯基的低毒高效重金属络合剂,可结合血中游离铜、组织中与酶结合的铜离子,形成低毒性硫醇化合物经尿排出;1 g 二巯丁二钠加入 10% 葡萄糖液 40 ml 中缓慢静脉滴注,每日 1~2 次,5~7 日为一疗程,可重复用药,有牙龈出血和鼻出血等不良反应。

4. 保肝及对症治疗 不论肝功能是否异常,均应采用保肝治疗,可选用葡醛内酯、维生素 C 等。震颤等不自主运动和肌张力增高者可用苯海索或金刚烷胺,症状明显者可用美多巴和息宁,精神症状明显应给予抗精神病药,智力减退可用促智药等。急性起病或神经症状显著加重时,除用络合剂、镇静剂外,适当应用神经细胞活化剂,如三磷腺苷、细胞色素 C、胞磷胆碱等。

5. 手术治疗 严重脾功能亢进可导致白细胞和血小板显著减少,易出血和感染,青霉胺也可使白细胞和血小板降低,这类患者可行脾切除术。因肝脏病变是本病铜代谢障碍的根源,故严重病例也可考虑肝移植。

第十二章 神经系统中毒

第一节 中 暑

中暑是高温环境引起的体温调节中枢功能障碍,汗腺功能衰竭和(或)水电解质过量丢失所致的全身性疾病。在高温环境下,如有乏力、头晕、心悸、胸闷、注意力不集中、口渴、大汗、恶心等症状时为中暑先兆。如体温在 38.5 ℃及以上,但无神志改变,仅见面色苍白、恶心、呕吐、血压下降、脉细数而无明显休克及昏厥时为轻度中暑。此外,伴有昏厥、昏迷、痉挛或一日内不能恢复者为重度中暑,可表现为热衰竭、热痉挛、热射病等。

【救治流程】

1. **主诉** 患者主诉多为头晕、心悸、胸闷、口渴、恶心、呕吐等中暑先兆或轻度中暑症状。

2. **病史** 患者常有高温工作史。

3. **体征** 血压下降、脉细数。

4. **急救措施** 迅速脱离高温环境,给予对症治疗。

5. **辅助检查** 中暑时,应行紧急血生化检查及动脉血气分析。严重病例常出现肝、肾、胰和横纹肌损害的实验室改变。

6. **诊断** 根据临床表现及辅助检查即可确诊。

7. **制订详细的治疗方案** ①物理降温;②药物降温。

【救治关键】

(一)病情判断

重度中暑可表现为热衰竭、热痉挛、热射病等。

1. **热痉挛** 在高温环境下进行剧烈运动,大量出汗后出现肌肉痉挛,常在活动停止后发生,主要累及骨骼肌,持续约 3 分钟后缓解。无明显体温升高。症状的出现可能与严重体钠缺失(大量出汗和饮用低张液体)和过度通气有关。可为热射病的早期表现。

2. **热衰竭** 常发生于老年人、儿童和慢性疾病患者,在严重热应激时,由于体液和钠丢失过多,补充不足所致。表现为疲乏、无力、眩晕、恶心、呕吐、头痛。可有明显脱水症:心动过速、低血压、直立性晕厥、呼吸增快、肌痉挛、多汗,体温可轻度升高。无明显中枢神经系统损害表现。根据病情轻重不同,检查可见血细胞比容增高、高钠血症、轻度氮质血症和肝功能异常。热衰竭可以是热痉挛和热射病的中介过程,如不及时治疗可发展为热射病。

3. **热射病** 是一种致命性急症,表现为高热(>40 ℃)和神志障碍。临床上分为两种类型,即劳力性和非劳力性。劳力性主要是在高温环境下内源性产热过多;非劳力性主要是在高温环境下体温调节功能障碍引起散热减少。

(1)劳力性:多发生于高温环境、湿度大和无风天气进行重体力劳动或剧烈体育运动时。患者多为平素健康的年轻人,在劳动数小时后发病,约 50%患者持续出汗,心率可达 160～180 次/分,脉压增大。此种患者可发生横纹肌溶解、急性肾衰竭;急性肝衰竭、弥散性血管内凝血(DIC)、多器官功能障碍综合征,甚至死亡。

(2) 非劳力性:在高温环境下,多见于居住拥挤和通风不度的城市老年居民。其他高危人群包括精神分裂症、帕金森病、慢性乙醇中毒及偏瘫或截瘫患者。表现为皮肤干热、发红,84%～100%病例无汗,直肠温度常在 41 ℃以上,最高可达 46.5 ℃。病初可有各种行为异常和癫痫发作,继而可发生谵妄、昏迷、瞳孔对称缩小,终末期散大。严重者可出现低血压、休克、心律失常及心力衰竭、肺水肿、脑水肿,约 5%病例发生急性肾衰竭,可有轻中度 DIC,常在发病后 24 小时左右死亡。

(二) 急诊检查

1. 凝血功能异常时应考虑到 DIC。

2. 尿液分析有助于发现横纹肌溶解和急性肾衰竭。

3. 在住院时和住院 24 小时或 48 小时后,检查血清谷草转氨酶(AST)、谷丙转氨酶(ALT)、乳酸脱氢酶(LDH)和肌酸激酶(CK)。

4. 怀疑颅内出血或感染时,应行脑 CT 和脑脊液检查。

(三) 治疗关键

中暑患者需加强护理,尽快将体温降至正常或接近正常水平、补充液体、纠正酸碱电解质紊乱、积极防治心律失常、休克等并发症。

【救治方案】

1. 热衰竭和热痉挛　患者应迅速转移到阴凉通风处休息或静卧,轻者口服凉盐水、清凉含盐饮料。有周围循环衰竭者应静脉补液、以生理盐水、葡萄糖氯化钠溶液和氯化钾等解质液体为主。一般患者经治疗后 30 分钟到数小时内即可恢复。

2. 热射病　预后严重,病死率达 5%～30%,故应立即采取以下急救措施。

(1) 物理降温:

①使患者脱离高温环境,并用冷毛巾覆盖头部;同时用含乙醇的冷水擦拭全身,直至皮肤发红,同时扇风。超高热昏迷患者可将患者浸泡于 15 ℃冷水中,并按摩四肢皮肤,皮肤血管扩张和加速血液循环,促进散热。

②随时观察和记录肛温,待肛温降至 38.5 ℃时,应即停止降温,将患者转移到室温在25 ℃以下的环境中,继续扇风,密切观察。如体温有回升;可用凉水擦浴、淋浴,或在头颈部、腋窝、腹股放置冰袋,身上覆盖湿毛巾并扇风加速散热。

③冷盐水或冰盐水 500～1 000 ml 保留灌肠。

(2) 药物降温:氯丙嗪的药理作用有调节体温中枢功能、扩张和降低氧消耗,是协助物理降温的常用药物。氯丙嗪 25～50 g 加入 500 ml 生理盐水中静脉滴注 1～2 小时。必要时 2 小时后重复给药,总量不超过 200 mg。用药过程中要观察血压,血压下降(收缩压＜90 mmHg)时,应减慢滴速或停药,低血压内注射间羟胺(阿拉明)、去氧肾上腺素(新福林)或其他 α 受体激动药。

(3) 激素治疗:氢化可的松 100 mg 或地塞米松 5～10 mg 加入 5%葡萄糖液 100～200 ml 中静脉滴注。

(4) 并发症治疗:保持患者呼吸道通畅,并给予吸氧。补液滴注速度不宜过快,避免加重心脏负担,促发心力衰竭。纠正水、电解质紊乱和酸中毒。

①休克应快速补液,用升压药,心力衰竭者使用快速效应的洋地黄制剂。

②疑有脑水肿患者应给予20％甘露醇脱水,有急性肾衰竭患者可进行血液透析。

③发生弥散性血管内凝血时应用肝素,需要时加用抗纤维蛋白溶解药物。

④热射病昏迷患者极易发生肺部感染和压疮,应给予抗感染治疗,细心护理,促使患者早日恢复健康。

第二节 一氧化碳中毒

在生产和生活中,含碳物质燃烧不完全,可产生一氧化碳。一氧化碳为无色、无味、无刺激性的气体,如不注意煤气管道的密闭和环境的通风等预防措施,吸入过量后可发生急性一氧化碳中毒,是较常见的生活性和职业性中毒,俗称煤气中毒。

【病情判断】

(一)临床表现

1. 一般特点 首先有一氧化碳产生的环境,如工作或生活环境中有煤气管道、燃碳采热或取暖设备等;多群体发病,亦有单发病例;临床表现以神经系统症状和精神症状为主。

2. 临床类型

(1)急性中毒:正常人血液中碳氧血红蛋白(COHb)含量可达5％～10％。急性一氧化碳中毒的症状与血液中COHb含量有密切关系,同时也与患者中毒前的健康情况,如有无心血管病和脑血管病,以及中毒时体力活动等情况有关。按中毒程度可分为以下三级。

①轻度中毒:血液COHb浓度可高于10％～20％,患者有剧烈的头痛、头晕、心悸、口唇黏膜呈樱桃色、四肢无力、恶心、呕吐、嗜睡、意识模糊、视物不清、感觉迟钝、谵妄幻觉、抽搐等。原有冠心病的患者可出现心绞痛。脱离中毒环境吸入新鲜空气或氧疗,症状很快消失。

②中度中毒:血液COHb浓度可高达30％～40％。患者出现呼吸困难、意识丧失、昏迷,对疼痛刺激可有瞳孔对光反射和角膜反射迟钝,腱反射减弱,呼吸、血压和脉搏可有改变。经吸氧治疗可以恢复正常且无明显并发症。

③重度中毒:血液COHb浓度可高50％以上。深昏迷,各种反射消失。患者可呈去大脑皮层状态。患者可以睁眼,但无意识,不语;不动,不主动进食或大小便,呼之不应,推之不动,肌张力增强。常有脑水肿、惊厥、呼吸衰竭、肺水肿、上消化道出血、休克和严重的心肌损害、心律失常、心肌梗死、大脑局灶性损害及锥体系或锥体外系损害体征。皮肤可出现红肿和水疱,多见于昏迷时肢体受压迫的部位。受压部肌肉可发生压迫性肌肉坏死(横纹肌溶解症)。坏死肌肉释放的肌球蛋白可引起急性肾小管坏死和肾衰竭。病死率高,幸存者多有不同程度的后遗症。

(2)急性一氧化碳中毒迟发脑病(神经精神并发症):急性一氧化碳中毒患者在意识障碍恢复后,经过2～6日的"假愈期",可出现下列临床表现之一:①精神意识障碍:呈现痴呆木僵,谵妄状态或去大脑皮层状态;②锥体外系神经障碍:由于基底神经节和苍白球损害出现震颤麻痹综合征(表情淡漠、四肢肌张力增强、静止性震颤、前冲步态);③锥体系神经损害:如偏瘫、病理反射阳性或小便失禁等;④大脑皮质局灶性功能障碍:如失语、失明;不能站立及继发性癫痫;⑤脑神经及周围神经损害:如视神经萎缩、蜗神经损害及周围神经病变等。

(二)辅助检查

1. 血液COHb测定 可采用简易测定方法。

（1）加减法：取患者血液 1～2 滴，用蒸馏水 3～4 ml 稀释后，加 10％氢氧化钠溶液 1～2 滴，混匀。血液中 COHb 增多时，加碱后血液仍保持淡红色不变，正常血液则呈绿色。本试验在 COHb 浓度高达 50％时才呈阳性反应。

（2）分光镜检查法：取血数滴加入蒸馏水 10 ml，用分光镜检查可见特殊的吸收带。监测血中碳氧血红蛋白浓度，不仅明确诊断，而且有助于分型和估计预后。

2. 头部 CT 检查　脑水肿时可见脑部有病理性密度减低区。对于散发病例和疑诊并发急性脑血管病的患者应常规做头 CT 检查。

（三）治疗关键

终止 CO 吸入，呼吸新鲜空气，保温，吸氧，高压氧舱治疗；呼吸微弱或停止呼吸的患者，给予急救。

【救治方案】

1. 纠正缺氧状态　给以高流量吸氧，条件允许时尽早行高压氧舱治疗。吸入新鲜空气时，CO 由 COHb 释放出半量约需 4 小时；吸入纯氧时可缩短至 30～40 分钟，吸入 3 个大气压的纯氧可缩短至 20 分钟。高压氧舱治疗能增加血液中溶解氧含量，提高动脉血氧分压，使毛细血管内的氧容易向细胞内弥散，可迅速纠正组织缺氧，有效率达 95％～100％。呼吸停止时，应及时进行人工呼吸或用呼吸机维持呼吸。

但有些时候，因病情危重，给高压氧治疗带来很大的风险，尤其是呼吸循环不稳定、胃肠道症状明显时，这时要充分估计后果，必要时先给予高流量吸氧，待病情允许时再行高压氧治疗，以保证患者安全。

2. 防治脑水肿　重度中毒后 24～48 小时脑水肿可达高峰，脱水疗法很重要。目前最常用的是 20％甘露醇，静脉快速滴注，每日 2～3 次。待 2～3 日后颅内压增高现象缓解，可减量，也可注射呋塞米脱水。糖皮质激素如地塞米松也有助于缓解脑水肿。对于脑性高热者，头部冰帽降温，也有利于改善脑水肿情况。如有频繁抽搐，可镇静止痉，首选地西泮，10～20 mg，静脉注射。必要时可应用人工冬眠疗法。

3. 促进脑细胞功能恢复　补充脑细胞代谢所需物质如葡萄糖、三磷腺苷、辅酶 A、细胞色素 C、大剂量维生素 C 等；还可应用胞磷胆碱、纳洛酮、醒脑静等。

4. 监测维护脏器功能　加强护理和对症支持治疗，维持水、电解质、酸碱平衡。急性一氧化碳中毒可造成全身脏器缺氧，在整个危重阶段的治疗过程中，都要动态监测及保护脏器功能，尽早发现，及时处理。昏迷期间护理工作尤其重要，应注意翻身拍背，以防发生压疮和肺炎。要定时吸痰，必要时气管切开。注意营养支持，必要时鼻饲，注意维持水、电解质、酸碱平衡。选择合适抗生素防止继发感染，高热者采取物理降温或冬眠疗法。

第三节　药物中毒

药物中毒是指用药剂量超过极量而引起的中毒。误服或服药过量以及药量滥用均可引起药物中毒。常见的致中毒药物有西药、中药和农药。

一、阿片类药物中毒

阿片是来自未成熟果的乳汁，其中含有 25 种以上的生物碱类，含吗啡约为 10％，其次为可卡因,含量为 0.5%,罂粟碱约为 1%。阿片类为镇痛、止咳、止泻、麻醉、解痉及治疗心源性哮喘的有效药物。人工合成镇痛药如哌替啶、芬太尼、美沙酮、喷他佐辛和罗通定常用。

中毒原因常为误用过量、吸毒者吸入过量。吗啡的中毒量为 0.06 g,口服与皮下注射分别为 0.3～0.4 g,0.15～0.2 g,致死血药浓度值 0.05～4 g/ml,阿片致死量为 1.5～2 g。哌替啶的成人致死量约为 1.2 g,中毒血药浓度值 5 g/ml,致死血药浓度值 300 g/ml。喷他佐辛的中毒血药浓度值 2～5 g/ml,致死血药浓度值 10～20 g/ml。

【病情判断】

(一)临床表现

1. 一般特点　有服用和注射阿片类药物史或吸毒史。

2. 临床类型

(1)急性中毒:临床表现可分为四期。

①前驱期:面色潮红、头晕、心动过速、有舒服感,此期甚短。

②中毒期:面色苍白、发红,皮肤湿冷而知觉减退,肌肉无力,昏睡,呼吸深而慢(8～10 次/分),有瞳孔缩小似针尖样,对光反射可存在。此期可有口干、恶心、呕吐,有时剧烈呕吐,呈喷射性。此期尚能唤醒,醒后呼吸可稍快,发绀也可略减轻。

③麻痹期:昏迷状态,呼吸极慢(2～4 次/分),可出现潮式呼吸,脉搏细弱,血压下降,皮肤湿冷,排尿困难。各种反射消失,瞳孔对光反射消失,锥体束征阳性。最后可发生呼吸衰竭。

④恢复期:经积极治疗而恢复时,有疲惫感,可出现顽固性便秘及尿潴留。

(2)慢性中毒(阿片或吗啡止痛):患者表现为食欲缺乏、便秘、消瘦、衰老及性功能减退。戒断药物时有精神萎靡,呵欠、流泪、冷汗、失眠,以致虚脱等表现。

(二)辅助检查

1. 有条件者应首先进行毒物检测。呕吐物、胃液、尿液、血液等均可测定阿片类药物浓度。

2. 血液生化检查血糖、肌酐、尿素氮、肝功能、心肌酶、电解质等。

3. 头颅 CT、脑电图对于排除急性脑血管意外及颅内占位性疾病有重要意义。

(三)治疗关键

口服者尽早洗胃、催吐、导泻,注意禁用阿扑吗啡催吐。如为皮下注射过量,应尽快用橡皮带或布带扎紧注射部位的上方,同时冷敷注射部位,以延缓毒物吸收。呼吸困难缺氧应持续人工呼吸,保持呼吸道通畅,应用阿片碱类解毒剂解毒药,如烯丙吗啡(纳洛芬)、纳洛酮等。给予阿托品以刺激呼吸中枢。

【救治方案】

(一)一般治疗

1. 监测并稳定生命征。

2. 呼吸困难缺氧应持续人工呼吸并给氧,保持呼吸道通畅。

3. 维持水电解质和酸碱平衡。

4. 如为皮下注射过量,应尽快用橡皮带或布带扎紧注射部位的上方,同时冷敷注射部位,以延缓毒物吸收。结扎部位应每 20～30 分钟间歇放松 1～2 分钟,不能连续结扎。

(二)清除药物

1. 洗胃、催吐、导泻　口服者应尽早用 1:2 000 高锰酸钾液洗胃,对服药量大者虽然超过

4～6小时仍可进行洗胃,洗胃要彻底。催吐,但禁用阿扑吗啡催吐。胃管内注入或喂食硫酸钠15～30 g,导泻,促进毒物排出。禁用硫酸镁导泻,因镁离子吸收后能抑制中枢神经系统。

2. 静脉补液　休克者酌情用血管活性药,如间羟胺。

3. 病情危重者应予以血液透析治疗。

(三)对症支持治疗

1. 呼吸抑制时用阿托品以刺激呼吸中枢。亦可应用呼吸中枢兴奋剂,选用尼可刹米肌内或静脉注射,每次250～500 mg,必要时每1～2小时重复。也可用洛贝林(山梗菜碱)或安钠咖(苯甲酸钠咖啡因)等。但忌用士的宁或印防己毒素,以防引起惊厥。

2. 应用阿片碱类解毒剂解毒药,如纳洛芬、纳洛酮等。

(1)纳洛酮:其化学结构与吗啡极相似,可与阿片受体专一性地结合,其亲和力大于吗啡,能全部阻断吗啡与阿片μ、K和σ受体结合;本身完全没有吗啡样作用。肌内或静脉注射0.4～0.8 mg,能迅速逆转吗啡类的作用,解除呼吸抑制,升高血压。如给药5分钟内呼吸无好转,再给予起始剂量之50%～75%。作用维持1～4小时。

(2)烯丙吗啡(纳洛芬):5～15 mg,静脉注射,能对抗吗啡引起的呼吸抑制,必要时每隔10～15分钟重复1次,直至呼吸频率增快为止。总剂量不宜超过40 mg。

3. 昏睡尚未昏迷的患者应经常唤醒,以防并发吸入性肺炎,并可预防性应用抗生素。

二、急性巴比妥类药物中毒

巴比妥类药物为常用的镇静剂和催眠剂,最常用于临床的有巴比妥、苯巴比妥、异戊巴比妥、司可巴比妥和硫喷妥钠等。巴比妥类药物进入机体后,主要抑制中枢神经系统的兴奋性,以丘脑和中脑的网状结构最为敏感。药量不同,对中枢神经系统的抑制程度也不相同。小剂量有镇静作用;中剂量有催眠作用;大剂量则致昏迷不醒,同时对心跳、呼吸及血管运动中枢也产生抑制作用。

巴比妥类药物第一次进入大于催眠剂量的5倍,既可引起急性中毒,可因长期服用引起积蓄中毒。极少数因对该药物高度敏感而致中毒。肝和肾为主要解毒和排泄器官,肝肾功能不良可影响药物的解毒和排泄。

【病情判断】

(一)临床表现

1. 临床特点　有过量服用镇静安眠药病史。主要临床表现为中枢神经系统、呼吸和心血管系统抑制。

(1)中枢神经系统抑制:表现为头晕、嗜睡。可有躁动不安,共济失调,甚至昏迷。氯丙嗪还可引起锥体外系功能障碍,表现为震颤麻痹。

(2)呼吸系统抑制:轻者呼吸变慢但很规则,重者呼吸浅弱、慢而不规律,晚期呈潮式呼吸,甚至因呼吸衰竭而死亡。

(3)循环系统抑制:重症中毒者因血管运动中枢受抑制,可以出现心率加快、四肢冰冷、脉细弱、尿量减少、血压下降等循环衰竭表现。尤其是氯丙嗪类中毒更容易发生血压下降;其他表现还有肝肾功能损害,血液学改变,如粒细胞减少等。

2. 临床类型　中毒症状的轻重,取决于进大人体内药物的种类、途径、剂量、作用时间长短,以及抢救时间的早晚和患者肝肾功能及全身状态等。临床上口服中毒多见于司可巴比妥和苯巴比妥,且多见于呼吸明显受抑制,若抢救不及时,可呼吸停止而迅速死亡。根据中毒程度可将其分为三度。

(1) 轻度中毒:表现为嗜睡或昏睡,言语不清,有判断及定向力障碍,但对外界尚有一定反应,呼吸、心跳、血压正常。

(2) 中度中毒:表现为昏睡或昏迷,反射存在或消失,但无呼吸和循环障碍。

(3) 重度中毒:患者呈深昏迷状态,各种反射均消失,肌肉松弛,瞳孔缩小,巴宾斯基征阳性,且有呼吸循环障碍,表现为呼吸浅慢不规则、血压下降或休克、脉搏细弱、体温低于正常、尿少或尿闭。

(二) 辅助检查

1. 有条件者应首先进行毒物检测 呕吐物、胃液、尿液、血液,均可测定巴比妥类药物浓度。

2. 血液生化检查 血糖、肌酐、尿素氮、肝功能、心肌酶、电解质等。

3. 头颅 CT、脑电图 对于排除急性脑血管意外及颅内占位性疾病有重要意义。

(三) 治疗关键

以对症、支持治疗为主,重点在于维持呼吸、循环和泌尿系统功能,并积极防治因长时间昏迷所致的各类并发症。及时催吐、洗胃、导泻并给予吸氧,保持呼吸道通畅,呼吸衰竭者应立即行气管插管、人工呼吸。静脉输液以保障供给能量、维生素及水电解质平衡,并促使毒物的排泄。对安眠药过量引起意识障碍、呼吸抑制的患者,可根据病情选用中枢神经系统兴奋剂。血压下降者应及时纠正。昏迷或抽搐者可用脱水剂减轻脑水肿。重危巴比妥类中毒者可考虑人工肾透析方法或血流灌注疗法。

【救治方案】

(一) 一般治疗

1. 吸氧 保持呼吸道通畅,呼吸衰竭者应立即行气管插管、人工呼吸。由于换气不良所致的呼吸性酸中毒;可促进巴比妥类药物透过血-脑脊液屏障而加重中毒,呼吸停止是早期死亡的主要原因。因此,保证气道畅通和充分换气十分重要,可给予高流量供氧,必要时可行气管插管或气管切开,人工通气。定时翻身,以防发生坠积性肺炎。

2. 静脉输液 保障供给患者能量、维生素及保持水电解质平衡,并促使毒物的排泄,也可给予利尿剂,加强尿路排泄毒物。

3. 应用碱性药物 利于巴比妥类安眠药由组织释出再由肾排泄,动物试验证明碱化尿液可使巴比妥类药物排出量增加 10 倍。可给予 4%~5% 碳酸氢钠 100~200 ml,静脉滴注。用药前应查肾功能及血液 pH,尿 pH 作为对照。

4. 应用中枢神经系统兴奋剂 对安眠药过量引起意识障碍、反射减弱或消失、呼吸受抑制的患者,可根据病情轻重选用以下药物:①贝美格:50~100 mg 加入葡萄糖液 500 ml 静脉滴注,根据患者的反应决定继用药与否及维持剂量。本药比较安全、平稳。②尼可刹米(可拉明)、洛贝林:多用于呼吸中枢衰竭病例,静脉滴注。

(二) 清除药物

1. 催吐 可用刺激舌根等方法引起呕吐,以减少药物的吸收。

2. 洗胃、导泻　服药后12小时内或更长时间者均应进行洗胃。可配成1∶5 000高锰酸钾溶液或用温水洗,总洗胃液量10 000 ml左右。昏迷者可从鼻孔插入胃管,每次灌注洗胃液200～300 ml,再抽出,反复灌洗,直至抽出的洗胃液中见不到药物颗粒。继以10～15 g硫酸钠导泻(忌用硫酸镁,因镁离子有可能被部分吸收而加重中枢神经系统的抑制)。也可给予活性炭混悬液。对深昏迷者在洗胃前应行气管插管,保护气道。

3. 利尿　静脉输注生理盐水,并静脉注射20%甘露醇250 ml。血容量基本正常者也可用呋塞米20～40 mg静脉注射,每日2次,使尿量至少达2 ml/(kg·h)。碱化尿液有利于巴比妥类药物由周围组织释放并经肾排泄,可使长效类的肾排泄量提高5～10倍,但对中、短效类无益。对心肾功能正常者,可用5%碳酸氢钠液100～125 ml静脉滴注,以后依病情需要重复2～4次,直至尿pH达7.5～8.0为宜。

4. 重危巴比妥类中毒者　可考虑人工肾透析方法。本法比利尿及腹膜透析方法排泄巴比妥类药物更为理想。无人工肾透析条件者腹膜透析则是救治重症巴比妥类中毒者的重要措施之一。

5. 血流灌注疗法　患者血通过含有活性炭或树脂的滤毒罐,将毒物吸收后输回体内。因正常血液成分也能在治疗中被吸附排出,故治疗中须予以监测与补充。

（三）对症支持治疗

1. 维持体温,维持水电解质及酸碱平衡。

2. 血压下降者应及时纠正。可用去甲肾上腺素或间羟胺静脉滴注维持循环功能,对低血压者输注平衡盐液或代血浆,必要时给予多巴胺、多巴酚丁胺静滴。

3. 昏迷或抽搐者可用脱水剂减轻脑水肿。

4. 出现黄疸或药物过敏性皮疹时可酌情予以保肝或皮质激素治疗。

5. 处理其他并发症如低血糖、肺炎、消化道出血、败血症、肾衰竭等。

三、抗精神病药中毒

抗精神病药是指能治疗各类精神病及各种精神症状的药物,又称强地西泮剂或神经阻断剂。本类药物发展较快,出现了许多新型品种,现临床常用的除吩噻嗪类;硫杂蒽类与丁酰苯类外,还有一些苯二氮䓬类抗精神病药及新型结构的抗精神病药。此外还合成了一些长效制剂,如吩噻嗪类、硫杂蒽及丁酰苯类的酯化物。

1. 吩噻嗪类　吩噻嗪类抗精神病药为吩噻嗪的衍生物,包括氯丙嗪、三氯丙嗪、乙酰丙嗪等,其急性中毒时中枢抑制、低血压、心脏毒性和锥体外系反应均较显著。哌嗪类包括奋乃静、氟奋乃静、三氟拉嗪、丙氯拉嗪、硫乙拉嗪、乙酰奋乃静和布他哌嗪等,其急性中毒时锥体外系反应重;低血压与心脏毒性较轻;哌啶类包括硫利达嗪、美索达嗪、哌泊塞嗪和哌西他嗪等,其急性中毒时中枢抑制与心脏毒性严重,而锥体外系反应轻。

2. 硫杂蒽类　代表药物为氯普噻吨。其他有珠氯噻醇、氟哌噻吨、氯哌噻吨和替沃噻吨等。其急性中毒时中枢抑制、低血压、心脏毒性和锥体外系反应较轻,但易致心律失常、惊厥。

3. 丁酰苯类　为一类强效抗精神病、抗焦虑药,包括氟哌啶醇、氟哌利多、三氟哌多、溴哌利多和匹莫齐特等,其急性中毒锥体外系反应重,中枢抑制、低血压、抗胆碱作用及心脏毒性轻。

在抗精神病药物中,以吩噻嗪类及丁酰苯类最常发生急性中毒,引起心脏、神经毒性,锥体外系反应和抗胆碱症状,但其性质远不及三环类抗抑郁药严重,较少致死。其中,氯丙嗪临床使用最广泛,是典型代表药。以下主要介绍氯丙嗪中毒,其他药物中毒可参照氯丙嗪中毒,解救方法主要是清除毒物、对症支持治疗。

【病情判断】

(一)临床表现

1. 一般特点 患者平素有精神类疾病,常服此类药物,而家中备有的药物管理不严格,部分患者有自杀倾向。

2. 临床类型 根据临床表现可分为两种类型。

(1)主要表现为严重昏睡,可唤醒、醒后再睡,血压略降,呼吸抑制及呼吸浅慢,瞳孔缩小,烦躁不安,癫痫样抽搐,惊厥,性欲异常等。

(2)主要为血压下降,从轻度、中度、直至严重低血压,甚至休克,患者意识或清醒或不清醒,体温下降,瞳孔缩小,反射性心动过速,肌张力减退,腱反射消失,大小便潴留或失禁。严重时可出现胸闷、呼吸困难及呼吸衰竭、肺水肿,甚至出现呼吸与心跳停止,肝大,并可出现黄疸;可有肾功能损害、骨髓抑制、内分泌功能失调;视力障碍及胃肠功能紊乱等症状。

(二)辅助检查

1. 有条件者应首先进行毒物检测 呕吐物、胃液、尿液、血液,均可测定吩噻嗪类抗精神病药物浓度。

2. 血液生化检查 血糖、肌酐、尿素氮、肝功能、心肌酶、电解质等。

3. 头颅 CT、脑电图 对于排除急性脑血管意外及颅内占位性疾病有重要意义。

(三)治疗关键

无特效解毒剂,治疗以对症及支持为主。口服中毒者尽早洗胃、导泻,给予保温,供氧,保持呼吸道通畅,对呼吸抑制者行气管插管、人工通气,维持水电解质和酸碱平衡。防治中枢神经系统抑制,重点是识别并及时处理心血管并发症,防治低血压和休克、心律失常,控制癫痫发作,治疗锥体外系反应,重者可做血液透析。

【救治方案】

(一)一般治疗

1. 监测并稳定生命体征,保温。

2. 患者平卧,尽量少搬动头部,以避免直立性低血压。

3. 供氧,保持呼吸道通畅。

4. 对呼吸抑制者行气管插管、人工通气。

5. 维持水电解质和酸碱平衡、保持充足的尿量。

(二)清除药物

1. 洗胃、导泻 口服中毒者尽早(最好在服药后 6 小时内)洗胃。因本品的抗胆碱作用使胃肠蠕动减弱,胃排空延迟,故 12 小时内来诊者均应洗胃,然后灌服活性炭 50 g,并用硫酸钠 20～40 g 导泻。

2. 静脉补液。

3. 病情重危者应予以血液透析治疗。

(三)对症支持治疗

1. 防治中枢神经系统抑制 中枢神经系统抑制较重时,可用苯丙胺 5～10 mg,口服或肌内注射;如处于昏迷状态;可用盐酸哌酯甲酯(利他林)40～100 mg 肌内注射,但伴惊厥者忌用之;必要时每 0.5～1 小时重复应用,直至苏醒。禁用士的宁、印防己毒素等中枢兴奋剂,以免引起全身性惊厥。

2. 防治低血压和休克　对发生低血压或休克者,应积极补充血容量,纠正缺氧、酸中毒和心律失常。如血压仍低则应加用升压药,主张用去甲肾上腺素、去氧肾上腺素(新福林)、甲氧明(甲氧胺)等 β 受体激动药。具有仁受体激动作用的如肾上腺素、异丙肾上腺素和多巴胺等,应避免使用。

3. 防止心律失常　室性心律失常首选利多卡因。

4. 控制癫痫发作　首选地西泮治疗。

第四节　农药中毒

农药中毒是中毒和意外死亡的主要原因之一,以急性生活性中毒为多,主要是由于误服或自杀,滥用农药引起。在接触农药过程中,如果农药进入人体的量超过了正常人的最大耐受量,使人的正常生理功能受到影响,出现生理失调、病理改变等一系列的中毒临床表现,就是农药中毒现象。

一、有机磷农药中毒

有机磷农药属于有机磷酸酯类化合物,急性中毒后 1～4 日可出现中间综合征,重度中毒患者在急性中毒症状消失 2～4 周可出现迟发性多发神经病变。有机磷农药多为油状液体,有蒜臭味,易溶于有机溶剂,微溶于水,与碱性物质作用则被水解破坏(敌百虫除外),毒性减低。临床引起中毒常见的有机磷农药有:①剧毒类:甲拌磷(3911)、内吸磷(1059)、对硫磷(1065)等;②高毒类:甲基对硫磷、甲胺磷、敌敌畏、氧化乐果等;③中毒类:乐果、敌百虫等;④低毒类:马拉硫磷、辛硫磷等。

【病情判断】

(一)临床表现

1. 一般特点　有机磷农药接触史,接触后出现头晕、恶心、呕吐、多汗、流涎、胸闷、视力模糊等症状,部分患者有自杀倾向。

2. 临床类型

(1)急性中毒:经口中毒潜伏期为 5～10 分钟,首发症状为恶心、呕吐,全身中毒症状与摄入量明显呈正相关。经皮肤或呼吸道吸收中毒者,潜伏期长,中毒症状相对较轻。

①典型急性中毒称为胆碱能危象(ACC),表现为三类效应。

·毒蕈碱样效应:多汗、缩瞳、流涎、恶心呕吐、腹痛腹泻、支气管平滑肌痉挛、支气管分泌物增多、心跳减慢。

·烟碱样效应:肌张力增强、肌纤震颤、肌束颤动、心率加速,甚至全身抽搐,可因呼吸肌麻痹而死亡。

·中枢神经系统效应:头昏、头痛眼花、软弱无力、意识模糊、昏迷、抽搐,可因呼吸衰竭死亡。

②急性有机磷中毒诊断分级以临床表现为主,胆碱酯酶活力测定作为参考。

• 轻度中毒:有头晕、头痛、恶心、呕吐、多汗胸闷、视力模糊、无力、瞳孔缩小。全血胆碱酯酶活力为正常的 50%～70%。

• 中度中毒:除上述症状外,还有肌纤维颤动、瞳孔明显缩小、轻度呼吸困难、流涎、腹痛、腹泻,但意识清楚。胆碱酯酶活力在正常的 30%～50%。

• 重度中毒:除上述症状外,还出现昏迷、肺水肿、呼吸麻痹、脑水肿。胆碱酯酶活力在正常的 0～30%。

（2）中间综合征（IMS）:也称为中间期肌无力综合征,一般发生在中毒后 1～4 日,个别发生在 7 日内。由于发生在急性胆碱能危象消失之后,迟发性多发神经病出现之前,其主要特点为肌无力,轻者主要累及肢体近端肌肉或屈颈肌和第Ⅲ～Ⅶ对脑神经支配的肌肉,重者第Ⅸ～Ⅹ对脑神经支配的肌肉以及呼吸肌常受累。中间综合征可表现为意识清楚、肩外展和屈髋困难、抬头无力、睁眼及眼球活动受限、复视、面肌呆板、声音嘶哑和吞咽困难,呼吸肌无力和麻痹,严重者昏迷和呼吸停止。神经肌电图检查发现,高频率持续性刺激周围神经可引起肌肉诱发电位波幅递减,类似重症肌无力表现。

（3）迟发性多发性神经病（OPIDP）:多见于重度有机磷农药中毒,一般在 ACC 消失 2～4 周后出现,表现为感觉和运动障碍,感觉障碍以肢体麻木多见,运动障碍以肢体无力多见,可见肌肉塌陷、行走困难、站立不稳,严重者肢体弛缓性瘫痪,肌电图呈失神经样表现。病理可见运动神经脱髓鞘变性。

（4）慢性中毒:一般认为,慢性中毒时,血胆碱酯酶明显抑制,但症状、体征不明显。慢性中毒可有神经功能损害、神经精神改变和自主神经功能障碍等。

（二）辅助检查

1. 全血胆碱酯酶活力测定 是较专一的辅助诊断方法,对早期诊断、中毒程度分度和指导重活化剂的使用都很有意义。

2. 血、胃内容物及可疑污染物的有机磷测定。

3. 尿中有机磷代谢产物的测定 如接触敌百虫时,尿中三氯乙醇含量增高;对硫磷等其他含有对位硝基苯的毒物中毒时,尿中可排出对位硝基酚。

4. 血液生化检查 血常规、肾功能、肝功能、心肌酶、电解质等。

5. 动脉血气分析 呼吸衰竭者应及时做动脉血气分析。

6. 肌电图 怀疑有机磷致迟发性多发性神经病变或中间综合征时,可行肌电图检查。

（三）治疗关键

迅速清除毒物,凡口服中毒者,无论时间长短、病情轻重,均应彻底洗胃。应用特效解毒剂,重用复能剂辅以适量的阿托品为救治原则,肟类复能剂的使用原则应是早期、足量、足疗程,并防治"中间综合征"和"反跳"。急性有机磷农药中毒患者主要的死因是呼吸衰竭、脑水肿、心脏停搏。因此,对症治疗应以维持正常心肺功能为重点,保持呼吸道通畅。维持呼吸功能正常应始终作为急性有机磷中毒救治的重点,当出现呼吸衰竭时,应首先气管插管人工通气,然后再留置胃管洗胃。维持水电解质及酸碱平衡,加强支持疗法。给予保肝、抗生素等内科综合治疗。

【救治方案】

（一）清除毒物

1. 立即脱离接触 可用 2% 碳酸氢钠溶液（敌百虫忌用）、肥皂水或清水清洗皮肤、头发、指甲等;眼污染可用生理盐水或清水彻底冲洗。

2. 催吐　现场急救或不具备洗胃条件时可先行催吐,用筷子等钝物刺激咽后壁或舌根诱发呕吐(昏迷、惊厥时不应催吐),严防误吸。

3. 洗胃、导泻　洗胃越早、越彻底效果越好。洗胃应本着"先出后入,快出快入,出入相当"的原则。每次洗胃液注入量不超过 300 ml,总量一般需 10 000~20 000 ml 以上。首次洗胃可用生理盐水(紧急时可用清水)、2%碳酸氢钠溶液(敌百虫忌用)或 1∶5 000 高锰酸钾溶液(对硫磷忌用)反复清洗直至液体清而无味为止。如有消化道出血,可用 8 mg/dl 去甲肾上腺素溶液洗胃,可使胃黏膜血管收缩,减缓毒物吸收,同时治疗消化道出血。洗胃后注意导泻。

(二)特效解毒剂

重用复能剂辅以适量的阿托品已逐渐成为救治急性有机磷农药中毒的原则。阿托品为治标药物,而复能剂为治本药物。

1. 胆碱酯酶复能剂的应用　肟类复能剂的使用原则应是早期、足量、足疗程。应用越早疗效越好。常用的药物有碘解磷定(PAM)和氯解磷定(氯磷定、PAM-CL),此外还有双复磷(DMO4)和双解磷(TMB4)、甲磺磷定(P4S)等。国内推荐使用的肟类复能剂为氯解磷定,因其使用简单(肌内注射)、安全(其抑制胆碱酯酶的有效剂量比重活化剂量大 2 个数量级)、高效(是解磷定的 1.5 倍),应作为复能剂的首选。氯磷定的有效血药浓度为 4 mg/L 以上,只有首次静脉注射或肌内注射才能达到有效血药浓度,肌内注射 1~2 分钟后开始显效,半衰期为 1.0~1.5 小时;日总量不宜超过 12 g。

氯磷定多采用多部位肌内注射。重度中毒者立即给予负荷量氯磷定 2~3 g,肌内注射;之后 1 g,肌内注射,每小时 1 次;连续 2 次后改为 1 g,肌内注射,每 2 小时 1 次;连续 3 次后改为 1 g,肌内注射,每 3 小时 1 次,连续 3 次;以后 1 g,皮下注射,每 3~6 小时 1 次。

中度中毒者首次应用氯磷定 1~2 g,肌内注射,之后 1 g,肌内注射,每 3~4 小时 1 次。轻度中毒者 1 g,肌内注射,每 3~6 小时 1 次,所有患者均视病情及血浆胆碱酯酶(ChE)活力恢复情况调整氯磷定用量、逐渐延长用药间隔,一般应用 5~7 日,严重病例可适当延长用药时间。

2. 抗胆碱药的应用　抗胆碱能药主要有两类:①外周性抗胆碱能药,如阿托品、山莨菪碱等,主要作用于外周 M 胆碱受体。②中枢性抗胆碱能药,如东莨菪碱、苯那辛,对中枢 M、N 胆碱受体作用较强。最近新研制一种抗胆碱能药盐酸戊乙奎醚(又称长效托宁),对中枢 M、N 受体和外周 M 受体均有作用,作用比阿托品强,选择性作用于 M_1、M_3 受体型,对 M_2 受体亚型作用极弱,因而心率增快的不良反应小,作用时间较长,生物半衰期为 6~8 小时。抗胆碱药的应用原则是:早期、适量、反复、高度个体化,直至毒蕈碱样症状好转或达到阿托品化。

(1)阿托品:阿托品是目前最常使用的抗胆碱能药,阿托品静脉注射 1~4 分钟内起效,8 分钟达高峰,半衰期为 2 小时,作用维持 2~3 小时。阿托品的使用原则为早期、适量、迅速达到"阿托品化"(口干、皮肤干燥及心率增快到 90~100 次/分);而瞳孔大小、颜面潮红、肺部啰音消失和神志变化不再作为达到"阿托品化"的必备指标,但仍为重要参考指标,尤其是中毒早期。阿托品首次给药:轻度中毒,1~4 mg;中度中毒,4~10 mg;重度中毒,10~20 mg;一般经皮肤中毒者用上述下限值,经消化道和呼吸道中毒者用其上限值,并且同时配伍用复能剂。一般首剂后 10~15 分钟未见症状缓解;应酌情重复用药;尽快达"阿托品化",之后再依病情采用较小的剂量及不同的间隔时间用药,保持患者轻度"阿托品化"反应。常用维持剂量:轻度中毒,0.5 mg,每 4~6 小时 1 次;中度中毒,0.5~1 mg,每 4~6 小时 1 次;重度中毒,0.5~1 mg,每

2～6 小时 1 次，一般 3 小时之内可静脉注射，间隔超过 3 小时后可改为肌内注射。但实际应用中一定注意个体化用药。

（2）长效托宁：其作用比阿托品强，不良反应小，无加快心率的不良反应，对中毒酶和外周 N 受体无作用，要与复能剂配伍用。给药方法为：首次剂量，轻度中毒 1～2 mg，中度中毒 2～4 mg，重度中毒 4～6 mg，重复用药剂量，中度中毒 1～2 mg，重度中毒 2 mg；一般使用总剂量，轻度中毒 2.5 mg，中度中毒 6 mg，重度中毒 12 mg。其足量的标准为口干，皮肤干燥，分泌物消失。一般对心率的影响很小。

3. 含抗胆碱剂和复能剂的复方注射液　解磷注射液（每支含有阿托品 3 mg、苯那辛 3 mg、氯磷定 400 mg）：起效快，作用时间较长。首次给药剂量：轻度中毒 0.5～1 支，肌内注射，加用氯磷定 0～0.5 g；中度中毒 1～2 支，肌内注射，加用氯磷定 0.5～1.0 g；重度中毒 2～3 支，加用氯磷定 1.0～1.5 g。用药后 30～60 分钟可重复半量。以后视病情，可单独使用氯磷定和阿托品。

（四）防治中间综合征和反跳

1. 中间综合征　多发生在重度中毒及早期胆碱酯酶复能剂用量不足的患者，早期足量应用复能剂可以减少其发生，而及时行人工机械通气成为抢救成功的关键。一旦出现呼吸肌麻痹通常行有创通气，经鼻或口插管，必要时气管切开。在应用人工机械通气的同时可给予突击量氯磷定治疗。突击量氯磷定的用法为：氯磷定 1 g，肌内注射，每小时 1 次；连续 3 次后改为 1 g，肌内注射，每 2 小时 1 次；连续 3 次后改为 1 g，肌内注射，每 3 小时 1 次；连续 3 次，以后 1g，肌内注射，每 3～6 小时 1 次。

2. 反跳　有机磷中毒患者经积极抢救治疗，在症状明显缓解的恢复期病情可突然加重，再次出现胆碱能危象的临床表现，称为反跳。通常认为反跳的主要原因为早期解毒剂特别是复能剂用量不足、减量过快、停药过早或毒物清除不彻底、反复吸收有关。发生反跳后治疗为重新增加解毒剂的剂量，维持阿托品化。

（五）对症支持治疗

急性有机磷农药中毒患者主要的死因是呼吸衰竭、脑水肿、心脏停搏。因此，对症治疗应以维持正常心肺功能为重点，保持呼吸道通畅。必要时行气管插管、人工呼吸；有肺水肿者，用阿托品的同时可给予糖皮质激素、呋塞米；休克用升压药；脑水肿用脱水剂；同时维持水电解质及酸碱平衡，加强支持疗法；给予保肝、抗生素等内科综合治疗。危重患者可输新鲜血治疗，以促进胆碱酯酶活力恢复。

二、氨基甲酸酯类农药中毒

氨基甲酸酯杀虫剂中毒是短时间密切接触氨基甲酸酯杀虫剂后，因体内胆碱酯酶活性下降而引起的以毒蕈碱样、烟碱样和中枢神经系统为主的全身性疾病。

【病情判断】

（一）临床表现

1. 主要症状　有氨基甲酸酯类农药接触史，接触后出现头晕、恶心、呕吐、多汗、流涎、胸闷、视力模糊等症状，部分患者有自杀倾向。

2. 临床类型　与有机磷中毒相似，只是其临床症状的出现有机磷农药中毒时急骤而严重，但消失快。经呼吸道和皮肤吸收者,中毒后 2～6 小时发病。口服中毒发病较快,可在 10～30 分钟出现中毒症状,根据临床表现不同分为三度。

(1) 轻度中毒:有头痛、头晕、胸闷、乏力、腹泻、恶心、呕吐、流涎、出汗、瞳孔缩小、视力模糊和食欲缺乏。

(2) 中度中毒:除上述症状表现外,还有肌束震颤。

(3) 重度中毒:除上述表现外,可有昏迷、大小便失禁、肺水肿、呼吸衰竭、脑水肿、心肌损害和肝肾功能损害。

皮肤黏膜吸收中毒者,症状出现迟且较轻,可致局部炎症反应,出现风疹块、瘙痒、刺痛、充血灼热等,愈后皮肤留下色素沉着。

(二)辅助检查

1. 全血胆碱酯酶活力测定活性降低,4 小时左右自动恢复。

2. 血、胃内容物及可疑污染物的毒物测定。

(三)治疗关键

尽快清除毒物,经口中毒者可用 2％～4％的碳酸氢钠溶液洗胃,洗胃后导泻。应用特效解毒剂阿托品治疗,但应用剂量比有机磷中毒时小。同时对症处理,保持呼吸道通畅,防治呼吸衰竭、肺水肿、脑水肿等。

【救治方案】

(一)清除毒物

1. 尽快脱离中毒环境,去除污染衣物,用肥皂和温水彻底清洗污染的皮肤、头发和指甲。

2. 经口中毒者,可用 2％～4％的碳酸氢钠溶液洗胃,洗胃后经胃管内注入 50％硫酸镁 30～0 ml 导泻。

(二)特效解毒剂

早期应用阿托品类药物,重症者应达阿托品化,首先东莨菪碱 0.01～0.05 mg/kg,肌内注射或静脉注射,每 20～30 分钟 1 次,直至阿托品化;也可用阿托品 0.5～1 mg,肌内注射或静脉注射,每 1～2 小时 1 次,直至阿托品化,然后减量。维持时间不宜太长,一般连用 2～3 日,以免过量。

(三)对症处理

保持呼吸道通畅,注意维持呼吸和给氧,防治呼吸衰竭、肺水肿、脑水肿,重症患者可用肾上腺皮质激素、甘露醇、抗生素等药物;接触性皮炎可用炉甘石洗剂涂抹,并可服抗过敏药物。烦躁、惊厥的患者可用地西泮类药物,不宜用巴比妥类药物。

三、拟除虫菊酯类农药中毒

拟除虫菊酯是一类模拟天然除虫菊酯的化学结构而人工合成的化合物,至今全世界已合成近万种。目前使用较广的有 20 多种,常用的有溴氰菊酯、氯氰菊酯、氰戊菊酯、氯菊酯、氟氯氰菊酯、胺菊爵等,其中以前 3 种最常见。菊酯类杀虫剂对人畜多为中等毒性,其中含氰基的品种毒性较大。本类杀虫剂属神经毒,急性中毒以神经系统损害为主,主要兴奋中间神经元,增加周围神经兴奋性,同时影响其他系统。对皮肤黏膜接触部位有刺激作用。

【病情判断】

（一）临床表现

短期内密切接触较大量拟除虫菊酯农药,如生产、分装及喷洒本类农药;误服或服毒。中毒潜伏期短,生产性中毒潜伏期短者 1 小时,长者可达 24 小时,平均约 6 小时,田间施药中毒多在 4～6 小时。经口中毒多在 10 分钟至 1 小时出现症状。接触后出现面部异常感觉(烧灼感、针刺感或紧麻感),皮肤、黏膜刺激症状。轻度中毒者除上述临床表现外,出现明显的全身症状包括头痛、头晕、乏力、食欲缺乏及恶心、呕吐并有精神萎靡、口腔分泌物增多,或肌束震颤。重度中毒者除上述临床表现外,具有下列一项:阵发性抽搐、重度意识障碍或肺水肿。

（二）辅助检查

胃液、血液或尿液中可检出毒物或代谢产物。

（三）治疗关键

尽快清除毒物,经口中毒者,可用 2%～4% 碳酸氢钠溶液洗胃,洗胃后导泻。控制抽搐对急救本类杀虫剂中毒至关重要,多用地西泮或巴比妥类,地西泮可用 10～20 mg 肌内注射或静脉注射;苯巴比妥钠 0.1～0.2 g,肌内注射。抽搐控制后应维持用药防止再抽搐,但维持用药剂量相对较小。

【救治方案】

（一）清除毒物

接触农药过程中,出现皮肤黏膜刺激症状时,迅速脱离染毒环境,脱去污染衣物。拟除虫菊酯遇碱可以分解,因此对污染的皮肤应尽可能用肥皂水彻底清洗。温热水可加重皮肤的异常感觉,故应避免使用。对口服中毒者以 2%～4% 碳酸氢钠液或清水彻底洗胃。洗胃后可注入 50～100 g 活性炭吸附残余毒物。本类杀虫剂属脂溶性,故导泻用 50% 硫酸镁等盐类,忌用油类泻剂。

（二）解毒治疗

无特效解毒药。葛根素和丹参对试验中毒动物有保护和治疗作用,已试用于临床,葛根素,静脉滴注,5 mg/kg,2～4 小时重复 1 次,24 小时不宜大于 20 mg/kg,症状改善后每日 1 次或 2 次,直至症状消失。

（三）对症治疗

1. 控制抽搐　控制抽搐对急救本类杀虫剂中毒至关重要,目前国内较多用地西泮或巴比妥类,剂量视病情而定,地西泮可用 10～20 mg,肌内注射或静脉注射;苯巴比妥钠 0.1～0.2 g,肌内注射。抽搐控制后应维持用药防止再抽搐,但维持用药剂量相对较小。

2. 口腔分泌物多　可用阿托品 0.5～1 mg,肌内注射或皮下注射;有肺水肿时,阿托品用量可增至 1～2 mg,但不宜阿托品化。

四、百草枯中毒

百草枯又名对草快、杀草快,俗名"一扫光"。百草枯接触土壤后迅速失活,在土壤中无残留,是目前国内使用最广泛的除草剂之一。百草枯可经呼吸道、皮肤、消化道吸收,对人畜有较高毒性,而严重病例多系口服毒物所致。人经口服百草枯的致死量为 1～3 g,经口摄入后在胃肠道中吸收率为 5%～15%,其余大部分经粪便排出。吸收后体内广泛分布,以肺和肌肉组织浓度较高,4～30 小时内达血浆浓度峰值,经肾小管以原形从肾排出。百草枯对皮肤黏膜有刺激和腐蚀作用,全身中毒可引起多系统损害,尤以肺损害较严重,许多患者死于急性肺损伤和后期的肺间质纤维化,此外尚可致肝肾损害并累及循环、神经、血液、胃肠道和膀胱等系统和器官。百草枯中毒机制目前尚不完全清楚,大多认为和氧自由基引起的脂质过氧化有关。目前,百草枯中毒缺乏特效治疗,以综合治疗为主,病死率高达 50% 以上。

【病情判断】

(一)临床表现

有明确口服或误服百草枯史、皮肤污染或吸入史,主要以口服为主。临床特征以渐进性极度呼吸困难为主要症状,同时伴有皮损和多脏器损伤、衰竭的表现,肺损伤是最突出和最严重的改变,也是急性百草枯中毒的主要致死原因。表现为咳嗽、呼吸困难等症状,听诊可有呼吸音减低,两肺可闻及干湿啰音。病情发展和服毒量大小有关,大量口服者病情发展迅速,可于 24 小时内迅速出现肺水肿、咯血等表现,有些患者发生气胸、纵隔气肿等并发症,常可因急性呼吸窘迫综合征死亡;非大量摄入或经皮缓侵吸收者多呈亚急性经过,中毒 3～5 日后出现胸闷、气短等症状,2～3 周达高峰,最终因肺纤维化、呼吸衰竭而死亡。

(二)辅助检查

洗胃抽出液、血尿及残余毒物中检出百草枯。抽血做肝肾功能等化验,查肺 CT 观察百草枯对肺的损害。

(三)治疗关键

尽快清除毒物,经口中毒者在现场应立即催吐,尽早彻底洗胃,可用清水或 2% 碳酸氢钠溶液。洗胃后可口服或经胃管注入 15% 漂白土或活性炭,应用越早越好。洗胃完毕后给予胃动力药以促进排泄,百草枯中毒的成功导泻非常重要,尽快排出含有吸附剂的大便,时间越短越好。尽早血液灌流,血液透析,能清除血中毒物,而以前者更好。目前尚无特效解毒药剂,早期应用糖皮质激素和免疫抑制剂可能有效,可选用甲泼尼龙、地塞米松、环磷酰胺。一般应限制吸氧,以免加重肺损伤。

【救治方案】

(一)清除毒物

1. **皮肤污染** 应脱除污染衣物后用肥皂水彻底清洗后再用清水洗净。

2. **眼部污染** 用 2%～4% 碳酸氢钠液冲洗不少于 15 分钟后再用生理盐水洗净。

3. **经口中毒者** 在现场应立即催吐,尽早彻底洗胃,可用清水或 2% 碳酸氢钠溶液。洗胃后可口服或经胃管注入 15% 漂白土或活性炭。每 100 g 漂白土可吸附百草枯约 6 g,100 g 活性炭可吸附 8～10 g 百草枯,且应用越早越好。若无漂白土或活性炭亦可用普通黏土用纱布过滤后,服用泥浆水。由于百草枯对消化道黏膜有损害,操作宜轻柔,避免洗胃并发症。当有消化道出血时,可用 0.8 mg/L 去甲肾上腺素盐水洗胃,既有利止血,又由于收缩胃黏膜血管可能延缓吸收。

4. **洗胃完毕后** 给予胃动力药,如多潘立酮(吗丁啉)、莫沙必利及导泻剂等以促进排泄,百草枯中毒的成功导泻应是尽快排出含有吸附剂的大便,时间越短越好。导泻剂可以用甘露醇、硫酸镁。生大黄具有抗过氧化损伤、抑制炎性反应等作用,又有导泻的功效,临床应用有一定效果。

5. 清除已经吸收的毒物　肾是百草枯排泄的主要途径,在肾功能允许的情况下,适量补液,使用利尿剂,可加速排出。另外,血液灌流、血液透析均能清除血中毒物,而以前者效果更好。

（二）药物治疗

目前尚无特效解毒药剂,百草枯特异性抗体目前仍处于实验研究阶段,已用于临床的药物治疗如下。

1. 竞争性药剂　普萘洛尔可与结合于肺的毒物竞争,使其释放出来,然后被清除,用法为每日 10～30 mg,口服。

2. 早期应用糖皮质激素和免疫抑制剂　可能有效,可选用甲泼尼龙、地塞米松、环磷酰胺。

3. 抗脂质过氧化　多年来人们一直探索用抗氧化剂减低百草枯的毒性,维生素 C、维生素 E、谷胱甘肽、N-乙酰半胱氨酸为公认的抗氧化剂,在动物实验中也显示能减轻百草枯所致的过氧化损伤。也有人认为,去酰胺不仅有抗氧化作用,且具有类似多胺的结构,可以通过浓度依赖性竞争抑制 II 型肺泡细胞对百草枯的摄取。

近来研究显示,茶多酚、异丙酚、银杏叶提取物、褪黑素、沐舒坦等可减轻百草枯所致的肺组织过氧化损伤,同时也可调节抑制某些炎性因子,减轻肺纤维化。但所有这些研究均未经过大样本有说服力的临床资料证实。

（三）对症和支持治疗

处理好急性呼吸窘迫综合征、肝坏死和急性肾衰竭等威胁生命的毒效应、适当使用抗生素防治继发感染。

第五节　食物中毒

食物中毒是指人摄入了含有生物性、化学性有毒有害物质后或把有毒有害物质当做食物摄入后所出现的非传染性的急性或亚急性疾病,属于食源性疾病的范畴。按食物来源大致分为细菌性食物中毒、植物性食物中毒、动物性食物中毒和真菌性食物中毒等。食物中毒的特点是潜伏期短、突发性和集体性,万食物中毒以呕吐和腹泻为主要表现,常在食后 1 小时到 1 日内出现恶心、剧烈呕吐、腹痛、腹泻等症状,继而可出现脱水和血压下降而致休克。肉毒杆菌污染所致食物中毒病情最为严重,可出现吞咽困难、失语、复视等症状。

一、鱼胆中毒

青鱼胆生吃或熟吃最易引起中毒。草鱼、鲤鱼等的鱼胆也有毒性,进入胃肠道后首先到达肝,经肾排泄,在肾浓度最高,故主要损害肝肾实质,部分患者有心肌损害。

民间流传鱼胆有明目止咳,清热解毒作用,而被生食或和酒吞服时有中毒发生,病死率近 16%。

【病情判断】

（一）临床表现

1. 一般特点　有食鱼胆(尤其是生食)史,一同进食者有相似症状。

2. 临床表现

（1）胃肠道症状：为首发症状，表现为呕吐、腹痛、腹泻，多为黄色水样便或稀烂粥样便，无脓血，每日达 10 余次。

（2）中毒性肝病症状：起病后 2～3 日出现肝大、肝区压痛、黄疸、谷丙转氨酶升高等，持续 1～2 个月可恢复。

（3）中毒性肾病症状：如蛋白尿、镜下血尿及颗粒管型，重者可发生少尿、水肿、尿血，甚至可发生急性肾衰竭。

（4）中毒性神经症状：常见的如头痛、头晕、口唇、四肢远端麻木、异物感，双下肢肌肉弛缓，病重者可出现嗜睡、神志模糊、抽搐，甚至昏迷。

（5）中毒性心脏病症状：如心动过速、心音低钝、心脏扩大、心肌损害、血压下降、心力衰竭等，并可发生阿-斯综合征，重者抢救不及时可导致死亡。

（6）血液系统症状：严重者可发生溶血，出现呕血、便血、鼻出血、球结膜及皮下出血。有些患者还可出现血红蛋白尿，甚至发生休克。

（二）辅助检查

1. 呕吐物中可分析出毒物。

2. 血液生化检查血常规、尿常规、肾功能、肝功能、心肌酶、电解质等。

3. 心电图可见心律失常、ST-T 段改变。

（三）治疗关键

迅速清除毒物，给予对症支持治疗。

【救治方案】

1. 清除毒物　发现中毒者，应立即催吐，必要时皮下注射阿扑吗啡；继之洗胃。洗胃液采用 1∶10 活性炭混悬液或 1∶5 000 高锰酸钾溶液，彻底洗胃后向胃内灌注 20～30 g 活性炭，再用硫酸钠导泻。

2. 应用肾上腺皮质激素　尽早应用有助于减轻肾小管及各脏器对毒素的敏感性反应。常用地塞米松 10～30 mg 或氢化可的松 300～500 mg，加入葡萄糖液或生理盐水分次静脉滴注，同时加入维生素 C 2～3 g，小儿剂量酌减。

3. 对症支持治疗　可静脉补液，并应用甘露醇及呋塞米等促进毒素排泄，可防治脑水肿。

（1）暂不能进行透析者，可考虑应用酚妥拉明 5～10 mg 加入葡萄糖液 100 ml，每 8 小时静脉滴注 1 次，对改善肾血流、利尿均有一定疗效。

（2）中期呕吐、腹泻频繁有脱水征象时应立即进行补液，以纠正脱水和电解质紊乱。

（3）出现抽搐、惊厥时，可用地西泮类药物。

（4）如有溶血反应而发生出血时，可酌情应用维生素 K_1 肌内注射。

（5）一旦发生阿-斯综合征应立即抢救。同时应积极预防感染。

4. 血液透析疗法　根据病情尽早使用。

二、蕈中毒

我国有可食蕈 300 余种，毒蕈 80 多种，其中含剧毒素的有 10 多种。常因误食而中毒，多散发于高温多雨季节。中毒程度与毒蕈种类、进食量、加工方法及个体差异有关。根据毒素成分，中毒类型可分为四种，即胃肠炎型、神经精神型、溶血型和肝损害型。

【病情判断】

（一）临床表现

1. 一般症状　患者有食毒蕈史，呈集体发病。

2. 临床分型

（1）胃肠炎型：由误食毒粉褶菌、毒红菇、黑汁鬼伞等毒蕈引起，潜伏期为 10 分钟至 6 小时，表现为剧烈呕吐、腹泻、腹痛等，经治疗可迅速恢复，病死率低。

（2）神经型：由误食毒蝇伞、豹斑毒伞等引起，其毒素为类似乙酰胆碱的毒蕈碱。潜伏期为 1～6 小时，临床表现除类似胃肠炎外，尚有副交感神经兴奋症状，如多汗、流涎、流泪、瞳孔缩小、脉搏缓慢，少数严重患者可出现谵妄、幻觉、肺水肿、呼吸抑制、昏迷，甚至死亡。

（3）精神异常型：由误食牛肝蕈引起，除胃肠道症状外，以精神异常为主，多有幻觉；部分有迫害妄想，类似精神分裂症；误食角磷灰伞蕈等引起者。除胃肠道症状外、还有头晕、精神错乱、神志不清、昏睡等症状。本型经治疗后可恢复，病死率低。

（4）溶血型：马鞍蕈等毒蕈含马鞍蕈酸，有溶血作用，误食后除引起胃肠炎外，还可引起溶血，导致贫血、肝脾大、黄疸、血红蛋白尿等。

（5）肝坏死型：由误食毒伞、白毒伞、磷柄毒伞等所引起，其所含毒素含水量有 a、b、y 飘蕈毒，直接作用于细胞核，抑制 RNA 聚合酶，并能显著减少肝糖原的合成而导致肝细胞坏死。此型患者病情凶险，变化较多。一般在食后 15～30 小时突然出现吐泻等胃肠炎表现，常在 1 日内进入"假愈期"，继之在 1～2 日内出现肝损害，表现为肝大、黄疸、出血、烦躁不安或淡漠嗜睡，呈急性重型肝炎表现。此型病例经积极治疗可在 2～3 周进入恢复期。少数患者呈暴发型经过，在发病 1～2 日内死亡，可能为中毒性心肌炎和中毒性脑病所致。

（二）辅助检查

1. 能从被污染的食物中检出致病性真菌。

2. 血液生化检查　血常规、粪常规、肝功能、心肌酶、电解质等。

3. 心电图　可见心律失常、ST-T 段改变。

（三）治疗关键

立即催吐，必要时洗胃、导泻。输入葡萄糖、电解质等。应用巯基药物解毒，巯基药对毒伞肽类毒素有解毒作用，保护巯基酶的活性。有肝损害、肝功能异常者需应用保肝药。肾上腺皮质激素对毒蕈溶血素引起的溶血性贫血疗效较好，另外，出现其他症状应对症治疗。

【救治方案】

1. 清除毒物　早期应催吐；彻底洗胃。用 1∶5 000 高锰酸钾溶液、3％～5％鞣酸液、浓茶液或含碘液洗胃，以清除或沉淀毒素。洗胃后向胃内灌注 20～30 g 活性炭，再用硫酸钠导泻。洗胃及导泻应充分、彻底，约有 50％的毒素可经肝胆系统反复排入肠道，故晚期洗胃、导泻仍具有积极意义。

2. 血液净化治疗　由于毒素相对分子质量多较大，血液透析对多数毒素排毒无效，血液灌流效果较好，应尽早采用。但后期当出现急性肾衰竭时，血液透析可清除蓄积体内的代谢产物及部分引起或加重肝性脑病的代谢，纠正水电解质紊乱和酸碱平衡。

3. 应用解毒、拮抗剂

(1) 阿托品：主要用于含毒蕈碱的毒蕈中毒，可解除副交感神经过度兴奋症状，对中毒性心肌炎所致房室传导阻滞和中毒性脑炎所致的呼吸中枢衰竭具有治疗作用。可根据病情给予 0.5～2 mg，皮下注射，每 0.5～6 小时 1 次，必要时可加大剂量或改用静脉滴注，直至瞳孔扩大、心率增快、面色潮红、症状缓解。此后逐渐减量和延长间隔时间。

(2) 巯基解毒剂：用于中毒性肝炎型毒蕈中毒患者，即便在假愈期没有明显内脏损害时，也应给予此药，可保护体内含巯基酶的活性而起解毒作用。常用二巯丁二钠 0.5～1 g 稀释后静脉注射，每 6 小时 1 次，首剂加倍；症状缓解后改为每日注射 2 次；连用 5～7 日为一疗程。二巯丙磺钠 5％溶液 5 ml，肌内注射，每 6 小时 1 次，症状缓解后改为每日注射 2 次，5～7 日为一疗程。

4. 肾上腺皮质激素　主要用于溶血型毒蕈中毒及其他重症的中毒病例，尤其是有中毒性心肌炎、中毒性脑炎、严重的肝损害和出血倾向的病例。氢化可的松 200～300 ml 或地塞米松 10～20 mg/d 加入液体中静脉滴注，病情好转后改用泼尼松口服。

5. 对症支持治疗　吐泻剧烈者，应大量补液，在保持水、电解质平衡的前提下，可给予利尿剂，使毒素从尿中大量排出。对有肝损害者应给予保肝支持治疗。对有精神症状或有惊厥者应予镇静或镇惊药物治疗，并可试用脱水剂。

三、发芽马铃薯中毒

马铃薯，又称土豆、地瓜蛋、洋山芋、洋番薯，其所含的龙葵素可引起人体中毒。龙葵素是一种弱碱性的苷生物碱，又名龙葵苷，遇醋酸极易分解。龙葵素对胃肠黏膜有较强的刺激性和腐蚀性；对中枢神经系统，尤其是呼吸中枢及运动中枢有麻痹作用；还有溶解红细胞的作用。

每 100 g 马铃薯中约含龙葵素 10 mg，未成熟的马铃薯贮藏时接触阳光，可引起表皮发紫和发芽。此时每 100 mg 马铃薯中龙葵素含量可达 500 mg，以芽、芽孔、皮和溃烂处尤多。误食过量可致中毒。

【病情判断】

(一) 临床表现

1. 一般特点　患者有进食马铃薯史，呈集体发病。

2. 临床分型　潜伏期为半小时至数小时。

(1) 胃肠道症状：可有口咽烧灼感、恶心、呕吐、上腹灼痛及腹泻；重者可出现剧烈呕吐，甚至出现水、电解质紊乱、酸碱平衡失调及休克，可因多脏器功能衰竭而死亡。

(2) 神经系统症状：头痛、头晕、口周麻木、乏力、耳鸣、畏光、眩晕、高热、惊厥、昏迷、瞳孔散大、呼吸困难及呼吸衰竭，甚至死亡。

(3) 其他：可出现溶血、贫血及肠源性发绀。

(二) 辅助检查

1. 毒物检测　呕吐物中可以检测出龙葵素。

2. 血液生化检查　血常规、肝功能、心肌酶、电解质等。

3. 动脉血气分析　可以及时发现酸碱平衡失调。

4. 心电图　可以除外心肌梗死等病。

（三）治疗关键

迅速清除毒物，及时给予对症支持治疗。

【救治方案】

1. 清除毒物 早期催吐、洗胃，应用吸附剂及导泻。

2. 对症支持治疗 轻症患者可适当饮用适量食醋，并口服补液盐、糖开水及淡盐水；重者静脉补充葡萄糖盐水，注意纠正酸碱平衡失调及电解质紊乱，大量补液、利尿以加速毒素排泄。合并肠源性青紫症时可吸氧、静脉应用亚甲蓝，维生素 C 及输注葡萄糖液等；有溶血时应给予糖皮质激素。

四、亚硝酸盐中毒

亚硝酸盐主要是亚硝酸钠、亚硝酸钾，多为白色结晶性粉末，味微咸而稍带苦味，易溶于水。亚硝酸钠（钾）可用于食品加工及防腐，可因误用或误食而致急性中毒。某些蔬菜如青菜、小白菜、菠菜、萝卜叶等，野菜如灰菜、芥菜均含有丰富的硝酸盐和微量的亚硝酸盐，新鲜腌渍的咸菜和变质剩菜，由于硝酸盐还原菌的作用，使其所含的无毒硝酸盐可还原为有毒的亚硝酸盐，食用后可引起中毒。

亚硝酸盐毒性较大，摄入量达 0.2～0.5 g 即可引起中毒。

【病情判断】

（一）临床表现

1. 一般特点 患者有食用含亚硝酸盐食物史，发绀明显，呈集体发病。

2. 临床表现 有误食、误用亚硝酸盐制剂如亚硝酸钠，或有进食大量上述蔬菜和饮用含亚硝酸盐的井水史。亚硝酸盐中毒发病常急骤，多在食后 0.5～3 小时发病，长者可达 20 小时。

（1）亚硝酸盐中毒：主要表现为头晕、头痛、心慌、气促、恶心、呕吐及发绀（尤以口唇、指端更明显）；继而可出现烦躁、嗜睡、呼吸困难、血压降低、肺水肿、心律失常、惊厥、昏迷、呼吸与循环衰竭。

（2）高铁血红蛋白占血红蛋白总量的 10%～15%时，口唇、指甲及全身皮肤黏膜呈紫黑色、蓝灰或蓝褐色，与呼吸困难不成比例。

（3）高铁血红蛋白达 30%以上时，主要表现为头痛、头晕、耳鸣、心动过速，反应迟钝、精神萎靡、乏力等。

（4）高铁血红蛋白升至 50%时，患者可有心悸、气促、恶心、呕吐、腹痛、腹泻、心动过速、出冷汗等。

（5）高铁血红蛋白进一步增加，患者则可发生休克、心律失常、肺水肿、惊厥甚至昏迷，危重者可致死亡。

（二）辅助检查

1. 毒物检测 中毒后呕吐物或清洗液中可测到相应的毒物。

2. 血中高铁血红蛋白含量测定。

3. 动脉血气分析、电解质分析、血常规应作为常规检查。

4. 心电图可见心律失常、ST-T 段改变。

（三）治疗关键

口服亚硝酸盐时间不长者,应予催吐、洗胃、导泻,症状明显者,静脉输入大剂量维生素 C 和葡萄糖,给予亚甲蓝(美兰)治疗,1~2 mg/kg,静脉注射,必要时可重复一次。常规氧气吸入,休克患者补足血容量后病情仍不改善,适当选用升压药。

【救治方案】

1. 清除毒物　中毒后,迅速将患者移至空气新鲜而通风良好的环境中,吸氧,并使患者绝对卧床休息,注意保暖。轻症患者(高铁血红蛋白量在 30% 以下)多能自行恢复,因高铁血红蛋白大都能在 24~48 小时内完全转变为血红蛋白。误服亚硝酸盐应及早洗胃及导泻,现场不能洗胃者,宜先作催吐,如中毒时间较长,可配合高位灌肠以清除残存毒物。昏迷患者禁止催吐,以防吸入性肺炎。

2. 解毒治疗法

（1）亚甲蓝:10% 亚甲蓝 1~2 mg/kg 溶入 25%~50% 葡萄糖液 20~40 ml,于 10~15 分钟内缓慢静脉滴注,如症状仍不缓解,2 小时后可重复一次。

（2）应用高渗葡萄糖液和大剂量维生素 C:如用 50% 葡萄糖液 60~100 ml 加维生素 C 1~2 g,静脉滴注,或用维生素 C 1~2 g 加入 10%葡萄糖液 500~1 000 ml 中静脉滴注。维生素 C 可使高铁血红蛋白还原为血红蛋白,而脱氢的维生素 C 又被谷胱甘肽还原,以后又作用于高铁血红蛋白,如此反复不已;使血液中高铁血红蛋白浓度降低,但其作用不如亚甲蓝迅速彻底。此外,辅酶 A 和维生素 B,也有辅助治疗作用,故也适量应用。

3. 对症处理及支持疗法　如应用细胞色素 C 防治休克与呼吸衰竭等,病情危重经上述处理后发绀仍明显者,可输新鲜血 300~500 ml 或行换血疗法。

五、肉毒中毒

肉毒中毒是由肉毒杆菌外毒素所致的中毒性疾病。肉毒杆菌是严格厌氧的革兰阳性梭状芽孢杆菌,其芽孢耐热力极强。火腿、腊肠、罐头或瓶装食物被肉毒杆菌污染时,于缺氧情况下细菌可大量生长繁殖而产生外毒素,人食用后发生中毒。按照外毒素的抗原性不同,可分类为 A~G 7 型。引起人类疾病者主要为 A、B 和 E 三型所致,偶可由 F 型所致;引起婴儿肉毒中毒者则以 A 型和 B 型多见。肉毒杆菌外毒素是十种嗜神经毒素,毒力强大,但不耐热,在 80 ℃半小时或煮沸 10 分钟即被破坏,暴露于日光亦可迅速失去其毒力。媒介食品国外多为火腿、香肠、罐头食品;我国主要见于家庭自制发酵豆、豆制品(豆酱、红豆腐、臭豆腐、豆豉等),也见于肉类和其他食品。肉毒毒素经消化道吸收后进入血液循环,主要作用于中枢神经系统,婴儿摄入肉毒杆菌芽孢或繁殖体,病毒可在婴儿肠道内大量繁殖并产生外毒素,外毒素吸收后可出现症状。

【病情判断】

（一）临床表现

1. 一般特点　有进食肉类罐头等食品史,眼肌及舌咽肌相继麻痹,集体发病。

2. 临床表现

（1）有进食罐头等各类食品史,潜伏期为 2~24 小时,最长可达 8 日。

（2）最初为头晕、无力、恶心、呕吐、腹胀、腹痛、便秘或腹泻等,不一定伴有发热,随即出现眼肌麻痹症状,继之张口、伸舌困难,进而发展为吞咽困难。各种腺体分泌先兴奋后抑制,意识知觉改变不大。严重者可因呼吸、循环衰竭或因呼吸道感染而死亡。

（3）轻症患者可于1～10日内恢复,但全身乏力、眼肌麻痹可持续数月。

（二）辅助检查

1. 食物的厌氧菌培养阳性,经生化反应和涂片染色镜检鉴定,符合肉毒杆菌。

2. 食物滤液动物接种证明动物的中毒表现和肉毒杆菌中毒一致。

3. 血常规可有白细胞计数升高。

4. 电解质分析检查可以排除低钾性周期性瘫痪。

（三）治疗关键

清除毒物,予以催吐、洗胃、导泻。卧床休息,注意保暖。禁食,保持呼吸通畅,有咽下困难者应鼻饲或静脉营养,保证足够营养,维持水电解质平衡。及早给予抗毒素治疗。

【救治方案】

（一）紧急处理

1. 清除毒物　用压舌板刺激咽喉壁催吐,立即用清水或1:（2 000～5 000)高锰酸钾溶液洗胃。用活性炭25～30 g吸附毒素同时用硫酸镁15～30 g导泻。

2. 卧床休息,注意保暖　咽喉部有分泌物积聚时用吸引器吸出。保持呼吸通畅,呼吸困难者给氧,必要时人工呼吸。有咽下困难者应鼻饲或静脉营养,保证足够营养,维持水电解质平衡。快速大量补液供给热量,且促进毒素的排出。使用肌苷及能量合剂等以保护心脏和肝脏。

3. 抗毒素治疗　及早给予多价肉毒抗毒血清A、B、E,在起病后24小时内或神经麻痹前注入最为有效。静脉或肌内注入,每次5万～10万U,必要时6小时后再重注一次,重者以上剂量加倍。若中毒型别确定后,只注射同型肉毒抗毒素,每次1万U。注射速度要慢,开始不超过1 ml/min,以后也不超过41 ml/min。注射前必须做皮肤过敏试验,如为阳性,需脱敏后再应用。

4. 抗生素治疗　肉毒梭菌对青霉素敏感,给予足量青霉素。

（二）对症治疗

1. 有呼吸困难和痰液聚积者,予以吸痰、吸氧。有感染或有气管切开着,给予抗菌药物。肉毒毒素中毒死亡原因主要是呼吸肌麻痹及其并发症,机械通气是治疗重症患者的重要措施,及时正确使用机械通气可使患者度过呼吸肌麻痹近期的通气障碍。在机械通气过程中,应加强气道管理,注意无菌操作,吸痰;翻身拍背,保持气道湿化,保证呼吸道通畅。创伤型肉毒中毒患者,必须彻底清创,并给予抗血清。

2. 与肉毒中毒患者同食者,或所进食食物中检出肉毒外毒素尚未发病时,应皮下或肌内注射多价肉毒抗毒素0.5万～1万U作为预防。对已知型的可注射同型肉毒抗毒素1 000～2 000 U。

（三）支持治疗

支持治疗主要用于婴儿肉毒中毒者,但有人主张口服或肌内注射青霉素,以减少肠道内的肉毒杆菌菌量,防止外毒素的继续产生和吸收。婴儿血中很少有毒素,故一般多不用抗毒血清与抗生素。有报道显示应用抗生素后会引起毒素的释放。

第六节 乙醇中毒

乙醇即酒精,是无色、易燃、易挥发的液体,具有醇香气味。存在于所有含酒精的饮料中,其中白酒、白兰地酒、高粱曲酒等均含乙醇 40%～60%,葡萄酒含 10%～25%,啤酒含乙醇 2%～5%。急性乙醇中毒多由过量饮酒引起,俗称醉酒。乙醇主要经胃肠道吸收,健康成人空腹饮酒后约 1.5 小时吸收量可达 95% 以上,2.5 小时全部吸收,胃内食物可延缓乙醇吸收。以纯乙醇计算,成人致死量为 250～500 ml。当饮用大量乙醇后,即可引起中枢神经系统先兴奋而后抑制的表现。其临床表现因人而异,中毒症状出现迟早也各不相同,与饮酒量、血中乙醇浓度成正相关,也与个体敏感性有关。一般轻度中毒或中毒早期表现为面红、兴奋、欣快、多语、瞳孔扩大、心悸,步态不稳,动作不协调,判断力障碍。重度中毒出现昏迷、呼吸表浅、节律不整,甚至可因呼吸肌麻痹和循环衰竭死亡。

【病情判断】

(一)临床表现

1. 一般特点 有氨基甲酸酯类农药接触史,接触后出现头晕、恶心、呕吐、多汗、流涎、胸闷、视力模糊等症状,部分患者有自杀倾向。

2. 临床类型

(1)急性乙醇中毒:临床表现因人而异,中毒症状出现迟早也各不相同,与饮酒量、血中乙醇含量呈正相关,也与个体敏感性有关。急性乙醇中毒大致分为三期。

①兴奋期:血乙醇浓度达到 0.5 mg/L 时,即出现头痛、欣快、兴奋;血乙醇浓度达到 75 mg/L 时,可出现健谈、饶舌、情绪不稳定、自负、易激怒,可有粗鲁行为或攻击行动也可能沉默,孤僻;血乙醇浓度达到 1.0 g/L 时,驾车易发生车祸。

②共济失调期:血乙醇浓度达到 1.5 g/L 时,患者出现肌肉运动不协调,行动笨拙,言语不清,视力模糊,呈现明显共济失调;血乙醇浓度达到 2.0 g/L 时,出现恶心、呕吐、困倦。

③昏睡期:血乙醇浓度达到 2.5 g/L 时,患者进入昏迷期,表现昏睡、瞳孔散大、体温降低;血乙醇浓度达到 4.0 g/L 时,患者陷入深昏迷,心率快、血压下降,呼吸慢而有鼾音,可出现呼吸、循环麻痹而危及生命。

醉酒醒后可有头痛、无力、恶心、震颤等症状。上述临床表现见于对酒精尚无耐受性者。如已有耐受性,症状可能较轻。此外,重症患者可发生电解质紊乱、酸碱平衡失调、低血糖症、急性肌病、肺炎等并发症。个别人在酒醒后发现肌肉突然肿胀、疼痛,可伴有肌球蛋白尿,甚至出现急性肾衰竭。

(2)戒断综合征:长期酗酒者在突然停止饮酒后可发生下列四种不同类型戒断反应。

①单纯性戒断反应:在减少饮酒后 6～24 小时发病,出现震颤、焦虑、兴奋、失眠、心悸、出汗、恶心等症状,多在 2～5 日内缓解自愈。

②酒精性幻觉反应:患者意识清楚。幻觉以幻听为主,也可见幻视及错觉,多为迫害妄想,一般可持续 3～4 周。

③戒断性惊厥反应:往往与单纯性戒断反应同时发生,也可在其后发生癫痫大发作。多数只发作 1～2 次,每次数分钟。也有数日内多次发作者。

④震颤谵妄反应：患者精神错乱、肌肉震颤、意识模糊、恐惧及出现幻视，可伴有出汗、心动过速、血压升高等交感神经兴奋的表现。

（3）慢性中毒：是指长期酗酒造成的多系统损害。

①神经系统：a. Wernicke 脑病：眼部可见眼球震颤、外直肌麻痹，有类似小脑变性的共济失调和步态不稳。精神错乱显示无欲状态，少数有谵妄；b. Korsakoff 综合征：近期记忆力丧失，时空定向力障碍，对自己的缺点缺乏自知之明，用虚构回答问题；c. 周围神经麻痹：双下肢远端感觉运动减退，跟腱反射消失，手足感觉异常麻木、烧灼感、无力等。

②消化系统：可见反流性食管炎、胃炎、胃溃疡、胰腺炎及酒精性肝病。

③心血管系统：可出现心脏扩大、心律失常及心功能不全。

④造血系统：可出现巨幼红细胞性贫血、缺铁性贫血、凝血因子缺乏、血小板缺乏及血小板功能受损。

⑤呼吸系统：肺炎多见。

⑥代谢疾病和营养疾病：可出现代谢性酸中毒、电解质紊乱、低血糖症及维生素 B_1 缺乏。

⑦生殖系统：男性性功能低下，女性宫内死胎率增加。

（二）辅助检查

1. 血清乙醇浓度　可用于确诊和判断中毒程度。

2. 血清葡萄糖浓度　可及时排除糖尿病及发现低血糖症。

3. 动脉血气分析　急性乙醇中毒时可见代谢性酸中毒。

4. 血清电解质分析　急慢性中毒时可发生低血钾、低血镁及低血钙。

5. 心电图　乙醇中毒性心肌病可出现心律失常和心肌损害。

6. 肝功能　乙醇中毒时可见酒精性肝病和肝功能异常。

（三）治疗关键

轻症患者，一般不需要治疗；共济失调者避免外伤；昏迷者重点是维持重要生命脏器的功能；严重患者可行血液透析治疗，以促使体内乙醇的排除。

1. 详细询问病史，仔细查体，明确急性乙醇中毒的诊断。

2. 条件允许可进行血液乙醇含量检测。

3. 轻症卧床休息、保暖、口服补液促进乙醇排泄。

4. 紧急评估，迅速解除危及生命的情况，包括保持呼吸道道通畅，防止误吸，维持呼吸、循环功能，监测和稳定生命征。

【救治方案】

1. 一般处理　卧床休息，将头转向一侧，注意及时清除口腔内的呕吐物，避免呕吐物阻塞呼吸道；注意保暖、维持正常体温，尤其是在寒冷的现场更为重要；保持呼吸道通畅，吸氧。

2. 催吐　可以用筷子等刺激咽喉部引发呕吐反射，但已出现昏睡或昏迷者禁用。禁用阿扑吗啡等催吐。

3. 洗胃　不主张积极洗胃。重症患者，超大量高浓度白酒摄入、距饮酒时间间隔不长且无呕吐者可以洗胃；不能排除合并其他药物中毒者应洗胃。洗胃过程中注意防止误吸。

4. 补液、促进乙醇代谢

（1）对于轻度中毒者，多喝些茶水、绿豆汤或是淡盐水等饮料，以冲淡血中乙醇浓度，加速排泄。

（2）对于中重度中毒不能口服者，给予静脉大量补液，补充葡萄糖、B族维生素等，以促进乙醇代谢和排泄。补液可用5％～10％葡萄糖或葡萄糖盐液加维生素 B_6 100～300 mg，如无低血糖可加入适当普通胰岛素静脉滴注。另外可给予维生素 B_1 及烟酸各100 mg，肌内注射。

5. 镇静剂　应慎用，对于过度兴奋、狂躁影响治疗者，可给予小剂量地西泮（5～10 mg，静脉注射或肌内注射）。禁用吗啡、氯丙嗪和苯巴比妥类药物。

6. 纳洛酮　可缩短昏迷时间，并有呼吸兴奋作用，0.4～0.8 mg，静脉注射，0.5～1小时可重复应用，直至患者神志转清。也可以2 mg加入250～500 ml 15％葡萄糖液或生理盐水中持续静脉滴注。

7. 抑酸剂　急性乙醇中毒者多有消化道刺激症状，如有烧心、泛酸感，可加用 H_2 受体拮抗药，常用西咪替丁400～800 mg加入液体中静脉滴注；或法莫替丁20 mg，用20 ml生理盐水稀释后静脉注射或加入100～250 ml生理盐水中静脉滴注，每12小时1次。如患者合并有消化道出血，可加用质子泵抑制剂，如奥美拉唑或泮托拉唑40 mg，每日1～2次，静脉注射。

8. 注意低血糖的发生　如有条件，乙醇中毒者应常规测定血糖。不能测定血糖者慎用胰岛素。对于昏迷患者更应该监测血糖，注意低血糖昏迷。

9. 稳定生命征、对症处理　对于有低血压、休克者，应积极扩容、升压；对于呼吸抑制者，可应用呼吸兴奋剂；对于有脑水肿者，可用甘露醇（125～250 ml，每6～24小时1次）、甘油果糖（250～500 ml，每12～24小时1次）等降低颅内压。

对于重症患者，可考虑血液透析治疗以促使体内乙醇排出。透析治疗指征：血乙醇含量＞5 g/L，伴酸中毒，或同时服用甲醇或可疑其他药物。

第十三章　神经内科危重症监护简介

一、神经内、外科危重症监护的自然史

20 年前,作为一个专业,神经科危重症专业化监护还没有真正设立,而今已发展成为当今神经病学最流行的组成部分。为了正确认识这个领域的本质,明确其发展趋势,首先需要了解临床实践和相关领域的医学理论,神经重症监护病房的产生以及促其产生的医学、政治和经济原因。除了本书的旧版本之外,许多文章、论著、综述文献也都涉及该领域。许多危重症监护的综合性教科书都有关于神经监护的一章或几章的内容。神经科重症患者的监护技术很重要,已被纳入许多神经内外科医师的主流培训计划中。许多专业机构设置的课程、使用的教科书和组织的培训促进了神经科重症监护的发展。2003 年著名的神经重症监护协会成立并创办了自己的刊物,神经重症监护专业获得了与神经内外科的其他众多领域同等的地位。

神经病学、神经外科学、危重病学、麻醉学的专家们都对神经科或神经内、外科重症监护产生过影响,神经重症监护病房(N-ICU)或其他类似的病房已成为各种规模医院的常设机构。神经重症监护的开展,起初是为了满足患有神经科某方面疾患的家庭病床患者的需要,并希望能用 ICU 的一般原则对其进行护理。第二个原因是神经科的患者有时候也需要来自心肺监护、术后监护的临床经验,如神经肌肉疾患经常出现的机械性呼吸衰竭,颈动脉内膜剥脱术后的神经功能的改变。脑外伤后的营养需求等。

然而,神经科和神经外科重症监护主要是由一组重症疾病问题定义的,包括卒中、脑出血、脑和脊髓的损伤、癫痫持续状态、脑炎、神经肌肉瘫痪、脑肿瘤以及神经外科术后的问题,这些情况的处理不能简单地靠一般 ICU 配置完成(表 13-1)。对这些患者的监护不仅需要懂得神经系统检查及相关疾病过程,还需要了解脑血流量、颅内压、脑神经肌肉电活动的生理变化,了解脑电图及其相关技术、呼吸机机械学等,所有这些都是神经重症监护的领域。尽管有如此清晰的描述,定义该领域的核心内容却是相当困难的,因为它所涉及的床实践是多种多样的。狭义上说,神经科重症监护基本内容是绝大多数神经科疾患的急性状况,包括上述提到的状况的汇总。广义上说,神经科重症监护包括可以威胁脑和脊髓功能的所有疾病,由于存在脑、呼吸、心血管功能不全需要重症监护和监控,通过临床干预可改善预后的疾病。

表 13-1　典型 N-ICU 疾病所占的大致比例

初步诊断	入院比例
肿瘤术后(各型)	20%
卒中或短暂性脑缺血发作	15%
蛛网膜下隙出血	12%
头外伤(可手术的)	11%
脑出血(不包括蛛网膜下隙出血)	7%

初步诊断	入院比例
格林-巴利综合征	6%
硬膜下出血(急性和慢性)	5%
内科并发症	4%
重症肌无力	4%
介入神经放射学	3%
脊髓肿瘤	3%
癫痫持续状态	3%
椎板切除术后	2%
脑炎	2%
脑膜炎、脑脓肿、急性半球梗死/CO中毒、硬膜外出血等	<1%

可以肯定的是,随着神经重症监护的发展,所有与之相关的专业部分——神经病学、神经外科学、重症监护、麻醉学都有了很大的改变。重症监护的神经科和神经外科医师已经确定了这些领域的疾病的神经科症状,与神经科预后和脑死亡有关的问题也在神经重症监护病房的发展过程中得以改进,这种结合体现在严重疾病中数种普遍存在但以往未被认识到的神经科症状得以确认。

神经科监护病房存在的理论基础是将神经科重症患者集中到一所医院,由经过特殊培训的护士和医生集中护理治疗,以期望能够降低致残率和死亡率。根据其他重症监护的范例,可以进一步预测,有些患神经科疾病的患者,可能会出现一些迟发性的问题,这些问题只能通过缜密的临床观察和生理监测才能发现,并且可以通过专业性的迅速干预而得到一定程度的解决,而所有这些已经超出医院普通病房的能力、范围。这些患者的病情复杂,病情监测需要有专门培训过的医护人员和特殊类型的技术。我们不再需要像过去那样为神经科重症监护的存在价值而争论了,现在唯一值得探讨的是各种组织模式相这些监护室的卫生经济学的细节问题。

这些问题不应该掩盖神经科疾病和其他严重疾病的患者的不同,神经系统功能的改变以其他全身性疾病所不具有的方式深刻地影响患者的机体,患者的活动、交流及思维过程都会发生显著的改变,从而非常需要他人来解释并完成他们的需要。同样,大多数对普通躯体疾病有一定了解的家庭觉得很难照顾一个患有神经科疾病的患者。只是安慰家庭成员通常没有什么用处,家庭成员们可能会由于对神经疾病知识甚少而感到内疚、焦虑以及极度的恐惧。突然发生的且严重的脑损伤使得家庭成员及他人没有时间向患者表达感情,如果监护室医护人员处理不当的话,可能会给患者造成很大的压力,行为的改变如意识的模糊、谵妄、失语将会在很大程度上改变患者的形象,比最可怕的躯体疾病更让家人感到沮丧。对于脑死亡后摘取可移植器官的操作就是一个例子,由于这样的疾病发生率低且要求的技术精度高,所需要的专业技术的培养必须在神经重症监护室内进行。医护人员要指导神经科重症患者、患者的家属和其他人员在患者护理和康复方面如何度过这些艰难的时期,在这些方面对于医护人员的能力要求与其他科室的人员是有区别的。

二、神经重症监护病房医师

神经病重症监护病房医生是为数较少的全程监护的亚专科医师,这些临床医师主要负责处理神经科重症患者的治疗,拥有处理继发于这些危重病的各类情况的知识相经验,也具有传统的重症治疗技术。另外,这些医师还能熟练进行一些只用于神经科疾病的操作,如颅内压监测、脑电图、各种诱发电位相神经肌肉试验等。

N-ICU 医生必须有领导能力,能建立和实施临床及管理制度,与护理人员及其他人员密切合作,并在监护室的各种服务中起联系作用。实际上,一个监护室要取得成功,N-ICU 医师的医学才能很重要,他们上述的这些作用同样很重要。

另外,以往纳入神经科普通临床中的专业技术(如对癫痫持续状态和代谢性脑病患者的处)已经被非正式地归属到神经重症监护之下。严重的心律失常、心源性相中毒性休克、低氧性呼吸衰竭,以及需普通外科和胸科介入的术后并发症,在神经科监护室的发生率比普通内科监护室要低。神经重症监护室与内外科监护室的另一个区别是神经科疾病的预后量化是很困难的,各种治疗效果很难肯定,很多的严重脑损伤或脊髓损伤的患者预后通常不好,与内科重症监护室患者的预后相比,容易产生一种治疗无效的认识,结果容易误导人们。神经科治疗的目标是预防造成神经细胞继发损伤的各种因素的出现,最大限度地提高患者的预后,使他们在危险期度过后,仍有可能乐观地生活。

对于 ICU 医师进行哪些训练一直是讨论的焦点,但是人们在以下内容的训练上观点趋于一致:N-ICU 医师要有处理神经科和神经外科疾病的直接经验(这类经验通常通过做住院医师获取),要有核心重症监护方面的知识,并接受过各种技能培训(包括呼吸机的使用、急性心血管疾病的处理、中心静脉、动脉压力的监测);具有处理各种内科重症患者(如肺炎、脓毒败血症、肺栓塞、复合型损伤等)继发疾病的能力和经验;受过 ICP(颅内压)监测和处理的特殊训练。通常在 N-ICU 进行一年或一年以上的实习是必需的,当然要是在内科或外科重症监护室进行过专业培训是比较理想的。受训者应该学会一些诸如动脉、静脉、肺动脉插管的技能,至少应该能够解释波形的具体意义,能够排除一些仪器的故障。大家都很清楚,要想在 N-ICU 工作,单单进行脑血管疾病的处理训练是不够的。

关于 N-ICU 的行医执照问题也有一些争议,但这个问题不在本文论述的范围。但笔者只能指出,应制定一个培训的最低标准。在神经重症监护方面有经验的医师应该监督那些对准备从事神经重症监护的医师的培训。直到现在,公认的神经重症监护室的工作内容范围还是很难确定。神经外科医师、麻醉监护师、神经科专家都试图在神经重症监护方面通过获得证书来使他们的工作内容范围合法化。1985 年美国神经外科协会考虑颁发神经外科重症监护跨专业证书,后来又对这件事情做了重新考虑,神经外科麻醉及支持护理学会(成员超过 1 000 人)促进了神经重症监护室相关临床研究。1988 年,专门从事急重症监护研究的美国神经学科学院神经急重症监护专业成立,该专业发展迅速,并提供相关课程,举办科教会议,发展速度与康复和疼痛神经病学和其他科学的发展速度不相上下。该组织收集了大量的神经监护医师经常需要解决的各种临床问题的共识指南,为培训方案提供指导,召开科学会议。

三、N-ICU 的运行

前面已经提到了很多 N-ICU 所涉及的政治与战略因素,但是还需要补充几点。神经病学、神经外科学、麻醉学及其他医学之间的相互影响可以通过确定明确的监护目标而得到简化。例如,神经科危重患者和神经外科术后患者在床位上就可以存在内在的竞争,在服务和明确入院标准上制定合作计划可以防止管理上的分歧,理想的监护室应满足整个服务过程中的需要;当然,理想的监护室也能在各种类型的患者之间保持平衡。如既有神经肌肉疾病又有急性中枢神经疾病的患者;既有神经内科疾病又有神经外科疾病的患者,这样每个医学领域的专业技术都能得到持续发展。

N-ICU 医护专家应该制定患者入院、出院的指南,制定各自领域解决经常出现的问题的标准,颅内压升高的处理、各种监护设备的使用、呼吸衰竭的治疗、蛛网膜下隙出血患者的护理、脑死亡的判定、护理技能的训练以及监护室内所有人员的责任都应该标准化。当然,指南应该具有一定的可操作性,以适应不同的情况。一项研究表明,有专人负责协调管理、全职医护人员协作良好的重症监护室,其工作效果要好于普通重症监护室。

N-ICU 的医护人员需要精通神经病学,具备危重症监护技术以及特殊仪器设备和监护室内用药的知识,一般 1 名护士护理 2 名危重患者,有时会增加到 1 名护士护理 4 名患者,而某些病情不稳定的患者在一定时期内就需要 1 个专职护士。

四、神经外科重症监护病房的起源

据非官方统计,目前在北美学院附院大约有 45 个大的神经科监护病房。在社区医院和学院附属医院里小规模的神经外科监护病房的数量则更多,在欧洲有 30 多家以上的不同规模和结构的神经监护病房(尤其是在德国,这一领域很先进)。在 20 世纪六七十年代,许多大型的研究中心在内科或神经科病房里也预留几张床位或一间大屋子用来监护那些需要频繁护理监护的患者。而在其他医院,神经外科手术后恢复患者与住院超过一天的重症监护患者住在一起。这些"非正式监护室"与现代监护室的起源并存,比如说在 20 世纪 50 年代早期欧洲脊髓灰质炎流行之后,呼吸科病房开始兴盛;后来神经外科术后麻醉复苏病房、普通内科和外科重症监护室在大部分医院里开始出现;早期设立的监护室中值得一提的是 Radcliffe 医院的 Spalding 和 Crampon 监护室以及哥本哈根的 ibsen 监护室。这几个监护室的设立主要是为了提供在当时来说还是很新型的机械通气服务。Pontoppidan 及其同事总结过内科和呼吸科重症监护室的演变过程。其他为住院患者提供的专门治疗,尤其是卒中和癫痫病房对 N-ICU 的实践和设计也起到了很重要的作用。

大的综合学术 N-ICU 于 1977 年始建于北美的马萨诸塞州总医院,主要是神经外科部的 Nicholas Zervos 努力的结果,它最初是在一位神经医师和一位神经科麻醉医师的管理和一位神经外科医师密切协助下运作。从 1980 年起开始进行新人培训。然后,在 JohnsHopkins,Columbia-Presbyterian 及其他地方都建立了 N-ICU。在 20 世纪 70 年代,在迈阿密 Richmond 和美国其他地方以及欧洲建起了主要针对脑外伤的监护室,这推动了脑内压监测的应用。大的 N-ICU 现在是很多有规模的学术研究中心的组成部分,由各科医师负责管理。

然而,在综合医院里,当患者少到不足以单建一个 N-ICU 时,最常见的安排是把严重的患者转入内科或神经外科重症监护室;即使没有专门设立 N-ICU,在 N-ICU 里开展的临床诊断和实践也可以被用于急症病房、手术室、术后病房以及普通神经科和神经外科服务。

五、N-ICU 的经济效益

对于神经科专家医生来说,N-ICU 似乎确实有很多的益处,但是这些益处很难定量,而且一定程度上还要取决于你从经济角度还是医学角度来看这个问题。通常的认识是与内科患者（如消化道出血、心肌梗死患者）相比，严重的神经科患者不论在何种类型的监护室中，费用都是昂贵的，治疗结局也是差的。在很多病例中，尤其与内科重症监护室相比，神经科疾病的治疗费用与治疗效果的比值都不是很理想。另外神经外科术后患者的护理所占用的资源使 N-ICU 是否有存在价值的问题变得更加复杂。设立这样的监护室可以提高神经外科的工作能力，减轻术后病房和外科重症监护室的工作压力，同时也可以降低诸如脑卒中及神经肌肉麻痹等疾病的需要长期护理的患者的费用。

　　所以，确定一个 N-ICU 启动与运转所需的费用是非常困难的，而且还会因看问题的角度。要建一个新的 N-ICU 肯定会引起争议。从最基本的管理角度来讲，应该制定一个商业计划，对以下问题进行考虑。经济效益方面的考虑包括：可以吸引新的患者、增加神经外科患者数，由于特殊诊疗（如神经科电生理检查，还有重症监护中常见的静脉插管等）增加专项收费，可能减少神经科或神经外科非重症或其他重症监护病床的数量，还有可能使某些患者提前出院，费用方面的考虑包括：参加专业培训的护理人员的增加产生的费用，增加或改造医院设备，购置监护仪器费用等。这些费用方面的考虑是基于美国普遍实行的（如诊断相关协会、维持健康费用组织实行）补偿方案，有时是基于欧洲或其他医疗组织制定的成本限制条件。当然，通过这样的方式来计算 N-ICU"投入产出"是难免的。另外，如果再考虑财政支出是否与救治的患者数量或工作人员的工作效率成正比，启动和运转费用则更难确定，因为没有人能够精确计算出来这些数字，只要不把这些考虑与重症监护对患者的价值和对临床研究的贡献混为一谈，都可以对是否组建一个新的 N-ICU 或对是否要维持一个新 N-ICU 各执一词。从严格的经济学角度上讲，由于目前实施的医疗政策，N-ICU 不可能带来经济效益，大多数我熟识的 N-ICU，尽管很忙，但是只能保持收支相抵，有的甚至处于亏损状态，但是从促进复杂的神经科发展，减轻内科监护室压力，吸引患者多次住院等大的方面讲，重症监护还是可能带来经济效益的。按照达尔文的适者生存的理论来判断 N-ICU 的价值，有人会认为，既然监护室不会带来经济效益，医院管理者应该放弃组建，接受患者的部分流失，然而一旦他们从更高的角度上看这个问题，就会发现神经内、外科不开展一些积极的诊疗项目，会给评价这些监护室的价值增加另一层复杂性。

　　有人理所当然地会问，在美国或其他地方是否所有中大型或更小一些的医院真的需要这些监护室，监护室的地区分布是否要切合实际（当然要切合实际）。然而，目前的现状是，在一个地区有很多医院提供类似服务，医院很多部门的服务也有重叠，各个医院之间和神经科与神经外科之间有必要采用灵活的转诊模式，因此实现合理分布的可能性不大。

　　一个相关的问题是把普通重症监护室用于护理神经科危重患者。这种做法产生的费用因具体情况的不同而不同，比如对于不同的服务是安排固定的还是流动床位，使用普通重症监护室还是使用专业护理人士，进行危重症监护还是靠神经内科/神经外科医生，外科术后患者所占比例等，不论从临床上还是从经济收入上，判断普通重症监护室用于神经科患者监护的价值都是不可能的，而肯定的是，神经科和神经外科的患者人数之多，使我们有理由相信，设立 N-ICU 或把普通 ICU 改建成 N-ICU 很有必要。

第十四章　神经系统脑检测

　　早在 1854 年的克里米亚战争(Crimean War)时期,佛罗伦萨·南丁格尔(Florence Nightingale)就将危重病患者安置在邻近护士站的周围,以加强巡视和护理。一个半世纪过去了,许多医院的危重病患者已经能够在具有先进监测仪器设备和专业医护队伍的重症监护病房(intensive care unit,ICU)接受诊断与治疗。由于心血管功能与呼吸功能的成功保持,无数危重症患者得以重生。然而,脑功能损伤的恢复问题成为新世纪更加严峻的挑战,其关系到生存的意义。脑功能损伤(原发性或继发性)后,由于特殊的解剖结构特点和复杂的病理生理特征,使其支持和逆转工作异常艰难。首先亟待解决的问题是建立脑的监测系统相评价标准,以此正确分析和准确判断脑功能损伤的程度,指导脑功能损伤的治疗、预测脑功能损伤的预后;以及进行合理的医疗决策。

　　20 世纪 80 年代末,脑电图和诱发电位技术开始用于神经科重症监护治疗病房(neuro-intensive care unit, N-ICU)或其他 ICU,这是神经病学和危重病医学的重大进步。床旁脑电生理操作已不受或很少受其他因素的干扰,计算机收集、储存、回放等技术的飞速发展,使脑电生理信息的实时监测与分析成为现实。脑电图(EEG)监测对脑的病理生理变化异常敏感,能够捕捉脑细胞内或脑细胞间微小的代谢变化,从而对不同程度的脑功能障碍做出判断。EEG 与脑血流量有极好的相关性,可监测脑皮层细胞缺血缺氧性变化,目前已用于确定治疗时间窗(therapeutic window)和指导动脉血管手术。EEG 检测位点与大脑半球解剖结构极好的相关性,解决了重症不能搬出 ICU 行脑 CT 或 MRI 检查的问题,EEG 可帮助定位诊断和动态病变演变过程。EEG 能够检出非痉挛性癫痫(nonconvulsive seizures,NCS)或非痉挛性癫痫持续状态(nonconvulsive status epilepticus,NCSE),对指导癫痫药物的使用、控制 NCS 或 NCSE 具有特殊的优势。然而,EEG 监测最大的遗憾是受麻醉剂和安眠镇静药物的影响;如巴比妥类或地西泮类药物可抑制脑电波发放,使 EEG 描记呈"电静息"(flat)状态。诱发电位(evoked potential,EP)技术弥补了 EEG 的不足,使脑电脑电生理监测更加完善。EP 监测包括脑干听觉诱发电位(brainstem auditory evoked potential,BAEP)、体感诱发电位(somatosensory evoked potential,SEP)、视觉诱发电位(visual evoked potential,VEP)和运动诱发电位(motor evoked potential,MEP)。EP 与特定的脑组织解剖结构密切相关,可确定一个或数个厘米以内的神经传导缺失。EP 在神经系统物理检查困难(眼部或面部疾病或外伤)、检查结果难以解释以及脑死亡诊断有质疑时,可提供敏感、可靠、客观的依据。EP 不受麻醉药物的影响,甚至当高剂量巴比妥足以引起 EEG"flat"时,EP 成分仍然不会改变。EP 亦很少受代谢因素的影响,当代谢性脑损害时,EP 成分可基本保持正常。因此,EP 可识别巴比妥过量或代谢性疾病引起的昏迷。EP 解剖定位的准确性和生理代谢的恒定性决定了其临床应用的基础,因而有人称之为"生理解剖"学检查。EP 对呼吸心搏骤停复苏、颅脑外伤和中枢神经系统感染等所致昏迷的预后预测更加准确,与格拉斯哥评分(Glasgow coma scale,GCS)、颅内压监测、神经影像学检查或其他临床检查相比,错误率减少约 50%。EP 作为无创颅内压监测的手段,可预测脑疝的发生,根据 EP 预测结果进行处理后脑疝危险减少。EP 监测技术的不足之处在于受解剖结构的局限,当病变未累及 EP 监测的神经通路时,其结果可完全正常,因此,EP 正常不等于脑功能完整无损。总之,无论 EEG 还是 EP,其 ICU 的应用价值日益受到重视,随着科学技术的不断进步、高质量医疗需求的不断增加,脑电生理监测将成为脑功能损伤不可或缺的、客观的诊断与评价依据,在辅助或替代医源性昏迷检查和神经麻痹检查、监测脑功能状态、衡量病情危重程度、准确反馈治疗信息、指导药物治疗、预测预后和医疗决策等方面将发挥更大的作用。

自主神经功能监测是近十几年发展起来的评价脑功能损伤程度的另一新方法。很早就有人注意到脑功能损伤时常常伴随严重的自主神经功能紊乱,但始终找不到监测与评价的客观手段,直到 20 世纪 90 年代,Stephen 发现心率变异(heart rate variability, HRV)与脑卒中相关。HRV 是用动态心电图持续监测,经时阈或频阈定性、定量分拆,了解自主神经总活性、交感神经活性、副交感神经活性,以及交感与副交感神经张力平衡的方。脑功能损伤累及反层(岛叶)、下丘脑、延髓等部位时,自主神经的核上性刺激减弱或消失,出现自主神经总活性降低、副交感神经与交感神经张力失平衡的 HRV 变化。其变化程度与脑功能损伤的程度有相当好的一致性。此外,重症脑功能损伤时 HRV 还可预测恶性心律失常或心搏骤停的发生。虽然 HRV 目前还很少被人们所认识,但颇具临床研究和应用前途。

脑血流量(cerebral blood fluid, CBF)直接测定的方法有限。同位素清除法(无创吸入法和有创颈内动脉注射法)是通过扩散和清除同位素速率对 CBF 进行检测的方法;但其不符合床旁、连续、简便等监测要求,未能被 N-ICU 采用。经颅多普勒超声(transcranial Doppler ultrasound, TCD)可通过 Doppler 方程式计算 RBC 运动速度,间接了解脑血流状态。其符合床旁监测的要求,近 20 年来 TCD 已愈来愈多地用于 N-ICU,但检测结果的精确性尚待提高。

颅内压(intracranial pressure, ICP)监测在 20 世纪后半叶就已用于临床,包括脑室内、脑实质内、硬膜下或硬膜外 4 个部位的监测,其中脑室内 ICP 监测最为精确实用。但这些方法均为有创 ICP 监测,具有感染(4%)、出血(0.7%)和创伤的风险,此外仪器设备和技术方面的要求亦较高,临床应用和普及受到限制。近些年来无创 ICP 监测技术迅速发展,如视网膜静脉、耳鼓膜、生物电阻抗检测以及 EEG、EP、TCD 等检测方法。无创 ICP 检测避免了许多风险,但检测的精确性、连续性和量化等问题尚未得到满意的解决。

脑功能监测技术应用于临床的历史并不长久,以往已有的监测技术在不断地改进、发展和完善;而今新的监测技术随着科学技术的发展在不断涌现,如神经内分泌功能监测、脑温监测、脑组织氧监测等。如何尽快掌握这些监测并用于实践,对从事急危重症神经疾病研究和临床工作的医师十分重要,本章将分别对相关内容予以详细介绍。

第一节　脑电图监测

随着电子技术的高速发展,脑电图(EEG)的持续监测(EEG monitoring)成为可能。20 世纪 90 年代的研究表明 EEG 监测具有以下的优点:①比临床观察更敏感和特异;②非入侵性,更加安全;③可操作性强,不干扰治疗和护理;④可阅读性好,通过计算机网络实现实时会诊;⑤可预测性好,为医疗决策提供依据。

一、EEG 监测的神经生理学原理

1. EEG 与脑代谢　大脑皮层突触后电位包括兴奋性和抑制性突触后电位,在时间和空间上的总和形成了 EEG。间脑的网状激活系统对 EEG 节律的形成也有很大影响。无论大脑皮层还是间脑的电活动均以代谢为基础,而代谢又依赖许多因素的参与,包括酶的合成、底物的磷酸化、轴浆流的运输和 ATP 的生成等。如果这些代谢因素发生变化,必然引起神经元和神经胶质细胞活动的改变,并通过 EEG 反映出来。EEG 异常虽然缺乏特异性,但有很高的敏感性。

2. EEG 与脑缺血缺氧　大脑对缺血、缺氧性损伤非常敏感,广泛的缺血、缺氧将导致大锥体细胞脱失,层状坏死形成。EEG 主要产生于大脑皮层 3~5 层的大锥体细胞,大锥体细胞对缺血、缺氧的脆弱性使 EEG 异常敏感。

3. EEG 与脑血流　有研究表明,EEG 的异常变化出现在细胞膜功能障碍和组织 ATP 水平降低之前。脑血流量(CBF)下降到 20~25 ml/(100 g·min)时,EEG 的频率、波幅发生变化;CBF 下降到 17 ml/(100 g·min)时,突触活动减少;CBF 下降到 10~12 ml/(100 g·min)时,细胞的能量代谢消失,细胞死亡。从而提示 EEG 从出现异常到细胞能量代谢停止、细胞死亡之间有一发生发展过程,这一过程为治疗提供了机会,也称之为"治疗窗口"。如颈内动脉内膜剥脱术中夹闭内动脉时,如果有局灶性脑缺血发生应及时放置短路管道,EEG 记录到的脑电恢复先于临床检测的神经功能恢复。因而通过 EEG 监测技术可指导手术的进行。

4. EEG 与脑局部解剖　国际标准 10~20 导联系统的电极位置与大脑皮层的局部解剖有直接对应关系,可以提供有意义的定位诊断依据。

5. EEG 与癫痫发作　癫痫是大脑神经元过度放电所致的中枢神经系统功能失常,其临床表现多种多样。当癫痫发作不确定或非痉挛性癫痫发作(nonconvulsiveizures,NCS),即只有脑电发作性活动而无肢体异常活动时,EEG 作为客观检查手段尤其重要。有时癫痫甚至是昏迷的原因,因此 EEG 成为确定诊断的唯一工具。

二、EEG 监测方法

EEG 监测普遍使用国际 10~20 导联系统,电极从 8~16 个不等,以 16 导联居多,电极数量选择应根据不同的目的而定,重症患者的监测最好不少于 8 个电极。N-ICU 在进行重症肺功能损伤的监测与评价研究时选择 8 个位点:FP_1、FP_2、C_3、C_4、T_3、T_4、O_1 及 O_2 安放电极,两侧对称,每次描记至少 30 分钟。在记录最平稳时段给予声音刺激(耳边呼唤)或疼痛刺激(按压甲床),观察是否存在 EEG 反应性。动态监测的时间相次数根据研究的需求而定。

三、EEG 临床的监测应用

1. EEG 的监测用于昏迷　EEG 的某些模式可为明确昏迷的原因提供线索。假纺锤波或假 α 昏迷模式,提示三环类抗抑郁剂、苯二氮䓬类或巴比妥类镇静药物中毒。普通的 θ 或 δ 活动伴随阶段性三相波,提示肝性脑病或肾性昏迷的可能,昏迷程度和死亡率与 EEG 异常的程度常常呈正相关。此外,无论是代谢性昏迷、缺氧性昏迷、脑外伤昏迷还是脑血管疾病昏迷,某些 EEG 模式,如无变化或无反应性的 α 昏迷、爆发-抑制、广泛癫痫样活动等均提示预后不良。根据 EEG 反应和 EEG 分级标准可预测昏迷的预后。

2. EEG 监测用于痉挛性或非痉挛性癫痫　明显的癫痫发作在临床上很容易识别,当只有

脑电发作性活动而无肢体异常活动,即非痉挛性癫痫发作(NCS)或非痉挛性癫痫发作持续状态(nonconvulsive status epiepticus,NCSES)时,仅靠临床观察难以发现。NCS和NESE在N-ICU中较为常见,能否及时发现并予以及时干预对脑功能的恢复举足轻重。急性脑功能损伤的意识障碍,常与NCS或NCSE的意识障碍同时存在。此时,EEG监测成为判断NCS或NCSE以及评价治疗效果的唯一手段。N-ICU患者中约20%~27%为NCS,其中大多数(76%)是NCSE,这些患者中33%预后很差。此外,癫痫患者在接受足够的抗癫痫治疗后,约12%~20%转变为NCS或NCSE。如果在EEG监测下继续予以抗癫痫治疗,则异常脑电波消失,患者意识逐渐清醒,预后明显改善。如果不能及时诊断和治疗或治疗不彻底,将导致死亡率增加。一项关于癫痫死亡原因的调查表明,因原发疾病死亡的占58%,因NCS直接导致死亡的占33%,原因不明的死亡占9%,显而易见NCS是一重要的致死因素。

3. EEG监测用于颅内压增高　EEG与颅内压增高之间的量化关系并不十分明确,有报告持续颅内压增高超过28 mmHg(380mmH$_2$O)时,EEG表现为爆发-抑制,提示大脑严重缺氧。一项EEG、经颅多普勒(TCD)超声与颅内压相关性的研究提示,当颅内压和脑血流量发生变化时正EEG随之变化。推测这一变化也与颅内压增高时脑血流量下降、脑功能受影响有关。此外,EEG在监测降颅压药物的应用方面发挥一定作用。如使用巴比妥酸盐类(如戊巴比妥)药物降颅压时,发现个体对药物的敏感性差异很大,仅通过血浆和脑脊液药物浓度监测很难掌握药物用量,而EEG对药物的反应相当敏感,EEG出现爆发-抑制模式时提示药物剂量适宜,此时大脑氧利用率最低,再增加药物剂量只能导致电静息,不会进一步降低大脑氧利用,并有药物过量的危险。因此,EEG被认为是监测巴比妥酸盐类药物降低颅内压最可靠的指标。

4. EEG监测用于脑血管疾病　缺血性和出血性急性脑血管疾病的EEG异常率高达97.6%,其中发病当天的异常率为45.2%,3天后上升到58.2%。大脑半球大面积梗死的EEG改变表现为:①患者普遍δ活动,颞和颞前最明显;②患侧α波、β波和睡眠波减弱或消失;③患侧所有的EEG活动受抑制;④由于容积效应和中线位移,对侧额叶出现δ波或短暂的节律性δ活动。急性脑梗死患者的脑灌注压不稳定,约43%的恶化发生在第一个24小时,EEG可作的床边间接了解脑灌注压的手段。最近,一项脑血流量EEG的研究发现,CT脑血流(xeCT CBF)降低的程度与脑梗死的面积和继发性肺水肿密切相关,EEG出现相应的变化。大脑中动脉支配区域严重梗死的患者,xeCT CBF降低到10.4 ml/(100 g·min)时出现严重脑水肿,降低到8.6 ml/(100 g·min)时演变为脑疝,EEG表现为脑侧慢波、弥漫性慢波、尖波或癫痫波。当大脑中动脉缺血患者的平均动脉压上升到150 mmHg时,不正常的EEG得以转复。颈内动脉内膜剥脱术中的EEG监测进一步证实了上述发现,及时放置短路动脉,缺血区域的EEG异常很快恢复,并且恢复先于临床检查的神经功能性恢复。局灶慢波或普遍性慢活动的好转意味着脑功能的改善,约90患者的EEG好转发生在临床症状和特征改善之前,从而提示EEG变化出临床比临床表现更敏感。

Jordan提出急性脑梗死的EEG新模式(regional attenuation without Delta,RA-WOD),主要表现为缺血灶的所有波形弱化,缺乏δ波。这一模式与颈内动脉内膜剥脱术中脑缺血,即脑血流量降到12 ml/(100 g·min)以下的EEG发现一致,其特点是:①神经功能缺失严重,美国国立健康研究院卒中评分(NIH Stroke Scale)平均31分;②同侧xeCT CBF降低到梗死水平;平均rCBF为8.6ml/(100 g·min);③同侧皮层诱发电位缺如;④同侧颈内动脉和大脑中动脉经颅Doppler超声显示血流速度显著异常;⑤55%的患者复查CT显示更大面积的脑梗死和严重脑水肿;⑥预后很差,死亡率67%。RA-WOD模式意味着脑血流量的严重不足,大面积脑梗死不可逆转,同时标志着脑水肿严重。EEG异常的出现比CT早,从而为不能离开急诊或N-ICU进行CT或MRI检查的患者提供了诊断依据。在急性脑梗死尤其是溶栓治疗后引起的脑出血或脑水肿的治疗中,EEG监测可及时发现问题并提醒医师及早处理。

5. EEG监测用于病房管理　EEG监测在病房管理中起着重要的作用,尤其是在决定患者能否转出N-ICU或能否离开N-ICU做其他检查时显得格外重要。在EEG监测与患者管理的研究中,将EEG结果与一个或多个医疗决定相关视为决定性;将EEG结果需结合其他临床发现方能做出一个或多个医疗决定视为贡献性;对治疗决定无任何影响的视为无贡献性。研究结果发现,EEG监测在急性脑血管疾病患者的管理中,决定性和贡献性占86%,在代谢性昏迷、颅内肿瘤、颅内感染和颅脑外伤患者的管理中,决定性和贡献性占62%。从而说明EEG监测在N-ICU病房管理中具有相当重要的作用。

第二节　诱发电位监测

诱发电位(evoked potential,EP)是指神经系统在感受体内外各种特异刺激时所产生的生物电活动。当刺激类型及强度不变时,诱发电位的波形稳定。刺激与反应波之间有锁时关系,即诱发电位在刺激之后的固定时间出现,具有很好的重复性。应用电子计算机技术可将特定时间出现的诱发电位放大,并从随机的自发脑电活动中提取出来。通过诱发电位测定了解神经系统功能状态。是继脑电图(EEG)和肌电图(EMG)之后临床神经电生理技术的第三大进步。

"诱发"相对"自发"而言,EEG则是大脑皮层在无外界刺激时产生的自发电位活动,具有连接性和节律性;而EP是中枢神经系统感受外在或内在刺激过程中产生的生物电活动,须通过计算叠加技术完成。

频率、振幅、波形、位相、其他诱发电位具有反应形式恒定的特征,不同健康人之间的检测,同一健康个体不同时间的检测,在相同的刺激(如SEP刺激躯体感觉系统同名神经的同一部位、BAEP刺激听觉感受器)下,均可以引出特定形式的反应(电变化)。该反应有一定的空间分布范围,即必须在相应的神经系统传导通路(如躯体感觉系统通路;听觉传导通路)上才能记录到。诱发电位与刺激有明显的锁时关系,即各波均有相对固定的潜伏期。

诱发电位的分类方法很多,最常用的有两大类,即外源性的、与感觉或运动功能有关的刺激相关电位和内源性的、与认知功能有关的事件相关电位。外源性刺激相关电位通常又可分为脑干听觉诱发电位(BAEP)、视觉诱发电位(VEP)、体感诱发电位(SEP)和运动诱发电位(MEP)。应用诱发电位动态监测中枢神经系统功能,在N-ICU已有20多年的历史,因其可以满足监测的基本条件和需求而得到应用。其优点为:①比临床观察敏感、特异、安全、无创;②易于操作相分析;③可在床边进行、不干扰治疗和护理。

健康人的诱发电位存在个体内和个体间差异,诱发电位对操作环境、刺激和记录条件的一致性要求较高,各医院或研究单位的实验室应先通过对健康人群的测试建立各目的正常参考值,以便日后开展工作时进行对照研究。诱发电位检测应在安静的环境内完成,并排除外界各种干扰(如50 Hz波干扰)。受试者应尽可能处放松状态,以避免眼电、肌电伪迹。受试者躁动不安、不能配合检查时,可给予镇静剂(如苯二氮䓬类)使受试者全身放松,大多数镇静安眠药物对诱发电位的采集没有明显影响。

一、脑干听觉诱发电位

脑干听觉诱发电位(BEAP)指听觉感受器在接受一定强度的声音刺激时,听觉传导通路发生的一系列电活动。这些点活动可用电子计算机技术将其叠加、放大并记录下来。1971 年 Jeweet 最早报告从头皮记录到来源于脑干听觉通路的短潜伏期诱发电位,即 BEAP。由于 BEAP 各波有相对固定的起源、恒定的潜伏期,并且不受意识状态和镇静药物的影响,故在临床上得到了广泛的应用。

1. 检测方法　受试者仰卧于床上,闭目,放松,安静不动。烦躁不安、意识障碍、不能配合者可予镇静剂使之安静。采用国际脑电图记录 10～20 系统安放电极,记录电极置于颅顶(Cz 点),接地电极置于前额正中(Epz 点),参考电极置于声刺激同侧的耳垂或乳突。酒精棉球脱脂后安放电极,要求皮肤电极阻抗小于 8 kΩ。用插入式耳机,经一侧耳机输入短声刺激 11.1 Hz,刺激强度 85～95 dB(nHL),对侧耳以 40 dB 噪声遮蔽,带通 80～3 000 Hz,灵敏度 25 或 50 μV,平均叠加 1 000～2 000 次,分析时间 10 ms。每耳每次检查至少重复两次,直到能清晰 I、III 及 V 或肯定波形消失。重复得出的潜伏期相差不应在 0.1 ms 或者 0.2 ms 以上,振幅的变异范围最好小于 5%。

2. 各波命名与起源　在短声刺激的最初 10 ms 内,可从头皮上记录到七个连续正波,按各波出现顺序以罗马数字 I、II…VII 来命名,BAEP 这七个波在听觉传导通路中有其特定的发生源。①I 波:与耳蜗紧密相连的听神经;②II 波:(延髓脑桥交界)与耳蜗核紧密相连的听神经和耳蜗核;③III 波:(脑桥下部)上橄榄核;④IV 波:(脑桥上部)外侧丘系和其核团;⑤V 波:(中脑)下丘;⑥VI 波:(丘脑)内侧膝状体;⑦VII 波:(丘脑-皮层)听辐射区。其中 I、II、V 波为主波,正常情况下均可引出。有人认为 BAEP 各波来源于刺激的同侧。而不同意见认为前四个波来源于刺激的同侧,V 波来源于刺激的对侧。还有人认为 III 波亦可来源于刺激的对侧。II 波在一些成人和大部分婴儿波形不定,因而在临床检查中不是必需的。IV 波有时与 V 波形成融合波;属于正常变异。

二、体感诱发电位

体感诱发电位(SEP)是 1947 年由 Dawson 对遗传性肌阵挛性癫痫的周围神经进行单次刺激时偶然发现的。20 世纪 50 年代初,为了从根本上解决微弱的脑诱发靶位被强大的自发脑电活动所淹没的难题;Dawson 研制出一种瞬时脑诱发电位信号平均电-机械处理装置。从而开创了诱发电位记录技术的新纪元,Dawson 也因此被认为是临床诱发电位的创始人。

常规检测的上肢和下肢 SEP 都是瞬态 SEP,瞬态 SEP 由慢速行(1～10 次/s)的单个电脉冲重复刺激检出。按检出成分的峰潜伏期长短,分为短潜伏期体感诱发电位(short-latency somatosensory evoked potential,SLSEP)、中潜伏期体感诱发电位(middle-latency somatosensory evoked potential,MLSEP)和长潜伏期体感诱发电位(long-latency somatosensory evoked potential,LLSEP);SLSEP 为皮层下起源,几乎不受睡眠和全身麻醉药物的影响,MLSEP 和 LLSEP 起源于大脑皮层,受意识状态影响较大。在临床上 SLSEP 的应用最为广泛。当躯体感觉系统(含感觉纤维的周围神经或感觉通路)任一点接受适当刺激时,较短时间内在该系统特定通路上的任何部位都能检出电反应,这一电反应被称为 SLSEP,例如刺激上肢腕正中神经,出现潜伏期小于 25 ms 的电反应,即为 SLSEP。研究表明,上肢 SLSEP 监测对重症脑功能损伤有很高的评价和预测价值,并且临床操作方便。故常被选用。

1. 检测方法　N-ICU 内的大部分患者病情严重;普通电极安放困难,因此多采用鞍状电极刺激,消毒针电极记录(鳄鱼夹连接导线)。操作前先用磨砂膏或酒精去除刺激部位皮肤表面的油脂,敷少量导电膏,以使电电阻达到最心。刺激电极置于腕横纹上 $2\sim3$ cm“内关”穴附近,以粘合带固定。阴极端向心,阳极端离心,阴极和阳极间距约 2.5 cm。记录电极按脑电图国际 $10\sim20$ 系统电极安放法设置以下三个导联:Cc-FPz,CV$_7$-FPz,CLi-CLc。Cc 为刺激电极对侧的 Cz 后 2 cm 旁开 7 cm 分别相当于左、右半球皮层手区,反映皮层功能状态。CV$_7$ 为第七颈髓附近区域,反映颈髓与延髓交界区功能状态。CLi 和 CLc 为同侧和对侧 Erb(胸锁乳突肌后缘与锁骨交点上方 $2\sim3$ cm 处),反映外周神经功能的状态。参考电极 FPz 置于额极,地线电极置于刺激侧前臂。刺激电流一般控制在 $5\sim15$ mA,约为感觉阈值的 4 倍;以能引起拇指轻微抽动为度。刺激频率 4.7 Hz,带通 $30\sim3\,000$ Hz,放大器灵敏度 100 μV,显示器灵敏度 1 μV,每次平均叠加 300 次,直到波形稳定光滑为止,同时至少重复两次以上,使同一电位两深重合的潜伏期测量值彼此相差小于 0.25 毫秒、彼此波幅差小于 20%,以保证两次曲线的可重复性良好。

2. 各波命名与起源

(1) 命名方法:SLSEP 的命名方法主要有 3 种:①按极性和平均潜伏期命名,极性以 P(positive)代表正性波(基线以下),N(negative)代表负性波(基线以上)、数字代表成年健康人各波的平均潜伏期 N$_9$、N$_{13}$、N$_{20}$ 等;②按记录电极的部位命名,如锁骨上电位、腘窝电位、马尾电位;③按神经发生源命名,如颈髓电位、腰髓电位。通常第一种命名方法更为常用。

(2) 各波起源

①锁骨上电位(或 Erb 点电位):通常记录为 N$_9$,是刺激同侧臂丛的复合动作电位。N$_9$ 源于臂丛远端,系Ⅰa类传入纤维顺向冲动和 A 类传出纤维逆向冲动共同作用的结果,但主要成分来自Ⅰa类传入纤维。N$_9$ 出现提示有足够强度的神经冲动传入中枢。

②颈部电位(头部参考点):通常记录为 N$_{13}$,是刺激同侧脊髓颈段后角与延髓楔束核两处突触后电位的总和,究竟何者占优势说法不一,Eisen 等认为以楔束核突触后电位为主。

③头部近场电位:通带记录为 N$_{20}$,是刺激对侧顶部手区的一级体感皮层原发电位。

(3) 解剖基础:SLSEP 主要反映深感觉通路的功能状态,沿途经周围Ⅰa类感觉纤维、周围神经后跟、后索、内侧丘系、丘脑腹后外侧核,最后到达大脑皮层 S$_1$ 区(和 4 区)。

(4) 生理基础:接受刺激后感受器电位转变为周围神经动作电位,到达中枢后经突触后电位转化为传导束电位,途中需经三级神经纤维传导,两探突触传递,最终到达一级体感皮层。

3. 结果判断　判断 SLSEP 是否正常的主要依据:①中枢传导时间(central conductive time,CCT)即 N$_{13}\sim$N$_{20}$ 峰间潜伏期(interpeak latency,IPL),一般不受性别、身高、肢长和周围神经(或感受器)病变的影响,CCT 延长为异常;②N$_{20}$ 波形,主波缺失或波形分化不良为异常。由于正常人的波幅变异较大,呈非正态分布,且缺少精确、简便的定量分析方法,所以临床应用受限。

4. 影响因素

(1) 年龄:286 例 $40\sim98$ 岁健康人 SLSEP 研究结果证实,正中神经、脊髓和皮层一级体感区均有“老化”现象,但各部分老年性改变并非均匀一致。周围神经的改变最为明显,中枢神经的“老化”较为缓慢。男性 SLSEP 老化现象较女性为著。

(2) 性别:取成年女性 SLSEP 的中枢传导时间明显短于男性,但 N$_{13}\sim$N$_{20}$ 峰间潜伏期的两性差别不甚明显。

（3）身高与肢长：N_{20}、P_{40} 的绝对峰潜伏期分别与臂长相身高呈明显的线性关系，但是刺激下肢神经时，T_{12} 的脊髓 EP 至皮层的传导时间与身高无相关性。

（4）温度：正常人体温升高 1 ℃，N_{13} 和 N_{20} 的绝对峰潜伏期分别缩短 0.7 ms 和 1.0 ms，而 N_{13}～N_{20} 峰间潜伏期仅缩短 0.18 ms；提示周围（臂丛）神经传导速度（nerve conduction velocity，NCV）加快。

（4）药物：苯妥英钠对 SLSEP 有影响，主要与其血浓度有关，而其他镇静安眠药对 SLSEP 影响不大。ICU 用大剂量苯巴比妥治疗时，只要原发病不影响体感系统，即使苯巴比妥血药浓度很高，EEG 出现爆发-抑制或等电位征时，SLSEP 的峰间潜伏期仍在正常范围。

5. 局限性与展望　SLSEP 作为一种无创性电生理学监测技术，已越来越广泛的应用于临床，但亦存在不可否认的局限性。SLSEP 各波的神经解剖起源还有待进一步阐明，及时是很肯定的 SLSEP 异常，也不能对病变进行定位。检测条件的不同、外界环境干扰和技术因素均可造成对波形判断的差异，影响波形的分化及重复，还需结合其他诱发电位检查如 BEAP 及临床情况，判断远期预后时还需注意年龄、既往脑血管病史、中枢或全身并发症，动态观察较一次检测的意义更大。

第三节　自主神经功能监测

维持人体内环境稳定的自主神经系统（vegetative system）遍布全身各组织、器官，对机体生理功能的调节和整合起着十分重要的作用。在神经科重症监护病房（N-ICU）常见的自主神经功能障碍包括两个部分，一是重症自主神经疾病，如自主神经功能不全、原发性直立性低血压、红斑性肢痛症等，这些疾病并不多见；二是重症神经疾病伴有自主神经功能障碍，如脑血管疾病并发心律失常；急性胃黏膜病变、中枢性高热等，送些疾病的自主神经功能监测几乎成为 N-ICU 常规工作的一部分。自主神经功能障碍的临床症状和体征表现非常复杂，具有影响广泛，定位模糊，缺乏影像学特征等特点。如何对自主神经动能进行监测，如何对监测的结果进行定量分析，始终是 N-ICU 工作的难点。

在了解自主神经功能检测方法之前，首先应对自主神经系统解剖生理学知识有一基本的认识，以加深对检测原理的理解。自主神经是支配心肌、平滑肌和腺体分泌的神经。自主神经系统分为中枢部分和周围部分。中枢部分在大脑皮质各个区域均有功能代表区，其位置在相应的躯体功能区附近或与之重叠，如旁中央小叶为膀胱括约肌、肛门括约肌的功能代表区；岛叶为内脏功能的代表区；下丘脑为重要的皮质下自主神经功能调节中枢。自主神经系统周围部分分为交感神经系统和副交感神经系统，从交感干神经由脑干和骶髓发出，如中脑 E-W 核发出的动眼神经副交感神经纤维支配瞳孔括约肌、脑桥上涎核发出的中间神经纤维支配唾液和黏液等。交感与副交感神经通过神经纤维末梢释放不同的化学递质实现其功能，如交感神经肾上腺素能纤维释放去甲肾上腺素，交感神经胆碱能纤维释放乙酰胆碱；副交感胆碱能纤维释放乙酰胆碱；非胆碱能和非肾上腺素能神经纤维释放三磷腺苷、脑啡肽、神经肽等。

一、自主神经功能的一般检查

一般体格检查时临床医师第一手材料的主要来源，有着不可替代的作用。

1. 体温、呼吸、血压心率　监测 24 小时内体温变化,心率与心律变化,呼吸频率与节律的变化,以及血压变化

2. 皮肤与毛发　监测皮肤与黏膜颜色、弹性、湿润度、水肿、溃疡,以及毛发增生、脱失或分布异常。

3. 腺体分泌　监测皮肤汗腺分泌,根据出汗异常部位分型(全身型、偏身型、传导束型、躯体节段型、局部型),同时注意环境与温度的影响。监测泪液与唾液分泌。

4. 消化道　监测胃肠蠕动与分泌功能。

5. 排尿排便　监测排尿与排便的控制功能。

二、自主神经功能的实验室检查

询问病史和体格检查时了解自主神经功能障碍的第一步,为进一步明确自主神经功能障碍的程度、部位和范围,需要详尽的是央视检查。

(一)心血管自主神经功能检查

心脏与血管功能由交感和副交感神经双重支配。交感神经使心率加快,心肌收缩力增强,冠状动脉扩张,阻力血管收缩;副交感神经对外周血管的作用较小,其余功能与交感神经相反。自主神经功能活动起源于大血管(主动脉弓、胸腔动脉)压力感受器、心脏机械压力感受器,以及肺牵张感受器,并通过负反馈方式进行调节,如传出神经兴奋性增强将导致交感神经传入功能降低和(或)副交感神经功能增加;反之亦然。

1. 深呼吸心动变异次数　深呼吸时心动变异即吸气时心率降低,呼气时心率增加,通常被认为是窦性心律失常,产生于自主神经反射。切断或冻结动物迷走神经或应用迷走神经阻断剂可使窦性心律失常消失;而交感神经阻断剂则对窦性心律失常不产生影响。从而提示深呼吸时心动变异主要与迷失神经功能有关。血管压力感受器、心脏机械压力感受器和肺牵张感受器,参与心动变异次数的调节。当呼吸达到 5 次/分或 6 次/分时心动变异次数最大,检测的敏感性最高。

(1)检测技术与原理:检测时将患者头部抬高 30°,要求患者以 6 次/min 的速度深呼吸,从而获得持续 10 秒的呼气(E)与吸气(I)。此时通过心电图计算每一个呼吸周期的最大和最小心率,最大与最小心率之差则为心动变异次数。E/I 比值可通过心电图的 6 个最长 R-R 间期均值与 6 个最短 R-R 间期均值比而获得。有研究表明,重症神经疾病尤其是昏迷患者,通过调整呼吸机的呼吸频率同样可以进行检测。在检测的同时须观察有无过度通气而引起的低碳酸血症,因为低碳酸血症可降低变异次数,影响检测的准确性。

(2)临床意义:深呼吸时的心动变异次数反映副交感胆碱能神经纤维功能的完整性。当深呼吸心动变异次数减少和单次深呼吸 E/I 比值降低时,提示副交感神经功能减退。此项检查适用于某些自主神经功能疾病。如自主神经功能不全、体位性昏厥、体位性心动过速以及其他伴有自主神经功能损伤的疾病。深呼吸心动变异次数检测的优点是敏感、简单、快捷、定量,重复性相普及性好,目前已成为评价自主神经功能最为广泛的方法。自主神经功能不全患者的异常检出率为 80%～85%,糖尿病患者检出率为 67%,尿毒症患者检出率为 39%。监测方法的不足之处是易受呼吸控制与心电图描记之间协调性的影响。

2. Valsalva 试验　该试验以往用于鉴别阻塞性或感染性中耳病变,现在已广泛用于检测自主神经功能。药物试验表明副交感神经阻断剂阿托品可消除 Valsalva 试验引起的心率改

变,交感神经 α 和 β 受体阻滞剂的联合应用可消除 Valsalva 试验引起的血压反射。由此提示 Valsalva 试验同时反映副交感与交感神经的功能。

(1) 检测技术与原理:Valsalva 试验时患者需克服阻力(40 mmHg)吹气 10～20 s。为了诱发血流动力学改变,用力吹气至少持续 7 s,一般为 15 s。每次动作完成后要求患者放松,并自由呼吸。经过短时间调整后重复试验,共反复 3 次。Valsalva 试验的正常血流动力学改变分为 4 期:第一期,随着胸膜腔内压的增高,在开始 2～3 s 内血压增高,心率减慢;第二期,随着胸膜腔内压进一步增高,静脉回流减少,血压降低,心率反射性加快,周围血管收缩;第三期,随着胸膜腔内压增高的解除,肺静脉血容量增加导致心排出量进一步减少,血压降低,心率反射性加快(3～4 次/分);第四期,胸膜腔内压恢复正常,心排出量增加,血压反弹性上升,出现反射性心率变慢和血管舒张,最后血流动力学恢复至正常状态。自主神经障碍时,血压与心率的反射性减弱或消失。Valsalva 试验的血压和心率记录方法很多,如血压和心率实时监测法(有创动脉插管技术)、光学体积描记图法、单独心率监测法等。目前临床上应用最多的是心电图 Valsalva 比率(Valsalva rate,VR)法。心电图 VR 法是计算第二期最短 R～R 间期与第四期最长 R～R 间期比值的方法。正常人第二期因反射性心动过速而 R～R 间期缩短,第四期因反射性心率变慢而 R-R 间期延长。

(2) 判断标准:正常人心电图 VR 随着年龄的增加而降低,10～40 岁大于 1.5;41～50 岁大于 1.45;51～60 岁大于 1.40;61～70 岁大于 1.35。部分实验室以心电图 VR 1.2 作为界限,低于此值为异常。如果采用光学体积描记图法记录血压,第二期开始时的血压降低超过 20 mmHg 可考虑为异常。

(3) 临床意义:Valsalva 动作时,血压变化反映交感肾上腺能神经对心血管功能调控的完整性,而心率变化反映副交感胆碱能神经功能的完整性。自主神经功能障碍患者由于反射弧破坏,尽管压力感受器还可正常地接受刺激,但不能作出正常反应。血压在心排出量下降时缓慢而持续降低,随着胸膜腔内压增高的解除,血压逐渐恢复正常,但缺少反弹;心率则缺乏变化,心电图 VR 明显下降。Valsalva 试验适用于 N-ICU 重症自主神经功能障碍患者,如进行性自主神经功能不全、体位性昏厥以及其他自主神经心血管调节功能异常的患者,但患者必须意识清楚,能够配合检查。Valsalva 试验的优势在于敏感、简单、快速,重复性和普及性好。自主神经功能不全患者的检出率为 90%,糖尿病患者检出率为 67%。但虚弱患者不能耐受 Valsalva 试验,糖尿病伴视网膜病变者应避免该试验,因本试验可诱发视网膜出血。

3. 直立性心血管试验和直立性心率 30∶15 比值试验 直立性心血管试验和直立性心率 30∶15 比值试验是检测自主神经系统功能最基本的方法,心率变化主要与副交感神经功能活性有关,并已得到药理学试验证实;血压变化则与交感神经功能活性有关。

(1) 检测技术与原理:受试者卧床休息 20 分钟(休息时间少于 20 分钟与 20 分钟的试验结果不同),常规检测血压或描记心电图,直立后再次检测血压或持续描记心电图 3 分钟。心电图分析的重点是心电图记录的 30∶15 比值,这一比值相当于站立后第 30 次搏动的最长 R-R 间期(最慢心率)与第 15 次搏动时最短 R-R 间期(最快心率)的比值。正常情况下由于直立肌肉挤压容量血管,使得回心血量和搏出量增加;同时肌肉挤压阻力血管,使阻力血管压力增加,心排出量和阻力血管的变化共同刺激压力感受器引起一系列神经反射,一是交感神经活性降低,外周血管阻力降低(40%),血压下降(20 mmHg,持续 6～8 s);二是副交感活性降低,心率即刻加快,持续数秒;然后逐渐减慢。直立后生理性的血压降低和心率加快均限制在一定的时间和范围之内。

(2) 评判标准:直立后收缩压下降 10 mmHg 为正常,11~29 mmHg 为正常与异常的临界,30 mmHg 以上为异常,提示交感神经功能反应不全;直立后第 15 次搏动的 R-R 间期最短,第 30 次搏动的 R-R 间期最长,用第 15 次 R-R 间期除以第 30 次 R-R 间期,得到 30∶15 比值,30∶15 比值受年龄因素的影响;年龄越大比值越小,如 10~29 岁大于 1.17,30~49 岁大于 1.09,50~65 岁大于 1.03。30∶15 比值低于正常参考值,提示副交感神经活性降低。

(3) 临床意义:直立后血压的改变反映交感神经活动的完整性,而心率的变化反映副交感神经活动的完整性。此 检查方法适用于进行性自主神经功能不全、体位性心动过速;体位性低血压,以及其他伴随自主神经心血管调节功能障碍的患者如体位性低血压患者直立后 3 分钟收缩压至少降低 30 mmHg,而舒张压至少降低 10 mmHg,提示交感神经功能不全。体位性心动过速综合征较为少见,表现为血压正常或轻微降低;而心率明显加快,直立后心率持续加快 25 次/min;或以 20 次/min 的速度加快,直至超过 140 次/min;或休息时心率超过 110 次/min,提示自主神经功能不全。直立性心血管试验和直立性心率 30∶15 比值试验方法的优点为简单、直接、易行、定量,但生理变化复杂,在分析结果时要慎重,并须排除药源性因素(α、β 受体阻滞剂或多巴胺受体阻滞剂)的影响。

4. 头高位倾斜试验 头高位倾斜试验与直立性血管试验相似,但又不完全相同,前者无机械运动对容量血管和阻力血管的挤压作用。体位变化时仅有 25%~30% 的静脉血流向周围,而这一变化的 50% 在数秒钟内完成。

(1) 检测技术与原理:患者平卧 20 分钟后常规记录血压和心电图,然后取不同的床位斜度记录血压和心电图,在倾斜后 1 分钟、3 分钟、6 分钟,每隔 3 分钟连续监测。根据文献报告,不同实验室根据各自不同的目的,采用不同的倾斜度和持续监测的时间。例如自主神经实验室检测时倾斜 80°,连续监测 3~5 分钟;心血管实验室检测时倾斜 60°,连续监测 45~60 分钟。

(2) 判断标准:正常情况下心率有所加快,但因心排出量仅减少 20%;所以血压基本保持不变、随后心率逐渐恢复正常。

(3) 临床意义:头高位倾斜试验用以研究自主心血管反射的完整性(30~60 s 内的早发反应)和神经心脏血管反射(30~60 分钟内的迟发反应)的完整性、自主神经功能障碍时;血压与心率变化的临床意义与直立性血管试验相同。头高位倾斜试验操作简单易行;生理变化简单,较直立性心血管试验的血压监测更为标准、定量。在 N-ICU 适用于运动困难的患者。但此项检查的头高位倾斜与站立相比其生理变化是人工的。而且需要特殊的仪器设备。

5. 直立血浆儿茶酚胺测定

(1) 检测技术与原理:直立时诱导血管加压反应,从而导致交感肾上腺能神经活性增强,血浆去甲肾上腺素水平成倍增加。

(2) 临床意义:交感神经节前神经功能障碍患者,平卧休息时去甲肾上腺素水平正常,直立位时不能随之升高。交感神经节后神经功能障碍患者,平卧休息时去甲肾上腺素水平已有降低。由于血浆儿茶酚胺的代谢清除率不同,故多采用去甲肾上腺素的合成代谢指数表示。

6. 其他交感与副交感神经功能试验

(1) 持续握力试验:受试者在休息状态下测血压 3 次,再测定其最大握力,然后用 30% 的最大握力握住握力计,保持 5 分钟,在保持握力期间,每分钟测量对侧上肢血压一次。比较试验前和试验后的舒张压均值,增加 16 mmHg 以上为正常,增加 11~15 mmHg 为临界状态,增加

10 mmHg以下为反应不良,提示交感神经功能不全。此值与年龄相关性不强,糖尿病和尿毒症患者的血压反应消失。

（2）心血管反射试验:受试者连续减法计算1分钟,正常人心率增加。应用β受体阻滞剂后心率增加受到抑制,可以用于交感神经功能检测。

（3）咳嗽反射试验:咳嗽可引起胸膜腔内压的波动,导致血流动力学和心血管反射性改变。短暂咳嗽可诱发心率迅速加快,持续2～3 s,在20 s内恢复至正常水平。阿托品可以消除这种心率加快,而β受体阻滞剂则无影响,由此可用于评价副交感神经功能,但应注意该试验受年龄因素的影响。

（4）冷水试验:冷水浸手或面部,20～120 s后血压增高,心率加快,以此评价交感神经功能。

（二）竖毛试验

1. 检测技术与原理　竖毛肌由交感神经支配。局部皮肤给予搔划或寒冷刺激后产生竖毛反映,并逐渐向四周扩散。如果在颈部放些冰块,则可见竖毛作用在0.5～2分钟内逐渐向下扩散。

2. 临床意义　刺激后竖毛反射消失为交感神经功能障碍。可用于判断交感神经损害的范围,如脊髓横贯性损害时,竖毛反射仅扩展到损害水平之上。

（三）皮肤血管运动试验

1. 检测技术与原理　皮肤受刺激时,交感神经反应使血管收缩、肤色苍白;副交感神经反应使血管扩张、肤色变红。用钝小杆在皮肤上划过（划痕试验）,最初产生一根白线,瞬即变红,在平均30 s后变成较宽的潮红区。其变化程度和持续时间有很大的个体的差异。用热的毛巾覆盖皮肤（热敷试验）,正常反应为皮肤血管扩张。

2. 临床意义　在交感神经麻痹或副交感功能亢进区域,划痕试验表现为划痕潮红;宽达数厘米,甚至隆起,中间出现白线;热敷试验表现为血管扩张明显增强。

三、N-ICU 常见的自主神经功能障碍

不同部位的神经系统病变,如大脑半球、脑干、脊髓、周围神经,以及不同性质的神经系统疾病,如脑血管疾病、脑炎、格林-巴利综合征等均可同时存在自主神经功能障碍,特别是N-ICU的重症神经疾病患者,并发自主神经功能障碍的几率更高。

（一）脑血管疾病

脑血管疾病是N-IEU最常见的重症神经疾病,当病变波及大脑皮质、下丘脑、边缘系统和脑干时,自主神经功能严重紊乱,表现为交感与副交感神经功能失衡,由此导致的内脏功能紊乱常常危及生命。

1. 急性心功能障碍　急性脑血管疾病发生后常常并发心功能障碍,其临床表现多种多样,如心律失常、心肌缺血或心力衰竭等。有文献报告,77%的颅内出血和22%的脑梗死患者出现新的心律失常,表现为房颤（31%）、室性心律失常（8%）等;6%的患者因心脏并发症猝死。此外,心电图常常出现T波平坦或倒置、S-T段下降或抬高,甚至出现与急性心肌缺血或急性心肌梗死极其相似的心电图改变。已经证实,急性脑血管疾病时心肌缺血的主要原因是儿茶酚胺分泌过多,冠状动脉血管痉挛。心功能障碍的发生时间在脑血管疾病的急性期最多;恢复期减

少。近 10 年定量分析交感与副交感神经张力的 HRV 研究发现,急性脑血管疾病的自主神经总活性相比副交感神经活性明显降低,而交感神经活性相对增高,而且这一变化与脑功能损伤程度呈正相关。对此临床医师应予以足够的重视,加强心功能的常规检查相监测;必要时动态监测心电图变化并予以积极的干预。

2. 急性肺损伤　以往报告脑血管病并发急性肺水肿的发生率约 2%～5%,以急性蛛网膜下腔出血和脑内血肿最为常见,是脑血管疾病严重的并发症。最近的研究发现,急性重症脑血管疾病并发急性肺损伤的并非少见。其发生机制之一是脑部病变波及自主神经中枢,交感与副交感神经功能失衡,肺毛细血管通透性增强;血浆成分大量进入肺泡;影响气体交换;造成严重的急性肺损伤。

3. 急性胃黏膜病变　急性脑血管疾病并发急性胃黏膜病变甚至消化道出血是另一常见的并发症,以往报告其发生率为 20%～40%,加强 观察与监测后发生率提高到 50%～60%。当脑部病变累及下丘脑等自主神经功能中枢及其联系纤维时,交感与副交感神经功能紊乱,胃肠道小动脉血管痉挛或小动脉血管高度扩张,前者导致胃肠道黏膜局部缺血、溃疡,后者则使血管通透性增强而渗血或出血。通过鼻胃饲管监测可发现咖啡色胃内容物,出血量较大时大便潜血阳性或便血。其他胃肠功能障碍还可表现为腹胀、腹泻、营养障碍、细菌异位等。

4. 中枢性高热　当脑部病变累及下丘脑体温调节中枢或下行于脑干散热神经纤维时。可出现中枢性高热、中枢性高热有两种临床表现形式,一种为散热功能严重受损,表现为体温迅速升高,甚至以每小时 1 ℃的速度升高,直至 41 ℃以上,同时伴有全身无汗、肢端发凉,常用的降温药无效,必须给予有力的物理降温,如冰毯或冷水浴等;另一种中枢性发热的体温升高并不明显,多在 38 ℃左右,为体温调节中枢轻度受损所致,但体温倒错明显,即白天体温降低,夜间体温开高,推测与白天医疗护理操作较多、体内热能容易丧失、夜间睡眠保暖较好而不易散热有关。此种中枢性发热可不必处理,多在数周后自行恢复。

5. 精神异常　当脑部病变累及下丘脑自主神经中枢时,可导致额叶、颞叶、边缘系统功能障碍;出现多种与精神、情绪有关的症状。而这些症状与脑内多种神经递质异常增多或减少有关。脑内去甲肾上腺素增高时,表现为情绪激动、烦躁不安、急躁、多动等,地西泮和氟派啶醇类药物有效;而去甲肾上腺素和 5-羟色胺减少时,表现为情绪低落、抑郁、焦虑、自卑等(30%～50%),重则具有绝望的心理状态;并多伴有注意力不集中、不愿活动、思维贫乏、食欲及性欲减退、对外界事物失去兴趣等,三环或四环抗抑郁药、选择性 5-羟色胺再摄取抑制剂以及抗焦虑药可消除症状,病情改善后药物可减量或停药。

(二)癫痫或癫痫持续状态

1. 癫痫全面性发作　癫痫全面性发作包括强直发作、阵挛发作和强直阵挛发作,其基本特征为意识丧失伴有躯体强直与阵挛。此外,发作时伴有明显的交感神经功能亢进表现,如双侧瞳孔散大、心率加快、血压升高、腺体分泌增多(唾液、气管分泌物、汗液)等。自主神经功能障碍和腹部肌肉强直性腹压增高,导致尿便失禁。

2. 部分性癫痫发作　病灶临近大脑皮质的局灶性异常放电,如单纯运动或单纯感觉发作时可伴有因交感神经兴奋所致的心率和血压波动。病灶位于大脑外侧及颞叶内侧面时可出现内脏性部分发作,临床所表现的形式多样,每次发作突然开始,持续数秒到数十秒钟后自行停止。

（三）重症肌无力

在各类肌病中，伴有自主神经功能障碍最多的是重症肌无力。重症肌无力是自身免疫性疾病，体内存在两种抗乙酰胆碱受体抗体；一是抗烟碱型乙酰胆碱受体抗体，与骨骼肌无力有关；二是抗毒蕈碱型乙酰胆碱受体抗体，与自主神经支配的平滑肌无力有关。

1. 心血管功能障碍　血压监测发现，半数重症肌无力患者血压降低，而血压升高仅占5%，血压的变化与血管舒缩功能障碍和心肌收缩力减弱有关；心功能检测发现心室功能异常（50%），心电图 ST-T 段下降（50%）。在给予针对重症肌无力的有效治疗后血压可恢复到病前水平，心功能明显改善，心电图恢复正常。

2. 肠胃功能障碍　多数重症肌无力患者因突触递质传递障碍，出现唾液减少、胃肠蠕动减慢，排便困难等临床表现，应用胆碱酯酶抑制剂（新斯的明）后好转。少数患者由于副交感神经功能亢进而出现唾液明显增多，胃肠道蠕动加快，甚至呕吐、腹痛；腹泻及肠鸣音亢进等；这些表现并非与胆碱酯酶抑制剂的应用有关，因为在彻底有效的治疗后症状可完全消失。

3. 排尿困难　全身型重症肌无力患者排尿速度减慢，膀胱难以排空，甚至有尿潴留现象，主要原因为逼尿肌无力，腹部肌无力也是原因之一，应用胆碱酯酶抑制剂后排尿障碍可立即改善。

4. 瞳孔改变　瞳孔括约肌无力可导致瞳孔散大，应用胆碱酯酶抑制剂后迅速恢复。有研究证实瞳孔散大 肌亦可受累，表现为瞳孔散大减慢，对患者反复进行光照试验，瞳孔舒缩肌可产生疲劳现象其与骨骼肌的疲劳现象一致。

（四）周围神经疾病

周围神经疾病是不同病因、不同部位、不同损害程度的一大类疾病。多数周围神经是含有运动、感觉和自主神经纤维的混合神经，因此，周围神经病变常常出现自主神经功能障碍。周围神经疾病的自主神经功能障碍通常与脑神经或脊神经受损范围一致，临床表现为皮肤营养障碍、汗腺分泌障碍、皮肤血管运动障碍、深部组织疼痛、括约肌功能障碍等。格林-巴利综合征患者因交感或副交感神经受累，常常出现心血管功能障碍、胃肠功能障碍和皮肤、汗腺功能障碍。大规模纵向研究发现，格林-巴利综合征高峰期心率变异的 HF 成分明显降低，提示迷走神经严重受损；LF/HF 明显升高；提示交感神经活性增强。随访一年后，心率变异指标均有恢复。

（五）呼吸机治疗

呼吸性窦性心律失常（respiratory sinus arrhythmia, RSA）是指呼吸周期引起迷走神经张力变化，进而对心脏抑制功能发生改变；表现为心率周期性波动。吸气时肺张力增加，脑干背侧迷走神经输出抑制，心率增加；呼气时迷走神经输出抑制解除，心率减慢。呼吸机治疗时，人工通气对 RSA 和 HRV 均有明显影响。1992 年 Jeffrey 对急性颅脑损伤患者的研究发现，大脑半球损伤时 RSA 消失，推测与失去幕上中枢神经系统对迷走神经的控制有关。进一步的研究证实；脑死亡患者的 RSA 完全消失；1998 年 Kawamoto 分析了重症脑功能损伤患者人工通气及窒息状态下 HRV 的变化，结果发现所有临床已评定为脑死亡的患者，无论改变呼吸机通气频率还是窒息均可致 $PaCO_2$ 升高、LF 增加，而 HF 无改变，由此认为脑死亡时呼吸相关性副交感神经活性完全丧失，但残存一定的交感神经活性。

第四节 神经内分泌功能监测

1932 年美国生理学家 Cannon 提出了高等生物在紧急状态下是依靠交感神经兴奋来维持机体内环境稳定的；并把这种反应称为紧急反应(emergence reaction)。1936 年加拿大医学家 Sc1ye 继承和发展了 Canon 的理论，提出"应激学说"(stress theory)，即机体在遭受精神、社会、环境、生物学、化学和物理侵袭时，出现"全身性适应综合征"(general adaptation syndrome, GAS)。该综合征的发生，不仅有神经系统的参与，还有内分泌的变化，表现为出血性胃溃疡、肾上腺皮质肥大、胸腺和淋巴结萎缩。1948 年美国学者 Harris 提出下丘脑调节腺垂体分泌的"神经-体液学说"(nerves and body fluid theory)；认为各种神经性传入最终作用于下丘脑具有神经内分泌功能的神经元，这些神经元能将神经性传入转变为神经内分泌的输出。它们分泌的体液因子(促垂体激素或因子)通过垂体柄正中隆起的末梢释放到垂体门静脉初级毛细血管丛，由门静脉血流带到腺垂体，以调节相应垂体细胞的分泌。其学说第一次把神经与内分泌两大系统有机地结合起来，具有划时代的伟大意义。此后，神经内分泌反应成为应激研究的核心。20 世纪 70 年代由于放射免疫技术的应用，发现更多的激素参与应激反应；从而对应激时的内分泌变化有了更全面的认识。20 世纪 80 年代细胞生物学和分子生物学技术迅速发展，发现应激时许多神经内分泌的递质或激素在机体非特异性防御反应过程中、细胞基因表达转向过程中，以及新的应激蛋白合成过程中与免疫细胞因子共同发挥作用。

一、促肾上腺皮质激素和肾上腺皮质激素

脑损伤的应激刺激通过传入神经投射到下丘脑室旁核，令儿刺激下丘脑神经元大量分泌促肾上腺皮质激素释放激素(CRH)，CRH 投射到垂体正中隆起，通过垂体门脉进入垂体前叶，刺激垂体前叶释放促肾上腺皮质激素(ACTH)，ACTH 作用于肾上腺皮质，促肾上腺糖皮质激素(GC)的合成与释放。GC 的增高程度和持续时间与病情发展有关，故可作为反映应激强度的指标。GC 具有加速糖原异生、免疫抑制、稳定溶酶体膜、降低毛细血管的通透性等作用，是提高机体适应劣性环境的重要因素。

（一）检测方法与原理

1. 促肾上腺皮质激素(ACTH) ACTH 是腺垂体分泌的一种激素，由 39 个氨基酸组成。它对维持肾上腺皮质的分泌功能具有重要的生理意义。ACTH 促进糖皮质激素的合成和分泌，糖皮质激素是调节机体物质代谢的主要因素在机体应激反应中发挥重要作用。测定血 ACTH 通常采用放射免疫法。须注意的是垂体分泌 ACTH 具有昼夜节律性，一般以清晨是上午 8 时最高，午夜 10～12 时最低，呈 V 形分布，因此每次采样时间最好固定。通常是上午 8 时来血样 4 ml，并加乙二胺四乙胺抗凝送检，此外，由于试剂不同；其测定结果略有差异。

2. 皮质醇(cortisol，COR) COR 是糖皮质激素的主要成分，由肾上腺皮质分泌，在血中与皮质醇球蛋白结合。测定方法为放射免疫法。通常采血样 1.5 ml，加肝素抗凝送检。COR 分泌的昼夜节律变化与 ACTH 相似，上午 8 时左右分泌最高，以后逐渐下降，午夜 0 点最低，因此采样时间最好固定在早上 8 点相下午 3～4 点。ACTH 和 COR 动态监测的持续时间可根据临床具体情况而定。

（二）临床意义

ACTH 的正常值小于 100 pmol/L，午夜通常不能测得或低于 10 pmol/L。COR 的正常值为：上午 8 时 442 pmol/L ± 276 pmol/L；下午 4 时 221 pmol/L ± 166 pmol/L。脑血管疾病时，ACTH 和 COR 水平显著增高，以脑出血最为明显，随着病情变化；ACTH 和 COR 的含量也相应 变化；脑血管疾病发病一周内 ACTH 相 COR 水平最高，第二周逐渐下降，提示下丘脑-垂体-肾上腺皮质轴功能增强，并且是暂时的应激性变化，一旦病情好转即可逐渐恢复正常。如果脑血管疾病并发多脏器功障碍（MODS），ACTH 和 COR 在原有基础上进一步升高，临终时 COR 持续高，提示"COR"水平与脑血管疾病相并发症的严重性具有平行关系。因此，ACTH 和 COR 可作为判断脑血管疾病和并发症严重程度的指标，以及预测预后的指标。此外，其他重度脑功能损伤时，可因严重的脑循环紊乱和脑结构破坏直接或间接损害下丘脑；颅内血肿或其他占位性病变或间接压迫垂体前叶，使梗死的垂体分泌细胞大量释放激素入血。

二、肾上腺髓质激素

脑损伤等应激时，可直接或间接激活蓝斑区 NE 神经元；使其反应性增高，兴奋交感神经使交感神经纤维末梢释放去甲肾上腺素（NE）增加，同时使肾上腺髓质分泌以肾上腺素（E）为主的儿茶酚胺，引起一系列生理性反应，如心率、呼吸加快、内脏血流量减少、骨骼肌血流量增加、糖原和脂肪分解增加、血凝亢进等。

1. 检查方法与原理

（1）儿茶酚胺（catecholamine，CA）：儿茶酚胺主要包括去甲肾上腺素、肾上腺素。血儿茶酚胺多采用高效液相色谱法测定，尿儿茶酚胺是通过化学处理后用荧光比色法或液相色谱法测定法。应用比色法和荧光法测定儿茶酚胺时某些药物和食物可产生干扰，如维生素 C、铁剂、四环素、红霉素、单胺氧化酶抑制剂、咖啡、巧克力、香蕉、柠檬等，因而在试验时应避免使用。

（2）尿 3-甲氧基-4-羟基苦杏仁酸（vanilllmandelic acid，VMA）：去甲肾上腺素和肾上腺素进入血液后，经过单胺氧化酶及儿茶酚胺氧位甲基转移酶代谢后，产生尿 3-甲氧基-4-羟基苦杏仁酸（VMA）；检测尿中 VMA 的变化可推测血由去甲肾上腺素和肾上腺素的变化，判断交感神经的功能状态，检测方法为荧光分光光度法。首先用醋酸乙酯提取尿中酚类，再用碳酸钾提出醋酸乙酯中的 VMA，加高碘酸将 VMA 氧化成香草醛，再加入 2,4-二硝基苯肼，使之生成苯胺与同样处理的香草醛标准液比色；并换算成 VMA. VMA 测定时标本用棕色瓶收集，尿标本应新鲜，若不能及时测定应在容器内加入 5～10 ml 浓盐酸；测定前 3 天应禁食含有荧光反应的物质，如茶、咖啡、巧克力、茄子、西红柿、香蕉及柠檬汁等，并停用四环素、核黄素、胰岛素等药物。

2. 临床意义　正常值范围：血浆去甲肾上腺素：615～3 240 pmol/L；血浆肾上腺素：< 480 pmol/L；尿儿茶酚胺总量：<1 655 nmol/24 h；尿去甲肾上腺素：0～590 nmol/24 h；尿肾上腺素：0～82 nmol/24 h。重症脑功能损伤时，交感神经系统和肾上腺髓质系统兴奋性增强，儿茶酚胺大量释放，测定血或尿中去甲肾上腺素和肾上腺素的含量明显增高，并与病情程度呈正相关，动态监测其变化可帮助判断病情和预测预后。此外，其他急性应激反应、高血压、嗜铬细胞瘤等，亦可导致血或尿中去甲肾上腺素相肾上腺素含量增高。最近的研究表明，缺血再灌注后脑内儿茶酚胺递质可介导缺血性神经元损伤。主要表现为儿茶酚胺递质在细胞上过度蓄积，并导致大脑皮质Ⅲ、Ⅴ层锥体细胞、纹状体背外侧中心神经细胞、海马 CA_1 区锥体细胞选择性损伤。此外，儿茶酚胺递质还可通过高代谢率、低血流灌注、神经细胞内 Ca^{2+} 超载等产生过量

的自由基,以抑制酪氨酸酶活性产生细胞毒性作用,引起神经元损伤,影响细胞修复。

虽有较多的证据表明,在细胞间隙蓄积的单胺类神经递质在脑缺血过程中主要发挥损伤作用,使神经元破坏加剧,但也有持相反观点的报道。有人用可增加 NE 释放的 idazoxan 静脉注入脑缺血后大鼠体内,可明显抑制海马及新皮层神经元坏死,而注入酪氨酸氧化酶抑制剂 α-methyl-paratyosine 可降低脑内 NE,使海马和纹状体神经元损伤显著加剧,由此认为 NE 可能是通过抑制兴奋性毒性神经递质及其活性催化过程对神经元起保护作用。总之,脑缺血后单胺类递质在脑组织病理生理改变中的作用比较复杂,虽然目前的研究结果还存在很大分歧,但单胺类递质与脑缺血损伤的密切关系是肯定的,因此深入探讨脑缺血后单胺类递质的变化规律和单胺类递质同脑缺血间的相互影响以及有关机制,可为临床救治脑缺血提供新的治疗途径。

三、精氨酸加压素

精氨酸加压素(AVP),又称抗利尿激素(antidiuretic hormone,ADH),是含一个二硫键的肽,主要在下丘脑上核生成,经视上-垂体束流向神经垂体,存储于神经垂体。机体受到强烈的刺激后由神经垂体入血,导致肾远曲小管和集合管对水重吸收增加,引起抗利尿作用。

1. 检测方法和原理　可用放射免疫法或化学免疫法测定血清 AVP 浓度。AVP 在血浆中的含量因容量负荷的增减而改变,水负荷时 AVP 降低,限水时则增高。

2. 临床意义　正常范围:0.3～30 pg/ml。缺血性脑血管病患者脑脊液中 AVP 显著升高,并已被公认。最近一项新的研究证实,AVP 参与脑水肿的形成,其含量还与颅内压呈正相关,而且与急性脑血管疾病的发生发展有关。脑内 AVP 参与脑水肿的形成,一是改变脑内毛细血管对水的通透性。尤其作用于损伤区的毛细血管,使其对水的通透性进一步增高,加重脑水肿;二是 AVP 降低 Na^+-K^+-ATP 酶的活力,使膜内外的离子梯度不能够维持,细胞内钠、水潴留,导致脑细胞水肿。

急性应激状态时,如失血、疼痛、缺氧及高温等均可刺激 AVP 的分泌增加。其他 AVP 增高的疾病见于阿狄森病、腺垂体功能减退症、肾性尿崩症、脱水等,有效循环血量减少。ADH 降低见于中枢性尿崩症、输入大量等渗溶液或大量饮水时。

四、生长激素

生长激素(GH)由垂体前叶生长激素细胞合成并分泌,具有明显的昼夜节律性。GH 不通过靶腺而直接产生生理效应。GH 由 191 个氨基酸组成,相对分子质量为 21 000;在人体肉的半衰期为 20～30 分钟。GH 释放入血后不与血浆蛋白结合,以游离形式运输到各靶组织发挥作用、应激状态下 GH 分泌增多,可达正常的 10 倍。交感神经兴奋通过。受体刺激 GH 分泌;儿茶酚胺、加压素、ACTH 对 GH 的分泌也有促进作用。GH 促进蛋白质合成;有利于创伤后组织的修复。同时,CH 还可促进脂肪分解,抑制外周组织对血糖的利用,从而提高血糖水平。

1. 检测方法与原理　GH 的测定一般用免疫化学法。由于 GH 的分泌具有时间节律性,即熟睡后 1 小时呈脉冲式分泌,因而测定 GH 时宜在午夜抽取血样。GH 脉冲式分泌以及半衰期短的特点,使其单次测定的意义有限,通常进行动态监测。

2. 临床意义　正常值范围:男性:0.34 ng/ml±0.30 ng/ml,女性:0.83 ng/ml±0.98 ng/ml。在应激状态下,生长激素出现相应的变化。GH 增高见于生理性应激反应,如能量供应不足、低血糖、饥饿和运动;或病理性应激反应;如重症疾病,创伤和休克等。GH 增高还见于血浆氨基酸水平增高,如进餐后或静脉输注氨基酸。巨人症或肢端肥大症时 GH 分泌过多,分泌不足见于垂体或下丘脑性功能减退。

五、内源性阿片肽

具有镇痛活性的内源性阿片肽物质,包括脑啡肽、强啡肽、内啡肽三大类。β-内啡肽(β-EP)是内啡呋的主要部分,是由 31 个氨基酸组成的肽类物质。正常情况下只有少量使内啡肽从垂体释放。急性应激情况下,如缺氧、失血、创伤、疼痛、休克、感染、低血糖、恐惧等均可刺激中枢神经系统,脑内源性阿片肽类大量释放,其中产内啡肽具有广泛的生理学作用,参与痛觉和镇痛机制。此外,β-内啡肽还具有神经递质的特点对神经元之间的信息传递起着重要的调整作用,对下丘脑-垂体-靶腺功能亦有着重要的调节作用。

1. 检测方法与原理　多采用放射免疫法。

2. 临床意义　正常值范围:血浆为 28.3 pg/ml±0.30 pg/ml;脑脊液为 46.2 pg/ml±1.4 pg/ml。已有研究表明,脑缺血时脑内内源性阿片肽释放增多,使脑脊液阿片肽特别是 β-内啡肽含量增多;β-内啡肽含量增多与脑缺血严重程度呈正相关,β-内啡肽可加重或促进缺血性脑水肿的发生发展。有人测定了脑出血、蛛网膜下隙出血患者的 β-内啡肽,发现血浆及脑脊液中的 β-内啡肽显著增高,从而提示 β-内啡肽参与了急性出血性脑血管疾病的病理生理过程。β-内啡肽增高还见于休克、胎儿窘迫综合征等。许多学者 β-内啡肽作为急性应激指标,由此判断应激程度的强弱。β-内啡肽减低见于偏头痛、糖尿病、慢性并发症等。

六、促甲状腺激素和甲状腺激素

甲状腺激素为甲状腺素(T_4)和三碘甲状腺原氨酸(T_3)的统称。T_3 和 T_4 由甲状腺滤泡上皮细胞中甲状腺球蛋白上的酪氨酸残基碘化而成。甲状腺的主要产物是 T_4,其产量是 T_3 的 10 倍,大部分 T_4(80%)由 T_4 在外周组织(特别是肝脏和肾脏)脱碘而成。T_4 的生物学活性是 T_3 的 3~4 倍。血浆中约 99.96% 的工和 99.7% 的 T_3 以非共价键与血浆蛋白结合 FT_4 为 0.04%,FT_3 为 0.30%。与蛋白结合的 T_4 或 T_3,和 FT_4、FT_3 之间处于动态平衡。血液中总 T_4、T_3 量受甲状腺素结合蛋白的影响,而 FT_4、FT_3 不受其影响。

1. 检验方法与原理

(1)血清促甲状腺激素(TSH):TSH 是腺垂体分泌的蛋白激素,释放入血后可促进甲状腺素 T_3、T_4 的释放与合成。TSH 多采用放射免疫法测定。TSH 分泌呈脉冲式分泌,晚 23 时至凌晨 4 时达 最高峰,以后逐渐下降,上午 11 时达最低值。测定结果受饮食,环境、生理条件影响,如低碘饮食、寒冷刺激、新生儿、年老、妊娠时 TSH 增高。

(2)血清游离甲状腺素(FT_4)和游离三碘甲状腺原氨酸(FT_3):甲状腺的功能状态与循环血中 FT_4 和 FT_3 的水平密切相关,所以测量血清中 FT_4 和 FT_3,浓度主要反映甲状腺功能。测定通常采用放射免疫法。

(3)血清总 T_4(TT_4)和血清总 T_3(TT_3)常采用放射免疫法测定。

2. 临床意义　临床上已将其作为判断病情、估计预后和评价疗效的客观指标。正常值范围 TSH:0 ~ 10 nmol/L;FT_4:10.9 ~ 25.7 pg/ml;FT_3:6.0 ~ 11.4 pg/ml;TT_4:60 ~ 180 nmol/L;TT_3:1.2~3.4 nmol/L,平均为 2.15 nmol/L。急性脑功能损伤时,下丘脑垂体-甲状腺轴及甲状腺外周代谢变化明显,表现为甲状腺激素分泌抑制,循环中甲状腺素 T_3 减少,同时因脑组织缺血、缺氧,细胞内酶活性下降,脱碘酶活性改变以及神经递质的变化,导致 TSH 释放增加,T_4 向 T_3 转化减少,而 T_4 及 TSH 增高。多数报道证实,上述三种激素的动态变化与病情的发生发展相关;急性期 T_3 和游离 T_4(ET_3)降低,形成明显的"低 T_3 综合征",而 T_4 及 TSH 升高;但病情进一步加重时,又形成"低 T_4 综合征"。在急性应激过程中,甲状腺轴的改变对机体起积极保护作用,能够减少代谢消耗,节省能量,维持脑、心、肾等重要脏器的营养。

有人观察,当 T/rT_3,比值小于 0.5 时,强烈提示患者预后极其不良;比值在 0.5~1 时,提示病情严重;比值介于 1~2 时,则病情一般;比值大于 2 时,常为患者好转的预兆;低 T_4 血症通常视为重症脑功能损伤的死亡指征,其降低程度与病情程度和病死率有很高的相关性。

第五节　脑血流监测

脑是机体的高级神经活动器官,其功能与代谢极为活跃,需要有充足稳定的血液供应。脑的供血一般以脑血流量(cerebral blood flow,CBF)表示。脑血流量是指一定时间内、一定重量脑组织中所通过的血量,即每 100g 脑组织每分钟通过的血液毫升数;正常情况下通过脑血管自动调节机制,使脑血流量在一定范围内(平均动脉压 60~180 mmHg)保持稳定。脑灌注压(cerebral perfusion pressure,CPP)和脑血管阻力行(cerebral vascular resistance,CVR)是决定脑血流量的两个重要因素。脑灌注压 CPP 与脑血流量(CBF)成正比,脑血管阻力(CVR)与 CBF 成反比。脑灌注压为平均动脉压(MA BP)与平均静脉压(MVBP)之差。平均动脉压为舒张压与 1/3 脉压之和。平均静脉压与平均颅内压(MICP)基本相同。

生理状态下,在机体自动调节、化学调节和神经调节的作用下,成人平均脑血流量约为 50 ml/(100 g·min).脑组织内氧和糖原的储量甚微,对缺氧和低 血糖的耐受极为有限;当平均脑血流量减少至 25~30 ml/(100 g·min)时,氧和葡萄糖缺乏,脑功能紊乱;意识丧失。脑血流供应停止 8~12 s,大脑皮层灰质氧几乎耗尽,脑电图异常,意识障碍;停止 3~4 分钟,脑组织内游离葡萄糖耗尽;停止 5 分钟,神经元开始死亡;停止 8~10 分钟,脑组织损伤不可逆转。由此可见,及时、充足、稳定的脑血流供给,对保障脑组织的正常功能极其重要,特别是 N-ICU 的脑疾病患者,有必要进行脑血流监测,以正确判断病情和指导治疗。

脑血流检测方法有许多种,如正电子发射断层扫描(PET)、单光子发射断层扫描(SPECT)和局部脑血流量测定(rCBF),但由于图像处理复杂,不利于 N-ICU 床旁监测。本节主要介绍经颅多普勒超声脑血流监测技术。

1982 年挪威学者 Aaslid 首先报道经颅多普勒(TCD)超声脑血流检测技术。此后,TCD 作为脑底动脉环脑血流动力学的一项无创检测技术得到临床医学的广泛重视,其不仅可作为脑血管疾病的常规筛选性检测手段,同时还可作为重症脑功能损伤患者的脑血流动力学监测指标。由于 TCD 具有仪器设备简单、床边操作简便、无创、无辐射、重复性好等特点,在 N-ICU 具有重要的临床使用价值。

一、检测方法

TCD 是通过多普勒超声技术,包括脉冲波(pulse wave,PW)和连续波多普勒(continuous-wave,CW)超声,经过特定的检测部位-声窗(echo windows)实现对颅内、外脑血流动力学的检测。1982 年以前由于颅骨影响声波的穿透性,超声技术对于成年人的颅内脑血流动力学检测无法实现。此后,Aaslid 采用低频率高发射功率(医学研究所确定的标准范围内)的脉冲波多普勒探头,直接检测到了颅底动脉主干的血流速度,从而使客观评价脑血流动力学成为可能。另外,采用连续波多普勒超声探头,可对颅外段颈动脉或周围血管的功能状态进行检测分析。超声波能够穿透颅骨的部位即 TCD 的检测声窗,根据声窗的位置可检测到颅内不同的动脉血流信号。

1. 颞窗(transtemporal window) 位于颞骨鳞部颧弓的上方,外耳道的前方。此处颅骨较薄,骨质密度低,声波能量衰减小,超声束易于穿透颅骨。通过颞窗可以检测到双侧半球的大脑中动脉(middle cerebral artery,MCA)、大脑前动脉(anterior cerebral artery,ACA)、大脑后动脉(posterior cerebral artery,PCA)、颈内动脉终末段(terminal internal cerebral artery,TICA)或称颈内动脉 C_1 段(ICA_1)、基底动脉 BA(basilar artery,BA)末端(双侧生 PCA 分支处)。

由于超声束通过颞窗到达检测动脉的角度不同;声波穿透性不同,正常颞窗的位置可分为四个区域,分别称为前、中、后和高位颞窗。老年患者在后窗位置动脉的检出率高;个别患者只能在高位窗检测到血流信号,此时应注意多普勒超声角度对检测血流速度的影响。年轻患者颅骨相对薄,检测声窗位置较宽,三个声窗均可获得血流信号;但以检测到最佳流速的部位确定为最后检测声窗。

2. 眼窗(transobital window) 是通过超声波探头放置在患者闭合的眼睑上,通过前额颅骨较薄的眼眶骨板、视神经孔穿透到达颅内,从而达到检测的目的。通过眼窗可以检测到颅内动脉虹吸弯(cerebral siphon,CS)各段,包括海绵窦段(C_1 段)、床突上段(C_2 段)、膝段(C_3)和眼动脉(ophthal artery,OA)的血流信号。当患者颞骨的骨质较厚。血流信号不能达到满意的检测结果时,可以通过眼窗交叉检查法获得双侧半球伞 ACA 和 MCA 起始段的血流速度,但检测难度较大,需要较好的技术能力。

3. 枕窗(foramen magnum window) 是通过枕骨大孔完成颅内段椎动脉(vertebral artery,VA)基底动脉和小脑后下动脉(posterior inferior cerebellar artery,PICA)检测部位。

4. 下颌下声窗 下颌下声窗是检测颈总动脉(common carotid artery,CCA),颅外段颈内总动脉(internal carotid artery,ICA)和颈外动脉(external carotid artery,ECA)血流参数的特定部位。

二、TCD 监测的影响因素和注意事项

1. TCD 监测的影响因素

(1) 血流速度的对称性:两侧半球血流有轻微差异,国外提出当左、右侧 MCA 或 ICA_1 流速相差 14%、ACA 和 PCA 相差分别超过 24% 和超过 34% 时为异常。国内认为,双侧流速相差 20~30 cm/s 时应考虑血管病变。

(2) TCD 检测结果的重复性:不同的操作者、同一操作者不同时间的检测结果存在一定的差异。

(3) 探测角度的影响:血流速度的高低取决于超声波与血流之间角度的大小,不同的角度所获得的血流速度不同。

(4) 血液中 CO_2 浓度的影响:动脉血中 CO_2 浓度是 CBF 潜在性生理调节剂。$PaCO_2$ 升高,阻力血管扩张,CBF 增加;反之 $PaCO_2$ 降低;阻力血管收缩,CBF 减少。

(5) 血细胞比容的影响:血细胞比容与 MCA 流速呈负相关。

（6）年龄和性别的影响：随年龄增加脑血流速度减低。女性脑血流速度高于男性。

2. TCD 监测的注意事项

（1）血管确定：通常选择双侧大脑中动脉及基底动脉监测。

（2）探头固定：选择监护探头；采用人工或头架固定。

（3）监测设置：输出功率依据每台机器的允许范围而定，信号太弱时可在允许范围内增加初设功率；取样容积设定值为 10～15 mm，操作中根据信号强弱进行设定；增益可随时调整，使包络线完整地包在频谱外缘，避免增益过高或过低产生伪迹；速度标尺应调整到使频谱完整地显示在屏幕上；信噪比调整以清晰显示频谱为准。

（4）特殊情况下，如老年患者尤其是老年女性患者，经颞窗不易检测到清晰的血流信号或完全检测不到血流信号，对初次被检查者未探及血流信号时，采用眶窗和枕窗对相关的动脉进行检测，以排除因颞窗不疑或操作技术问题造成的假象。特别是在判定脑死亡时，必须排除假阳性和假阴性。

三、TCD 监测的临床意义

TCD 监测评价颅内动脉血流动力学的参数包括血流速度、血流方向（血细胞运动方向）、血流频谱形态（峰形、频窗的分析）、血流声频，血管搏动指数（pulsatility index，PI）和阻力指数（resistance index，RI）。其中血流速度参数包括峰值流速（peak velocity，V_p）、舒张期末流速（end of diastolic velocity，V_d）和平均流速（mean velocity，V_m）。PI、RI 指数是反映脑血管弹性或血管阻力的重要指数，它与血流速度的变化密切相关，正常人的 PI 值为 0.65～1.10。正常 PI 值是通过血流速度 计算获得，即 $PI=(V_p-V_d)/Vm$。

TCD 检测可分为常规检查和持续监测。前者用于门诊和病房患者脑血管病变的检测与诊断，后者用手重症监护病房持续性脑血流动力学的评价与判断，包括脑血管启动调节功能相脑血管舒缩功能的监测，蛛网膜下隙出血后血管痉挛发生、发展、缓解过程的监测重症脑血管病变或其他脑部病变致颅内压升高的监测，以及脑死亡的监测等；这些监测结果可为临床提供客观的判断依据，指导临床治疗，本节重点介绍 N-ICU 重症病患者的 TCD 监测。

1. 蛛网膜下隙出血的监测 蛛网膜下隙出血（subarachnoid hemorrhage，SAH）是临床上常见的出血性脑血管疾病。当各种原因造成脑动脉出血，血液进入蛛网膜下隙（原发性或继发性 SAH）时，颅内发生一系列病理生理变化，其中颅内动脉血管痉挛、脑组织严重缺血缺氧是 SAH 最重要的并发症 D 可直接影响患者的预后。TCD 可动态观察脑血管痉挛的发生、发展过程，为脑血管痉挛的用药提供依据。

监测 SAH 后脑血流状态，可根据不同的患者和不同的病情采取不同的方法。由于 SAH 后血管痉挛随着时间的延长而出现动态血流变化过程，因此 TCD 监测可采用连续性或间断性血流监测法。连续性血流监测法适用于脑血流变化不稳定、意识状态不清楚，以及探头可以固定的危重定患者。间断性血流监测适用于血流变化相对稳定意识清醒，以及探头不易长时间固定的普通患者；检测时间可采用每日 1～2 次，并相对固定在同一时间段。根据病情变化的急缓以及前一次检测的结果可适当调整检测次数，最终目的是全程追踪脑血流动力学的动态变化。

（1）监测动脉的确定：监测动脉的确立通常根据患者的病情而定，可采用双通道双侧半球 MCA 血流信号同步监测，或运用多深度法同时对多支血管进行监测。国内、外学者普遍采用对 MCA 血流速度的动态观察；并结合颅外段 ICA 血流监测判断血管痉挛程度。MCA 是 ICA

最大的终末分支,无明显交通支构成侧支循环,亦很少存在变异和发育不对称问题。而 ACA 和 PCA 管径大小变异和双侧发育不对称问题较多。MCA 走行较平直,主干较长,有利于探测角度的调整和检测深度的选择。结合颅外段 ICA 血流检测,可计算出 MCA 与 ICA 的比值(ratio＝MCA/ICA),其为评价血管痉挛最重要的指标之一。正常 MCA/ICA颅外段 小于 3∶1。当 SAH 发生脑血管痉挛 MCA/ICA 颅外段大于或等于 3∶1,比值越高,脑血管痉挛的程度越重,颅内血流灌注越低。

(2) 血管痉挛时间的确定:TCD 血流速度的升高与血管痉挛导致的管腔狭窄呈负相关。因此,血流速度升高的时间与血管造影显示的血管痉挛发生时限一致。血管造影显示血管痉挛发生在 SAH 后 4～12 天。Aaslid、Eskesin 分别采用 TCD 对 50 例动脉瘤破裂的 SAH 患者进行脑血流监测分析,血管痉挛可发生于 SAH 后 4～31 天,通常为 4～8 天,此时血流速度开始升高,第 9～18 天达最高峰,第 2～3 周血流速度逐渐恢复正常。1990 年 Doberatein 等研究发现 TCD 显示血流速度异常升高的动脉,其供血区域皮层的脑血流量明显减低。所以,当 TCD 监测结果提示 SAH 脑血管痉挛时,临床应采用积极的治疗措施以达到减轻血管痉挛程度和 缩短血管辖时间的目的,有效预防血管痉挛性脑缺血病变的发生与发展。

(3) 脑血管痉挛的 TCD 血流特征:无论原发性或继发性 SAH 均可引起脑血管痉挛,其血流动力学特征为血流速度逐渐升高,频谱形态随流速变化而改变。早期血流频谱形态可表现为收缩,舒张期流速对称性升高,收缩峰高尖,舒张期的前期出现"切迹征",此时,若患者出现严重的血管痉挛,以至脑缺血、脑水肿、颅内压增高而未能及时得到有效治疗时,脑血流速度将逐渐下降,特别是舒张期末流速降低,进一步加重脑组织缺血和缺氧,TCD 频谱往往表现为 PI 值明显升高;即高阻力型血流动力学特征。若患者病情仍未能得到控制,随着舒张期流速的减低,收缩峰值流速逐渐下降;脑血流进入严重的高颅压阶段,最终出现不可逆转的脑死亡血流改变。

2. 颅内压增高的 TCD 监测　成年人的颅腔是一个不能扩张的闭合性骨腔。正常情况下颅腔内容物对颅腔壁硬脑膜产生一定的压力,称为颅内压(intracranial pressure,ICP)。颅内压增高是指侧卧位时成人颅内压超过 20 mmH$_2$O(1.96 kPa)。颅内压的生理调节主要依靠脑脊液,脑血流量、脑血管的自动调节功能等。当各种原因导致 ICP 升高时脑灌注压相对减低,脑血流量下降,发生脑缺血。

有研究表明颅内压增高对脑血液循环的影响分为四期:第一期,无变化期,相当于颅内压增高的初期,脑血流量没有明显改变;第二期,脑血流量降低期,由于颅内压持续升高,脑血管阻力增加,脑血流量开始降低;第三期,血压增高期,颅内压继续增高,脑血管阻力进一步增加,肺血流量明显降低;出现全身性血管加压反应,即库欣(Cushing)征,表现为脉搏减慢。呼吸减慢、血压上升;第四期,颅内压增高未能解除或继续增高时,尽管血压继续上升,仍不能挽回脑血流循环停止的结局,临床表现为心律失常、血压波动或下降,最终呼吸、心跳停止。

传统的颅内压检测方法是腰椎穿刺,但不能在短时间内重复地使用,特别是 ICP 增高时腰椎穿刺存在脑疝的危险。将压力传感器置于脑室内;硬膜外或硬膜下,可对颅内压进行持续监测,但这一有创技术有一定的出血和感染风险。为此临床开始研究探讨无创性 ICP 监测。1982 年 Aaslid 等人首先报道了采用 TCD 技术监测颅内压的方法,并从理论上评价了多普勒频谱形态相血流动力学指数与 CCP 之间的相关关系。1991 年 Klinggehore 等采用 TCD 对 13 例可疑颅内压升高的昏睡患者进行脑血流监测,发现 RI 指数与 ICP 的变化密切相关,随着 ICP 的增高 RI 指数增加。1992 年 Chan 等通过临床研究亦确定了 PI 与 CCP 的关系,指出 PI 指数较 RI

指数的变化更能反映 CCP 的异常改变。当 CCP 降低至 70 mmHg 时，PI 值呈进行性增加。1993 年 Homburg 等发现 PI 与 ICP 呈正相关，即 ICP 随 PI 值的增加而升高。1997 年 Nagai 等通过动物模型研究发现，ICP 增加时脑血流量减低，PI 值升高。当 PI＞3.0 时，CBF＜20％，当 PI＞4.0 时，CBF＜10％。在采用激光多普勒血流计量仪动态记录动物模型 CBF 与 TCD 变化时，发现 MCA 血流指数有所变化，当 PI＞2.0 时，CBF＜8 ml/(100g·min)，PI＞4.0 时，CBF＜3 ml(100 g·min)。

（1）颅内压增高时 TCD 的监测部位：颅内压增高对脑血流速度的影响以大脑中动脉(middle cerebral artery，MCA)最明显，大脑前动脉(anterior cerebral artery，ACA)次之，大脑后动脉(posterior cerebral artery，PCA)不明显。MCA 是颈内动脉的直接延续，是供应大脑半球最粗大的动脉，其供应大脑半球所需血流量的 80％左右，走形恒定，变异较少，可基本反映颈内动脉幕上血流情况；故通常以 MCA 为检测对象。但 Stepinska 等研究猫颅内压增高时发现当存在脑干缺血危险时，基底动脉(basilar artery，BA) TCD 监测是必要的，结果提示 MCA 的 TCD 研究可能存在误导。张耀华等把新西兰白兔分成幕上组和幕下组，硬膜下腔放置球囊扩张造成急性颅内高压，用 TCD 同时监测 BA、右侧 MCA。结果提示幕上组 MCA 的 TCD 参数与 ICP 的相关性，比 BA 的 TCD 参数与 ICP 的相关性密切；幕下组 BA 的 TCD 参数与 ICR 的相关性，比 MCA 的 TCD 参数与 ICP 的相关性密切。因此认为幕上或幕下占位性病变存在颅内压力梯度，颅内压监护探头应放在病变处或尽可能靠近病变；利用 TCD 行无创性 ICP 监护时，应根据病变部位选择相应的供血动脉进行监测。

（2）颅内压增高时 TCD 的特征：颅内压增高的 TCD 特征可从血流速度、血流频谱形态、PI 指数三个方面进行分析。

①血流速度的变化：ICP 增加可导致颅内动脉血流速度减低。ICP 增高早期以舒张末流速下降为主，平均流速相对减低；随着 ICP 的不断增加，收缩期流速下降。

②血管搏动指数的变化：随着 ICP 的升高，PI 值进行性增加。

③血流频谱的变化：ICP 增高时，TCD 最直接的特征是血流频谱变化。如典型的"三峰形"频谱消失；出现收缩峰高尖；收缩期高峰和收缩峰后出现的血管重搏波峰融合；舒张期前切迹加深；搏动性增加等。当颅内压与舒张压接近时，舒张期血流信号消失，若 ICP 进一步增高，则颅内血流信号消失。

（3）脑死亡时 TCD 的特征：随着 ICP 的持续升高并高于 CCP 时，脑血管内有效血流灌注消失，成为典型的脑死亡血流特征。TCD 作为诊断脑循环停止的高度特异和无创性检查，写入美国和德国脑死亡诊断标准。根据脑死亡血流变化，TCD 频谱形态可分为 4～5 个阶段。

①当 ICP 等于动脉舒张末血压时，TCD 显示舒张期血流信号消失，仅仅出现单一的收缩期脉冲形尖锐峰波形，同时收缩期流速相对减低。

②当 ICP 高于平均动脉血压时，血流频谱呈收缩期尖锐形低振幅表现，舒张期折返于基线下方，形成"振荡型"血流频谱，且收缩期最高峰值流速随呼吸节律出现周期性改变。

③当正负血流信号比值(DFI=1−R/F)小于 0.8 时，为脑死亡的血流特征。R 为负向血流速度值，F 为正向血流速度值。此时，血流信号可能出现随呼吸机节律变化而变化的周期性血流频谱特征。

④负向血流信号消失，呈单一微弱的尖锐波——钉子波时，进入脑死亡的最后血流改变阶段。

⑤血流信号完全消失。

对重症患者脑血流状态的了解,主张在病程相对早期开始监测,以及时发现脑血流异常改变,并作为可靠的客观依据指导有效的治疗。当 TCD 提示脑血流进入颅内压增高的严重阶段时,须采用强有力的积极措施,尽可能地逆转事态发展。当 TCD 出现脑死亡血流特征时,脑血流变化往往不可逆,任何治疗均失去意义。TCD 对于重症患者脑血流的监测简便、经济、无创、可重复,目前已成为 N-ICU 不可缺少的监测技术与手段。

第六节 颅内压监测

颅内压(ICP)指颅内容物(脑组织、脑脊液、血液)对颅腔壁的压力。颅内压持续超过 15 mmHg(200 mmH₂O 或 2.0 kPa)即为颅内压增高(intracranial hypertension, ICH)。在许多重症神经系统疾病,如重症脑血管疾病、脑炎、脑膜炎、静脉窦血栓、脑肿瘤、脑膜癌病、脑外伤等,多伴有不同程度的颅内压增高,因而在 N-ICU 颅内压监测对判断病情、指导降颅压治疗方面有着重要的临床意义。

一、颅内压的形成

正常颅内压为 5～15 mmHg(0.6～72.0 kPa,70～200 mmH₂O)。颅腔内有脑组织、脑脊液和血液三种内容物,组成颅内压的解剖学基础。颅腔内脑组织体积最大,约重 1 500 g,占颅腔总容积的 80%～90%;脑脊液 110～200 ml,占颅腔总容积的 10%左右;血液 75 ml 左右,占颅腔总容积的 2%～11%。三种颅内容物中脑脊液相血液是可流动的液体,在颅内压变化时对颅腔容积代偿起着重要的作用。脑脊液的液体静压是脑血管张力变动的压力组成颅内压的生理学基础,正常生理情况下这两种压力的调节作用使颅内压保持相对稳定。当颅内压增高时,脑脊液吸收加快并被挤出颅腔;脑血管张力增高;脑血容量减少,颅内压下降。

构成颅腔壁的颅骨是一个近乎密闭的坚硬容器,颅腔内容物的体积增大,包括脑组织体积增大、脑血容量增加、脑脊液增多和颅内占位性病变等,都将破坏颅腔容积与颅内容物体积之间的稳态平衡,失代偿时导致颅内压增高。

二、有创性颅内压监测

如能持续、动态、准确地监测颅内压变化,可为临床工作提供重要依据;以及时采取有效措施控制颅内压,因此 100 多年来有许多学者在这一领域进行了积极的探索,1891 年 Quinke 首创用腰椎穿刺测定颅内压,但腰椎穿刺术不能作为持续监测的手段。1951 年 Guillaume 及 Jammy 发明脑室穿刺测量颅内压。1960 年 LundBery 将传感器与监护仪连接,使持续监测颅内压成为现实。由于压力传感器必须与脑室内、硬脑膜下(蛛网膜下隙)或硬膜外导管相连接,或直接置入脑皮质硬脑膜下或硬膜外间隙;因此这一监测技术是有创的,即有创性颅内压监测(intracranial pressure monitor)。传感器测得的压力信号转换成电信号并输入处理器,通过显示器和记录装置描记成压力曲线和参考值。

了解是否有颅内压增高及其增高的程度,尤其是昏迷患者胸颅内压情况;均需进行有创颅内压监测。其主要适应证为急性重症颅脑外伤、颅脑手术后、高血压脑出血、蛛网膜下腔出血、大面积脑梗死、严重感染、缺氧、中毒等原因导致的脑病和脑积水。

当患者穿刺部位感染或免疫力低下时,ICP 监测将增加颅内感染的危险性。有严重出血倾向如血友病、严重凝血功能障碍等,均禁忌行有创颅内压监测。

（一）监测原理方法

根据传感器放置的位置不同,可将颅内监测分为脑室内、硬膜下、硬膜外和脑实质内测压。

1. 脑室内压力监测　无菌条件下,选右侧脑室前角穿刺,于发际后 2 cm 中线旁 2.5 cm 处颅骨钻孔,穿刺方向垂直于两外耳道连线,深度一般为 4～6 cm,置入内径 1～1.5 mm 的塑胶导管,将导管的颅外端与 ICP 转感器及监测仪相连接。将传感器固定,并保持在室间孔水平。如选用光导纤维传感器须预先调零,持续监测不会发生零点漂移。如选用液压传感器,则监测过程中应定时调整零点。

优点:①颅内压测定准确;②方法简单易行;③可通过导管间断放出脑脊液,以降低颅压或留取脑脊液化验;适用于有脑室梗阻和需要反复放出脑脊液的患者。

缺点:①置管时间受限,一般 3～5 天,最长不超过 1 周;②易引起颅内感染;颅内出血、脑脊液漏、脑组织损伤等并发症;③脑室移位或变小者置管困难。

2. 硬脑膜下（或蛛网膜下隙）压力监测（亦称脑表面液压监测）　用于开颅术中,将传感器置于蛛网膜表面或蛛网膜下腔,可对术中和术后患者进行颅内压监测。根据置入测压装置的不同,分为中空螺栓测压法和吸杯管测压法。

优点:颅内压测定准确,误差小。

缺点:①传感器置入过程复杂;②置入时间受限,一般不超过 1 周;③易引起颅内感染、脑组织损伤、颅内出血等并发症。

3. 硬脑膜外压力监测　在颅骨钻孔或开颅术中,将光纤传感器或电子传感器置于硬脑膜与颅骨之间(注意放平),紧贴硬脑膜。硬脑膜外压力比脑室内压力高 2～3 mmHg/(0.27～0.40 kPa)。

优点:①保持硬脑膜的完整性,减少颅内感染、出血等并发症;②监测时间长;③不必担心导管堵塞;④患者活动不影响测压;监测期间易于管理;⑤光纤传感器将反映压力变化的光学信号经纤维光束传入监护仪,比较不准。

缺点:①由于硬脑膜的影响有时不够敏感,影响监测的准确性;②光纤传感器价格昂贵。

4. 脑实质测压　在右侧额区颅骨钻孔,将纤维状传感器插入脑实质(非优势半球额叶)内 2～3 cm。

优点:①测压准确;②操作简便;③容易固定;④一般不发生偏移。

缺点:①创伤性比较大;②拔出后不能重新放回原处;③传感器要求较高,价格昂贵。

最好的监测方法应具备测压准确、操作简便、价格低廉、并发症少等特点,上述监测方法各有利弊,应根据临床具体情况选用。

第七节　脑组织氧监测

脑组织氧合状态是反映脑组织血流动力学。脑氧传递和脑氧代谢的综合指标。及时、准确的脑组织氧监测,对重症神经疾病(脑梗死、脑出血、脑外伤等)以及心脏与血管外科手术颈动脉夹层动脉瘤术、颈动脉内膜剥脱术、心脏搭桥术等患者的诊断、治疗和预后预测具有关键性的作用。

脑组织氧监测是继颅内压监测,颅内温度监测之后的第三大有创神经监测手段,随着对危重神经疾病认识的深入以及脑组织氧监测设备的更新,获取脑氧合信息的手段经历了动脉血氧饱和度监测、静脉血氧饱和度监测、近红外线光谱间接脑组织氧监测;脑组织氧分压直接脑组织氧监测几个阶段。

一、动脉血氧饱和度监测

(一)脉搏氧饱和度监测

脉搏氧饱和度(pulse blood oxygen saturation,SpO_2)监测是在搏动的动脉血管床(手指、耳垂等)两侧安放发光光源和两个具有不同波长的相应光探测器;利用血管床随着心脏搏动而产生的扩张相收缩;使探测器的光强在固定成分的基础上产生起伏。固定的吸收部分是静脉。皮肤、骨骼、脂肪等有关组织对光的吸收。而搏动的吸收部分则与动脉血的充盈相对应;从中可提取计算血氧饱和度的信息。脉搏氧饱和度监测的特点是简单、方便、无创,适合长时间连续氧饱和度监测。但这种方法只能测量动脉血,反映的是动脉血氧饱和度。而人体组织器官的血液既包括动脉血,也包括静脉血和毛细血管血;如脑组织中动脉血只占20%;静脉血占75%,毛细血管血占5%。准确地说,脑组织氧饱和度应是以脑静脉血为主的混合氧饱和度、动脉血氧饱和度降低只能提示氧供减少;而不能准确反映脑组织氧的消耗。尽管如此,SpO_2仍然是目前N-ICU最常用的监测手段;通过SpO_2监测可了解整个机体组织器官的氧合状态,并可间接了解髓组织的氧合状态。

(二)动脉氧饱和度监测

1. 监测方法与原理　动脉氧饱和度(arterial blood oxygen saturation,SaO_2)监测是动脉血气分析中的一个重要指标,抽取动脉血后,用分光光度计在测定血红蛋白(hemoglobin,Hb)和含氧血红蛋白(oxidized hemoglobin,HbO_2)不同光密度的基础上计算血氧的饱和度。这一方法在临床上应用广泛,比脉搏氧饱和度监测准确。SaO_2的不足之处在于:①与脉搏氧饱和度监测相同,SaO_2反映的仅仅是动脉血氧饱和度,而且是整个机体组织器官的动脉血氧饱和度,对脑组织氧合状态的了解只是间接的;②SaO_2为有创的检测方法,反复抽血将给患者带来一定的痛苦;③抗凝或者溶栓患者在反复穿刺动脉后,因压迫止血困难可造成针道周围的大片瘀斑。尽管SaO_2监测并非尽善尽美,但在准确、无创的监测技术应用于临床前,SaO_2仍然是简便、易行、常规的监测方法。

2. 临床意义　SpO_2和SaO_2有良好的相关性($r=0.84\sim0.99$)。呼吸空气是,正常成人氧饱和度正常值为95%~97%,新生儿为91%~94%。两种方法具有简单、快速、准确、无创等优点,成为首选的临床血氧监测手段,并常用于脑卒中、颅脑损伤、癫痫持续状态、颈胸段脊髓病变,以及麻醉、气管插管和大型仪器(CT,MR)检查过程中的患者。当氧分压小于70 mmHg时,SpO_2或SaO_2才会急剧下降,对轻度缺氧的氧分压判断更敏感。此时应特别注意早期SpO_2或SaO_2。

二、脑组织氧分压监测技术

脑组织氧分压(brain tissue oxygen partial pressure,$PbtiO_2$)监测技术是有别于传统脑氧监测(如颈静脉氧饱和度监测),近红外线光谱技术等的直接监测脑氧代谢的方法,具有微创、安全和准确的优点。近年来这一技术在神经外科的临床和实验研究方面取得了较大进展。成为有创颅内压监测、颅内温度监测后的又一重要监测手段。

（一）监测方法与原理

$PbtiO_2$ 监测是将极谱探头直接置入脑组织中，通过可逆电化学反应选行的。目前最常用的探头是 Clark 探头，包括 8 个铂金阴极和 1 个银阳极。组织中的氧分子以弥散作用通过电极膜；在阴极还原为 OH，引起极化电流的改变；电流的强度反映组织的氧分压。8 个阴极上的电流变化经平均后，通过与电极相连的计算机处理；将 $PbtiO_2$ 以数值或图形的形式实时动态显示并储存。此外，还有十种多参数监测系统，在进行组织氧分压监测的同时节还可进行脑组织温度、脑组织 pH 值、脑组织 $PbtiO_2$ 的测定；这 4 种电极共同置于 Clark 微导管中，其外径约为 0.05 mm，可通过颅骨钻孔或手术置于健侧的额叶白质，插入深度 4 cm 左右。$PbtiO_2$ 监测与 $SjvO_2$ 监测不同，后者需要在监测过程中反复校准、前者则仅需在测定前进行一次校准和灵敏度标定。监测过程中的零漂移很小，为 0.2±0.2 kPa（1.5 mmHg±1.5 mmHg，1 mmHg＝0.133 kPa）；每日漂移 0.3 mmHg±0.3 mmHg；灵敏度漂移为 ±1%，监测期间几乎无伪迹。此外，$PbtiO_2$ 监测不受患者头位的影响。因此，$PbtiO_2$ 监测具有较高饱准确性和抗干扰性。

在电极置太后 70～80 秒后即可获得数据，但一般认为电极置入后 30～45 分钟后获得的数据较为稳定。在 $PbtiO_2$ 监测过程中，有人发现最初置入的 24 小时内 $PbtiO_2$ 值较低，其原因可能是由于微电极导入后引起局部微血管压迫所致。$PbtiO_2$ 监测可以持续进行。1996 年 Kiening 对重型颅脑外伤患者进行 $PbtiO_2$ 监测 5～12 天（平均 9 天）。1997 年 Dings 对 73 人次脑外伤患者进行监测；最长达 16 天。$PbtiO_2$ 监测发生颅内感染的病例目前尚未见报道，颅内血肿的发生率为 0～27%，但均无需手术治疗，其发生的原因可能与导管位置过于靠近中线有关。多数学者认为 $PbtiO_2$ 监测安全、准确，是一种较为理想的脑氧监测手段。

（二）临床意义

1. 脑组织其分压的工常值　正常人脑组织氧分压的数据尚未建立。1996 年 Hoffman 发现在没有脑缺血的动脉瘤患者，脑组织 $PbtiO_2$ 值平均为 32 mmHg。1993 年 Meixens-berger 对开颅手术患者进行本中 $PbtiO_2$ 监测发现，正常脑皮质的 $PbtiO_2$ 值为 47.9 mmHg±13.14 mmHg。1991 年 Kayama 测定 11 例不同类型脑肿瘤患者瘤周脑组织的 $PbtiO_2$ 为 59.8 mmHg±6.5 mmHg。在动物实验中，狗的正常脑组织 $PbtiO_2$ 为 28 mmHg±7 mmHg，而猫为 42 mmHg±9 mmHg。脑不同部位的组织氧分压值也不相同。一般认为由于灰质的代谢率积血流量是白质的 3 倍，因此灰质的 $PbtiO_2$ 值可能比白质高。1998 年 Dings 对 27 例患者硬脑膜下不同深度脑组织氧分压的测定结果表明，在多数病例，距离脑皮质越近 $PbtiO_2$ 值越高。硬脑膜下 17～27 mm 处的 $PbtiO_2$ 值明显低于硬脑膜下 7～17 mm 处的 $PbtiO_2$ 值。此外，$PbtiO_2$ 检测的低氧值也未取得一致的意见。1996 年 Kicning 使用 Linox 系统对重型颅脑损伤患者进行组织氧分压监测，并与 $SjvO_2$ 监测进行对比研究。结果发现，与 $SjvO_2$ 值的 50% 片相对应；$PbtiO_2$ 值的分布范围在 3～12 mmHg 之间，最佳曲线拟合值为 8.5 mmHg。笔者认为对重型颅脑损伤患者，当 $PbtiO_2$ 值在 10 mmHg 以下时应采取积极措施。脑组织氧分压的低限与所使用的测定系统、探头放置部位等多种因素有关，如何正确认识 $PbtiO_2$ 的低限还有待于大量的临床研究。

2. 脑组织氧分压与脑血流量的关系　已有文献报道，在脑动静脉畸形（arterial venous

malformation，AVM）周围的脑组织中 $PbtiO_2$ 较低。1996 年 Hoffman 对 14 例脑血管病手术患者进行了观察，脑血流量正常者 $PbtiO_2$ 及 pH 值明显高于脑血流量减少者，而 $PbtiCO_2$ 值则明显低于脑血流量减少者。笔者认为，AVM 有缺血危险的临界值为 $PbtiO_2 \leqslant 20$ mmHg、$PbtiO_2 \geqslant 60$ mmHg。实验研究也表明局部脑缺血可以引起 $PbtiO_2$ 下降 42%，$PbtiCO_2$ 升高 25%。Zauner 认为，脑组织氧分压 $PbtiO_2$ 下降引起猫继发性脑损害相脑梗死的临界值分别为低于 30 mmHg 和小于 25 mmHg，对应的 $PbtiCO_2$ 值则分别为高于 65 mmHg 和高于 70 mmHg。但值得注意的是，在低氧和高碳酸血症时，最初的 $PbtiO_2$ 很少明显降低，而 $PbtiCO_2$ 的变化则早于 $PbtiO_2$，且变化幅度较大。因此，仅观察 $PbtiO_2$ 并不够，还应同时进行 $PbtiCO_2$ 的观察，忽视 $PbtiCO_2$ 的变化可能导致结论性的错误。

3. 脑组织氧分压与颅内压、脑灌注压的关系　1993 年 Mass 研究了 $PbtiO_2$ 与颅内压、脑灌注压的关系，结果发现重型颅脑外伤后 $PbtiO_2$ 平均为 30 mmHg；当颅内压升高、脑灌注压低于 40 mmHg 时 $PbtiO_2$ 急剧下降到 15 mmHg，并且当脑缺血恢复后 $PbtiO_2$ 仍保持较低水平；甚至进一步降低。Unterberg 发现当 CPP<40 mmHg 时，通过使用升压药等方式可提高 CPP，有效地提高 $PbtiO_2$ 值。但使用甘露醇或过度换气的方法，虽然可以降低颅内压；却无法提高 $PbtiO_2$ 值。Kiening 发现，在重型颅脑外伤后 CPP 为 60 mmHg 时，$PbtiO_2$ 维持在正常水平，提高 CPP 并不能使 $PbtiO_2$ 上升，但当 CPP 低于 60 mmHg 时，则会引起 $PbtiO_2$ 下降。虽然 $PbtiO_2$ 与颅内压的关系有待进一步研究但一般认为维持 CPP 为 60 mmHg 时，脑组织氧分压较为理想。

4. 脑组织氧分压与预后的关系　$PbtiO_2$ 监测还有助于判断预后。Zauner 发现，重型颅脑外伤和蛛网膜下腔出血患者数小时内 $PbtiO_2$ 值为（25 mmHg±8 mmHg），预后较好的患者 $PbtiO_2$ 值缓慢上升，而预后不良的患者 $PbtiO_2$ 往往进一步下降，直至低于 20 mmHg。1996 年 Santbrink 在一组 22 例重型颅脑外伤 的临床研究中发现，伤后 24 小时内 $PbtiO_2$ 低于 5 mmHg 的 5 例患者中有 4 例预后不良，而 $PbtiO_2$ 高于 5 mmHg 者仅 1 例预后不良。Keining 发现颅脑损伤后一周内 $PbtiO_2 < 10$ mmHg 持续 15 分钟以上的患者预后不良，而预后良好者 $PbtiO_2$ 值均高于 10 mmHg。有研究表明 $PbtiO_2$ 监测判断预后的灵敏度为 92%，特异性达 84%。此外，$PbtiO_2$，监测还有助于早期及时判断脑死亡、预测放射治疗对恶性脑肿瘤的疗效等。

第十五章　神经重症监护病房中的发热和感染

发热和感染是神经重症日常治疗所要解决的主要问题。随着对体温升高可给急性脑损伤患者带来潜在危害的认识的提高,近年来,人们逐渐意识到控制神经重症患者体温的重要性。

脑缺血和脑外伤(TBI)的动物试验显示,体温仅升高 1～2 ℃,就会对预后带来不利影响。这种相关性在人类身上更明显,许多研究均显示,对缺血性卒中、脑出血(ICH)和动脉瘤性蛛网膜下腔出血(SAH)的患者来说,发热与功能恢复不良有关,而且 SAH 和 TBI 后,脑温的升高与颅内压的升高有关,以上均提示急性脑损伤患者应尽可能地积极防治发热。

一、中枢性发热

"中枢性发热"在临床工作中不仅常见,而且是常规的鉴别诊断。但是由于缺乏明确的诊断依据,所以对"中枢性发热"的使用存在很大争议。一部分专家建议,完全避免使用中枢性发热这样的定义。但是,大量幕上或脑干出血发生后即刻出现难治性高热(体温超过 42 ℃),具有显著特点,这些病例支持一下观点:急性脑损伤可以引起发热,但没有全身炎症反应和感染。笔者所见过的这类发热,最严重的是 1 例大脑前动脉瘤破裂引起大量脑出血患者,其临终前的体温超过 41 ℃。

二、神经重症监护病房患者的发热和感染的发病率

前瞻性临床流行病学研究表明,N-ICU 患者发热的最终发生率在 25%～50%。patrick 与同事们对 428 位连续住院的神经外科 ICU 患者进行病例研究,他们发现,其中 47% 的患者至少发热 1 次,而且随着在 ICU 住院时间以及脑损伤(和对于脊髓损伤)过程的延长,发热的发生率增加。Commichau 与同事们发现,在 587 位神经内科 ICU 患者中,发热的发生率是 23%,其中 52% 是由感染引起的,这与发热内科 ICU 患者的感染发生率差不多。神经内科 ICU 患者的感染性发热主要是由肺感染引起的(82%),与卒中患者的发热原因一样。而在发热内科 ICU 患者中,感染性发热的原因则是各种类型的医院内感染。昏迷和机械通气可增加 N-ICU 患者感染性发热的危险,这或许反映出机械通气相关性肺炎高发的相关危险因素。具体诊断中,在其他的可能因素得到控制后,SAH 是唯一的可增加感染性发热,或不明原因发热危险的因素,提示这些患者的整个体温调节系统出现紊乱。

Dettenkofer 与同事们采用疾病控制中心(CDC)的标准,计算出 545 例神经外科 ICU 病例中,总的医院内感染发生率为 20.7%,未超出内科 ICU 发表的总的医院内感染发生率范围。肺炎是最常见的感染形式(表 15-1),根据培养结果,大肠杆菌、肠球菌和金黄色葡萄球菌是最常见的病原菌。

表 15-1　神经外科重症监护病房患者不同部位的医院内感染发病率

	每 100 名患者中的发病率	每 1 000 天（或疾病过程）中的发病密度
肺炎	9.0	15.1（使用呼吸机的天数）
尿路感染	7.3	8.5（尿道插管的天数）
血行感染	1.0	0.9（中枢神经系统插管天数）
脑膜炎	1.1	NC
脑脓肿/脑室炎	0.7	NC
其他	1.7	NC
总计	20.7	NC

三、对发热的神经外科 ICU 患者的评价

对神经重症护理医生来说，评价发热的首要任务是确定发热原因。虽然感染通常是造成发热的主要原因，但也必须考虑很多引起发热的非感染性因素，特别是由药物引起的发热（见表15-2）。除对住院患者的感染发热进行传统的初步评价（通过胸片、尿液分析、血培养、痰培养和尿培养）外，临床医生还应该通过护理人员及家属了解患者近期的病史，进行详细的体格检查，了解患者目前的用药情况。只要多花费些时间，了解这些"经常被忽略"的临床实践中的基础性问题，就会发现多数引起非感染性发热的原因。这样做，精明的临床医生可以杜绝一些像肺栓塞这样潜在的严重内科并发症的发生，或者至少避免一些没有必要的经验性抗生素治疗。

表 15-2　神经重症患者发热的非感染性原因

生理状况	诊断的关键
常见	
血液制品反应	近期输血时
可卡因中毒	毒理学筛查
中枢性发热	排除
深静脉血栓形成	下肢多普勒检查
药物性发热	皮疹，嗜酸性粒细胞增多，转氨酶升高
痛风或假痛风	关节发红疼痛
术后局部组织损伤	局部组织发红疼痛，但是培养阴性
肺栓塞伴梗死	低氧血症，胸 CT 血管造影检查
腹膜后出血	血细胞比容检查，腹部/骨盆 CT 扫描
无菌性脑膜炎	假性脑膜炎表现
全身炎症反应综合征	白细胞增多，心动过速，呼吸急促

生理状况	诊断的关键
少见	
肾上腺皮质功能不全	病史,血清电解质
肠缺血	腹痛和板状腹
抗精神病药恶性综合征	肌紧张和肌强直
恶性肿瘤(淋巴瘤、白血病)	全血细胞计数,胸/腹部 CT 扫描
恶性高热	麻醉剂接触时
心肌梗死	心电图
胰腺炎	血清淀粉酶测定
心包炎	心包摩擦音,心电图
甲状腺危象	甲状腺功能测试

四、发热的非感染性原因

蛛网膜下隙出血、脑室出血和后颅窝手术均可引起无菌性脑膜炎,其特点是脑脊液白细胞计数逐渐增多和糖减少。无菌性脑膜炎是由红细胞破裂及再吸收引起的,并与鞘内合成促炎细胞因子有关,如肿瘤坏死因子、IL-1 和 IL-6。除发热外,逐渐加重的头痛和假性脑膜炎是典型表现,有些病例还可出现精神异常,上述症状用地塞米松往往有良好的疗效。总之任何类型的手术之后,往往都会出低热,而且大部分病例的这种低热与肺不张和感染无关,术后发热是由于手术部位局部的炎症和损伤造成的。尽管术后常常出现肺不张,但是肺不张的发病和严重程度都与术后发热无关。典型的术后发热往往为低热,而且通常在 72 小时内消退。尽管如此,胸部物理治疗仍适用于所有的发热患者,特别是缺乏明显的发热原因的患者。

五、诊断性研究

院内感染发病率在住院 3 日后明显增加。在住院患者当中,ICU 患者的院内感染可能性最大,这是因为 ICU 患者不仅活动少,而且进行有创检查和治疗的概率远远高于其他患者。最常见的医院获得性感染包括尿路感染(特别是带有尿管的患者)、肺感染(特别是机械通气的患者)、动静脉置管相关性血液感染、抗生素相关的难辨梭状芽孢杆菌性结肠炎和伤口感染。其次,还可能出现褥疮破溃感染、与经鼻插管本有关的医院内感染性鼻窦炎及非结石性胆囊炎。除胸片、尿液分析、血培养、尿培养和痰培养外,根据检查发现,还应该进行另外一些检测和有针对性的培养。不管是感染性还是非感染性,白细胞读数以及血沉增加都可反映出全身炎症反应的存在。一旦怀疑感染存在,应该更换尿管,去除所有留置的中心静脉导管,并行血液或尿液培养。如果出现腹泻,则需检测难辨梭状芽孢杆菌毒素。近期曾行开颅手术,或留置有脑室外引流管,或有外伤性脑脊液漏的患者,应进行腰穿检查排除脑膜炎的存在。脊髓手术后,脊髓炎可能成为潜在的发热源,并且很难被检测出来。脊髓炎患者血沉加快,磁共振成像(MR1)显示,相邻椎间盘的髓内信号发生变化,变化特点与肿瘤侵袭不同。当体格检查有阳性发现时,可以相应地进行鼻窦、胸、腹、骨盆的 CT 检查，排除鼻窦炎、脓胸、非结石性胆囊炎或是其他疾患的可能，但是这些辅助检查，应该建立在体格检查的基础上。

六、院内感染

在过去的 30 年，院内感染在流行病学、发病机制和病理生理学研究方面得到了长足的发展。目前，虽然可以采取一些有效降低感染风险的措施，但医院内获得性感染的发病率和死亡率仍然很高，不能完全预防。预防的原则应根据医院内感染的发病、解剖和微生物学特点制定。在一些病例中，院内感染是致病因素与机体局部防御系统直接对抗造成的结果。导致感染的病原体，通常可在破损的皮肤黏膜表面发现。很多情况下，病原体是通过留置的各种导管侵入机体。这种医院内获得性感染，既可以是机体本身正常菌群引起的内源性感染，也可以是医院内外源性病原体侵入造成的感染。

（一）呼吸道感染

1. 流行病学　到目前为止，肺感染是神经危重症患者最常见的院内感染形式。大约一半的院内肺感染的发生与机械通气有关，称之为机械通气相关性肺炎（VAP）。气管插管使患者的肺感染发生率增加 5～20 倍，并且随机械通气时间的延长而增加。经粗略统计，气管插管患者中，每天有1％～3％的人可能会发生 VAP。

Berrouane 相同事们对 569 例神经外科 ICU 患者进行为期 1 年的研究发现，肺感染的发生率为 22％，在气管插管和昏迷 TB1 患者中的危险性最高。进入 ICU 后的最初 3 天的危险性最高，其次为第 5 和 6 天。在这项研究中，TBI 患者的院内肺感染的发生率（平均 34.2％/1 000 机械通气日）是所有 ICU 患者中最高的。

2. 发病机制和预防　菌血症、通过气管插管或气管镜细菌直接种植，均可引起医院内肺感染，但从口咽部和胃部细菌误吸，仍然是目前最常见的医院内肺感染的原因，很明显，神经科患者的吞咽功能和咳嗽反射受损，显著增加了误吸发生的危险，大部分的误吸，是由亚临床的"微误吸"造成的，而与呕吐和吞咽呛咳等主要误吸因素无关。误吸酸性胃内容物后，在食物颗粒阻塞气道和急性胃酸灼伤的联合作用下，可迅速导致广泛的肺浸润。在这些患者中，有些出现肺感染，而有些则不出现，所以预防性应用抗生素的效果不明确。抗组胺药和质子泵抑制剂，可导致胃内定植菌的迁移，从而增加误吸的危险，但对于那些机械通气、凝血病或有消化性溃疡病史的患者可能益大于弊。

大部分发生在住院早期的肺感染，是由对青霉素高度敏感的菌群引起的，包括肺炎球菌、链球菌，以及各种对青霉素敏感的微需氧、厌氧菌群（表 15-3）。有些情况则是例外，如流行性感冒可使患者对葡萄球菌性肺部易感，酗酒等特殊患者发生革兰阴性细菌性肺感染的几率增加。发生早期院内肺感染的神经内科重症监护病房的患者中，好像革兰阴性细菌感染的比例也比较高。有一项研究报道，在早期院内肺感染中，23％为嗜血杆菌感染，另外 19％为革兰阴性细菌感染。

表 15-3　医院内感染的经验性治疗

危险因素	常见病原菌	抗生素
无（早期感染）	链球菌 流感嗜血杆菌 非假单胞革兰阴性杆菌 a 金黄色葡萄球菌	头孢曲松或氨苄西林/舒巴坦
长期住重症监护病房或先前使用抗生素（迟发感染）	非假单胞革兰阴性杆菌铜绿假单胞菌	头孢他啶、哌拉西林、氨曲南、美罗培南、环丙沙星、妥布霉素 b
误吸	没有危险因素的病原菌加厌氧菌	按照无危险因素处理加克林霉素或甲硝唑

　　进入 ICU 病房 3 天后发生的肺感染,50% 以上是由革兰阴性细菌引起的(见表 1-7-3)。病情进行性恶化的患者和使用抗生素治疗的患者,口咽部菌群发生改变,出现肠道革兰阴性杆菌。气管切开部位周围的伤口感染,是一种特殊的危险因素,因为伤口处的病原体可通过导管口周围,直接进入下呼吸道,因此这类患者发生获得性继发肺感染的危险性可能很高。加湿器、雾化器、气切导管和自来水的污染,都可导致军团菌性肺感染的暴发,军团菌性肺感染是一种特殊的致病力强的坏死性肺感染。

　　预防院内肺感染主要有三条途径:首先,直立位、经常吸痰和胸部物理治疗有助于减少上呼吸道分泌物的产生及流入下呼吸道。其次,在对患者进行呼吸方面的护理及操作前要先洗手,呼吸道局部操作时需特别注意避免污染,按照标准操作规程更换和清洗气切导管和雾化器,以上措施均可降低带入更多微生物的危险。最后,仔细选择气切导管穿过上呼吸道的方式和位置,也可预防医院内肺感染。持续抽吸气管插管部位以上,蓄积在声门下的分泌物,可降低发生 VAP 的危险。与经鼻气管插管不同,经口进食和气管插管,可减少微生物经鼻咽部进入下呼吸道的机会,还可降低患鼻窦炎的危险。预防性地应用抗生素并不能预防 VAP,却可能使未来出现具有更强抗药性的感染。

　　3. 诊断　医院内肺感染的临床诊断标准包括发热、白细胞计数增多、脓痰以及胸片上的持续肺浸润,但是,文献报道仅有不到 30% 的患者出现这些特点,所以有些医院内肺感染的诊断很难确定。有时,胸部 CT 扫描有助于区分胸膜渗出、肺梗死及肺水肿。目前,临床上常从气管内吸取分泌物培养,进行病原学检查,但样本易受口咽部及和上呼吸道菌群的污染,从而误导临床治疗。因此,诊断医院内肺感染的金标准是通过支气管肺泡灌洗或支气管镜留取肺深部样本,进行定量培养。但是,目前临床上广泛应用广谱抗生素,进行经验性治疗,所以这种侵入式诊断方法在日常临床工作中所起到的作用存在争议。

　　4. 治疗　由于医院内肺感染常由多种微生物引起,并且具有隐匿性,所以临床基础治疗通常采用经验性以及联合抗生素治疗。因为可引发抗生素相关性药物热、药物副作用以及细菌耐药引起的迟发感染,所以临床并不推荐这种不加选择的经验性治疗。

　　(二)尿路感染

　　1. 发病机制和预防　医院内尿路感染(UTIs)多数发生于长期留置尿管的患者。初次插入 Foley 导尿管有两种危险:微生物直接侵入膀胱,或导尿造成短暂的菌血症,特别是在已有尿液感染的情况下。初次导尿不易引起显著的尿菌，门诊患者的发生率在 1%～2%，而住院患者可能达到 5%。

长期留置尿管，即使护理很细致也经常会出现菌尿，而且随着留置尿管时间的延长，菌尿的发生率提高。尽管留置的尿管是一个完全封闭的系统，但每天明显出现菌尿的患者比例好像也要在 3%～5%。留置尿管 10 天后，将近 50% 的患者出现明显的菌尿，女性比例略高于男性。反复破坏尿管系统的封闭性有增加尿路感染的趋势，但打破封闭性的方式对菌尿发生率的影响程度尚不清楚。其他的操作失误，如尿袋位置过高，也可增加出现菌尿的危险。

病原菌常存在于尿管外周，以及尿管和尿道黏膜之间的尿液中。尿道口定植菌与继发性膀胱感染密切相关，这些细菌可在尿液中检测出来。

除了尽早拔除尿管，医院内 UTI 没有更有效的预防方法，目前，临床上普遍推荐使用清洁外阴、膀胱冲洗或在尿道周围使用抗菌剂的方法，但实际上这些方法并不能有效地减少尿路感染的发生。使用抗菌材料制造的尿管、预防性应用抗生素、使用含抗生素的溶液或润滑剂进行局部膀胱冲洗的方法也都被证明无效。

2. 诊断和治疗　尿路感染常无症状，而一旦出现脓尿（脓细胞超过 10 个/ml）、发热或白细胞增多，就应该进行药物治疗。在 ICU 患者中，早期诊断的简单的 UTI 可用甲氧苄啶 160 mg。磺胺甲基异噁唑 800 mg 或环丙沙星 100 mg 治疗，每日 2 次，3～7 天。医院内 UTIs 常见大肠杆菌和奇异变形杆菌感染，而已用抗生素治疗的患者，则可能是耐药的铜绿假单胞菌、黏质沙雷菌和肠杆菌属感染。应根据以前的培养和药敏检测结果制订治疗方案，对简单的尿路感染经验性用药卫（表 15-4）。考虑到生物利用度，医院内 UTI 的治疗通常应静脉给药 7～10 天。

表 15-4　医院内尿路感染的经验性用药

药　　物	静脉给药剂量
庆大霉素	1～1.5 mg/kg,q8 h
头孢曲松	1～2 g,q12～14 h
环丙沙星	0.2～0.4 g,q12 h

（三）血液感染

1. 流行病学　中心静脉导管（CVC）引起的血液感染（BSI）的发生率为 5.3 次/1 000 导管日，可使 LOS 的发生率加倍，其中 12%～25% 的患者病情危重。

2. 发病机制和预防　菌血症可由机体任何部位的感染引发，但最常见于静脉内或动脉内导管的感染。血液感染与化脓性感染或静脉炎的相关性并不明确，但大多数严重的 BSI 均与CVC 引起的败血症有关。动静脉导管引起的 BSI，常见病原菌包括表皮葡萄球菌（37%）、金黄色葡萄球菌（13%）、肠球菌（13%）、克雷白杆菌（11%）、念珠菌（8%）和沙雷菌（5%）。

一项对 160 名患者的前瞻性研究发现，每 3 天常规更换一次 CVC 非但不能预防 BSI，通过导丝反而增加血液感染的危险，近年来达成的共识是，锁骨下 CVC，出现血液感染的危险低于股动脉或颈内动脉插管，但发生机械并发症如气胸的危险增高，因此，目前主要根据临床情况（如颈强直或需要监测中心静脉压）和经验决定插入导管的部位。以下措施可以最大限度地降低发生动静脉导管 BSI 的危险：①插管时严格无菌操作，包括戴口罩，穿无菌手术衣，使用洗必泰（不用聚维酮碘）消毒手术区域；②密切监测有无局部感染情况；③对预期留置导管超过 4 天的 ICU 患者使用抗生素浸渍导管。

3. 诊断　血管内导管留置超过 48 小时的患者，一旦出现不明原因的发热，应考虑动静脉导管 BSI 的可能。在放置导管处和远离导管的静脉穿刺处，均应留取血培养，而且如果出现局部化脓、红斑或败血综合征，应拔除留置的导管。在洁净环境中留取的血液和导管末端培养出现阳性结果，即可确诊为动静脉导管 BSI。可以使用半定量培养技术，这有助于区分导管败血症细菌学结果和拔管时造成污染。

4. 治疗　头孢他啶每 8 小时 2 g 和万古霉素每 12 小时 1 g 是首选的经验性抗生素治案。感染性休克患者，应该考虑同时选择具有抗假单胞菌活性的抗生素（见表 17 - 3），根据血培养结果进一步调整药物。活性蛋白 C（除栓素注射剂 drotrecogin α）每小时 200 μg/kg 持续静滴 96 小时以上，可降低有败血症诱导的器官功能不全（血压过低、少尿、急性呼吸窘迫综合征、酸中毒或血小板减少）患者的死亡率。

（四）医院内胃肠道感染

1. 发病机制和预防　腹泻通常提示医院内胃肠道感染的可能，但并不意味着一定具有传染性，最可能的原因为难辨梭状芽孢杆菌感染。难辨梭状芽孢杆菌性结肠炎的临床表现较轻，仅出现水样泻和发热，较严重的病例出现白细胞增多和腹部压痛。抗生素治疗是难辨梭状芽孢杆菌性结肠炎的主要危险因素，但有些病例是由于患者之间的相互传染引起的。使用第 2 代和第 3 代头孢菌素较克林霉素更易引发难辨梭状芽孢杆菌性结肠炎。

2. 诊断和治疗　难辨梭状芽孢杆菌性结肠炎，结肠镜下表现为黏膜炎症和伪膜性改变。在结肠镜检查确诊的难辨梭状芽孢杆菌性结肠炎患者中，仅 30%～60%可在血中检测到难辨梭状芽孢杆菌毒素。因此，无论是否检测出毒素，都应核进行经验性抗生素治疗、难辨梭状芽孢杆菌性结肠炎的治疗应从甲硝唑开始，每 6 小时口服 500 mg，治疗 10 天，若为耐药菌感染，则用万古霉素每 6 小时口服 250 mg。

（五）造瘘术感染

1. 流行病学　造瘘术感染常见于神经科 ICU，最近对如何预防以及治疗造瘘术感染有了很多了解。造瘘术引起的脑膜炎或脑室膜炎的发生率大约为 8%。虽然各种研究的结果互相矛盾，但都发现造瘘术感染的危险在导管置入后的最初 10 天里，随时间的延长而增加，10 天后则不再增加。相对于脑室外引流术，非流式脑实质颅压监测发生感染的危险非常小（5 天的发生率大约为 1%）。

2. 发病机制和预防　皮肤表面细菌通过导管进入蛛网膜下隙或脑室内，使用已被污染的注射器进行灌洗，造成细菌种植是感染的两个可能原因。EVD 引起脑室脑膜炎的其他危险因素包括脑室出血或蛛网膜下隙出血、颅骨骨折造成的脑脊液漏、颅骨切开术、全身感染和导管灌洗。预防性地更换导管似乎并不能减少 EVD 感染的危险。与皮肤表面菌群相同，脑脊液培养可见多数为革兰阳性球菌（表皮葡萄球菌、痤疮丙酸杆菌、金黄色葡萄球菌）。革兰阴性细菌性脑室膜炎，好发于预防性应用青霉素治疗的患者，且十分凶险。尽管如此，多数神经科重症监护病房的医生们，对有脑室外引流的患者，仍使用具有抗革兰阳性细菌作用的抗生素进行预防性治疗，如苯唑西林，每 6 小时 1～2 g。1972 年，Wylerl 和 Kelly 研究发现，预防性应用抗生素治疗，使脑室外引流术后的感染率从 27%下降至 9%。在近期一项涉及 228 名脑室外引流术患者的临床试验中，Poon 相同事们发现，氨苄西林-舒巴坦使继发性脑脊液感染率大幅减低（从 11%

降至3％)针对这个问题进行的其他试验,其结果均不足以说明问题。一项小型但精心设计的随机临床试验发现,每隔5天更换一次脑室外引流管并不能降低感染率。实际上,在平均第11天时,常规更换引流管组的感染率是7.8％,而不更换引流管组的感染率是3.8％。

3. 诊断　造瘘术感染的诊断必须包括出现感染的全身性表现(发热和白细胞增多)或意识水平下降,以及脑脊液培养阳性、脑脊液的白细胞计数增多和糖减少,确诊造瘘术感染比较困难,因为有些情况下,无菌性脑膜炎也会造成脑脊液出现相似的炎性改变,有时,部分使用抗生素治疗的病例,脑脊液培养呈阴性结果。脑脊液乳酸水平升高有助排除无菌性炎症,确诊细菌感染,但尚缺乏该项检查的经验。

4. 治疗　头孢他啶每8小时2 mg,联合万古霉素,每12小时1 g是常用的经验性抗生素治疗方案。其他的治疗还包括拔除感染的导管,如果临床提示持续脑积水,应行连续腰穿治疗或脑脊液引流治疗。目前,一致的观点是药物治疗至少需要14天。

（六）全身性感染的控制

以上讨论了各种特殊感染的控制方法,但只是整个感染控制制度的一部分,而感染控制是医院质量评估体系中的重要组成部分。每一个医院和病房都应该建立这样的感染预防制度。感染预防制度由各个独立的组成部分构成,出如洗手,有些人认为是控制医院内感染的最有效的一种方法。对耐甲氧西林金黄色葡萄球菌、耐万古霉素粪肠球菌或难辨梭状芽孢杆菌感染的患者进行隔离,可有效预防由护理人员造成的对其他患者的交叉污染。最后,传染病和护理方面的流行病学专家,应该在全医院范围对每个病房进行感染监测和控制。

第十六章　意识障碍

与其他专科医师相比,N-ICU 医师可能更要经常处理昏迷和不同程度无反应的患者。这种情况不仅存在于 N-ICU 病房,也存在于任何急症监护医院,甚至存在于医院外一些需要慎重判断意见的法律及社会环境中。虽然经过几十年的资料收集和讨论,本章涉及的大部分知识已经确定,但笔者推荐的做法是集中所收集到的资料,回顾已有的一些观点,作为预后和临床实践的辅助参考。在诸如 Yong 等人撰写的论著和专题论文中可以看到更进一步的讨论。

一、定义

意识用最简单的术语定义就是对自身和环境的感知。抛开意识的许多哲学含义,对于神经科医师来说,正常的意识包括通过脑桥上行网状激活系统、下丘脑后部和丘脑束维持的觉醒(arousal),通过大脑皮质神经元及其投射到和接收到的皮层下核团信息来维持的感知(awareness)。当然觉醒状态(wakefulness)需要感知,但觉醒状态也可能在没有感知存在的情况下出现。昏迷是一种深度病理性意识丧失状态,这种状态下无论什么刺激都不会产生觉醒,眼睛始终是紧闭的。与不能唤醒的无意识昏迷患者相比,处于植物状态的患者是觉醒的,但没有感知能力。当然对于这个定义是有生物学限制的,因为我们仅能从患者身上推断其意识存在与否。有人提出最低程度的意识状态(minimally conscious state),在这种情况下有一些意识存在的证据,因此不能诊断为植物状态。这种最低水平的意识状态被认为是昏迷和植物状态之后的延续,其意识状态恢复到完全正常的可能性稍微大一些。脑死亡是一种不可逆的昏迷、呼吸停止,包括脑干在内的所有肺功能丧失。

二、持续植物状态诊断

虽然这对于神经内、外科医师已经非常熟悉了,但有几个定义仍需要解释一下。植物状态的定义为一种对自身(推断)和外界环境(对刺激反应的观察)的完全不能感知。通常保留有最始的睡眠觉醒周期,而且下丘脑和脑干至少还有部分自主功能的保留。应该没有对任何器官刺激有自主反应的证据,没有语言的表达或理解。虽然患者可能会不协调地将头或眼睛转向视觉或听觉刺激的方向,但是通常不能持续追踪视野中运动的物体,也不能凝视一个物体。植物状态几乎总是出现在最初数天到数周的昏迷之后,要确定植物状态为持续性的,有些学者提出其至少应该持续 1 个月。如果有任何证据证明患者对感官刺激有自主反应,都不能诊断为植物状态,"最低程度的意识状态"可能是更合适的术语。以笔者的经验,如果进行仔细的检查,常见有患者对于感官刺激可能有一些不明确、不协调的反应,其中一些患者可能从一种比较明显的植物状态进步到严重的痴呆,也就是最新被定义的最低意识状态水平。如果意识完全存在,但却不能活动,患者可能是处于闭锁状态。闭锁综合征通常发生于脑桥卒中,患者只能通过眼球垂直运动和眼睑的闭合表达对外界的反应,在严重的格林-巴利综合征等疾病中也可能出现这种情况。临床医师通过患者眼球的运动和其他体征很容易分辨闭锁综合征和持续植物状态。

持续植物状态的患者脑电图通常表现为弥漫性多形态的 δ 或 θ 波活动,不受感官刺激的影响。PET 显示患者大脑的糖代谢率比正常人或闭锁综合征的患者降低超过 50%,而与深度全身麻醉过程中的患者相当。我们仍不清楚脑血流和代谢的这种形式是否可以作为植物状态的定义或诊断标志。病理的发现可能包括弥漫性的皮质层状坏死、下丘脑或脑干的梗死,脑外伤病例中有弥漫性皮层下或脑干轴突的损伤。在检查中最令人震惊的是创伤性和缺血缺氧性脑损伤后,常见的主要病理改变是双侧丘脑损伤,而不是 Karen Quinlan 提出的弥漫性皮层损伤。

三、持续植物状态预后

昏迷患者的许多因素均能预示植物状态的结局。创伤性脑损伤后、高龄、通气障碍和去皮层姿态预示着预后不良。由非外伤性原因所致的昏迷通常比外伤性昏迷预后更差,非创伤性脑损伤 2 周时,睁眼动作、头眼反应、运动反应的缺陷提示预后不良,损伤 1 周后双侧体感诱发电位的缺失,极有可能预示死亡或植物状态。然而有些诱发电位正常的患者也可能处于植物状态,一些创伤后的患者虽然体感诱发电位缺失,也能有轻度的认知功能恢复。体感诱发电位和脑干听觉诱发电位中枢传导时间的延长并不提示不良预后。在一项对缺氧性昏迷的研究中,PET 扫描发现持续植物状态(PVS)的患者大脑糖代谢下降 50%,而意识恢复的患者仅下降 25%。CT 或 MRI 在 PVS 患者中比意识恢复患者更有可能发现异常,但是目前尚没有足够的证据用 PET、CT 或 MRI 扫描束估计预后。

PVS 患者的预后部分依赖于其病因,成人和儿童中最常见的病因就是脑创伤和缺血缺氧性脑病。创伤后的 PVS 成年患者几乎不可能一年后还能达到意识的恢复,非创伤性的 PVS 患者持续 3 个月以上的意识恢复几乎是不可能的,当然有时也会有例外,但这种情况极少发生,应该把这种高度不良的预后告知患者家属。但是对于持续几个月没有反应的儿童,其预后可能比预想的要好得多。可以肯定地说继发于变性疾病的植物状态无一例外的预后极差。大多数 PVS 患者生存期限不会超过 2~5 年,死因包括感染、多系统衰竭和呼吸衰竭,一些病例发生突然的不明原因猝死。需要特别指出的是,特别是在与患者家属进行探讨的时候要指出,持续性植物状态多元社会任务工作组对文献和媒体报道过的一些不寻常的后续意识恢复的病例进行了回顾分析,发现与庞大的 PVS 患者的数量相比,这类病例的数量非常小,更重要的是这些患者都遗留有严重的残疾。

对患者的处理依靠准确无误的诊断和预后估计,对于这些患者应该给予什么程度治疗的决策,据测算美国 PVS 患者的患病率在成人中是 10 000~25 000 人,在儿童是 4 000~10 000 人,每年用于这些患者的总花费估计为 10 亿~70 亿美元。

四、脑死亡诊断

传统上对于脑死亡的临床检查包括确定深度无反应性昏迷、脑干反射的消失和呼吸停止。即使是强烈疼痛刺激,患者仍处于昏迷状态而没有反应,可以通过按压胸骨、压迫眶上神经和按压甲床产生强烈的疼痛,患者应该没有睁眼或包括伸屈姿态在内的运动反应出现。在伸屈姿态上还存在争议,但是良好的伸屈姿态与脑死亡不相符,因为维持良好的伸屈姿态极有可能需要来自脑干中枢的神经信号传入。偶尔可能引出下肢屈反射或手指短暂的屈曲,可能令人震惊的是脑死亡患者中 Babinski 征并不常见,相反足趾的缓慢屈曲和扇形张开更常见一些。但是如果发现典型的伸性足跖反射,并不能排除脑死亡诊断。

当脑死亡发生时,脑干反射通常是由脑干首端向尾端方向逐步消失的。脑死亡的检查已经在一定程度上程式化了，包括中脑、脑桥、延髓反射通路的检查。

瞳孔对光刺激没有任何反应，除非以前就存在异常，瞳孔一般都是居中的，直径 4～6 mm。有时脑死亡的患者也可能出现扩大或缩小(2～5 mm)的瞳孔，但是应该立即考虑药物作用或药物中毒的情况。应该用放大镜检查瞳孔，需要强调的一点是眼底镜的光亮不足以判定瞳孔光反射是否丧失。通过快速向两侧和上下转动头部检查头眼反射，如果怀疑伴发脊髓损伤时不能进行这项检查，可用眼前庭反射替代。在进行眼前庭反射检查之前，应该查看外耳道是否通畅，确定没有被血液或耵聍堵塞。实际上以笔者的经验，只要外耳道不是被严重的紧密填塞，冷水刺激就能引出反射性眼球运动。将患者头抬起 30°，使水平位的半规管垂直，分别用注射器向每侧外耳道注入 30～60 ml 的冰水，两侧灌注的时间间隔 1 分钟或更长一些可以产生最大的刺激。对脑死亡患者进行头眼反射和眼前庭反射的检查时，都应该没有眼球活动。用棉签轻触双侧角膜检测角膜反射，应该没有眨眼动作，大多数神经科医生把角膜检查作为脑死亡的检查，但是在患者中并没有发现有角膜反射保留而瞳孔反射和眼球运动反射消失的例子，因此不是必须检查角膜反射，刺激咽后壁和深部气管内吸引时患者应该没有痛苦表情、咳嗽或呕吐反射。还可以包括其他的测试，如睫脊反射，但是其作用不大。

五、呼吸停止测试

如果所有脑干反射都已经消失，应该进行呼吸停止(apnea testing)的测试。笔者认为应该把这个测试放在最后，因为如果其他的脑干反射还存在这个测试几乎没有意义。呼吸动力窒息氧合(apneic oxygenation)是最近开始采用的一个比较可靠的、用来测定呼吸动作的新技术大多数神经 ICU 病房都在进行适当改动后采用这个技术。过程如下：①首先用呼吸机提供 90%～100% 的吸入氧气数分钟，以替代氮气并提供氧储备，保证足够的氧分压；②气管插管末端插至约气管隆凸近端深度，给予高流量氧气以维持氧分压(apneic oxygenation)。停止使用呼吸机，当二氧化碳分压升至足够引起呼吸动作的水平(大部分患者是 60 mmHg，如果没有原发肺疾患的患者也可能是 50 mmHg)时，如果患者仍没有呼吸动作，就诊断呼吸停止。虽然没有大规模的研究对窒息氧合与单纯停止使用呼吸机进行比较，但前者可能是更安全可靠的证明呼吸停止的技术。不宜用 T 管试验替代气管插管，因为除非患者可以呼吸，否则无法提供氧气，可能由于文丘里效应引起肺泡不能饱和。

预充氧在呼吸停止试验中避免了诸如心律失常、低血压等并发症，试验期间需要仔细观察患者，理想的是将手放在胸部或腹部用以观察有无呼吸动作。如果证明没有呼吸，应该在 8 分钟时(通常不必长于 6～8 分钟)获取动脉血气分析，如果没有呼吸而且二氧化碳分压达到 60 mmHg(如果存在可能的肺疾患应该超过基线水平 20 mmHg)，窒息试验支持脑死亡的诊断，试验结束后，患者应该重新使用呼吸机。在进行窒息氧和测试过程中，应该持续或每分钟一次检测患者的血压和血氧饱和度，如果在测试中血氧饱和度低于 90%，或血压下降到产生脑缺血危险的时候，测试应该停止。这种测试方法的原理是只有在动脉二氧化碳分压达到刺激呼吸的水平而患者仍没有呼吸动作时，才能证实脑死亡。笔者发现呼气末二氧化碳的测定经常与动脉二氧化碳分压没有关系，因此用它来诊断脑死亡并不足够可信。

患者偶尔会出现呼吸样和其他动作，所以在进行呼吸停止测试时，应该避免患者家属在场。正如以前描述过的一样，弓背、肩抬起和内收是脊髓反射的表现，并不是由呼吸潮气而引起的，尽管会令人不安，但出现这些动作并不妨碍脑死亡的诊断。

当宣布脑死亡时,一定要排除一些可能会引起可逆性脑干反射丧失的情况。眼睛局部的创伤、先前的眼部手术或人造眼均能导致瞳孔反射的丧失;阿托品、神经肌肉阻断剂、戊巴比妥都可能造成无反应性瞳孔,外耳道疾病包括耵聍的堆积可以使眼前庭反射消失;过度氧气吸入性窒息可能消除呼吸动力;神经肌肉接头阻断剂可以引起瘫痪,从而使呼吸动作消失,但是通过连续4次刺激周围神经激发运动反应,可以排除药物作用导致瘫痪的可能性。

六、儿童脑死亡

对于5岁以下儿童脑死亡的诊断,其病史和体检标准本质上与年龄更大的患者是相同的,但是应该包括吸吮反射和觅食反射的丧失,这些在成年人中并未特别提出。尽管前面提到,对成年人脑死亡的诊断并不强制要求两名医师的检查之间有24小时的时间间隔,但对于儿童,根据年龄,对时间间隔有具体意见要求。目前的看法是对新出生的婴儿在诊断脑死亡之前,应该观察至其出生后7天,对于7天到2个月的婴儿两次检查应该间隔48小时,2个月到1岁以下的婴儿应该间隔24小时;大于1岁的儿童应该间隔12小时。对于新生儿应该进行以下两个证实试验,2个月到1岁以下的婴儿应该进行一个证实试验,而对那些大于1岁的儿童没有规定。

七、诊断脑死亡后内科医师的工作

一旦临床检查及必需的证实测试都已经完成,应该通知家属脑死亡的诊断已经做出。事实上,测试前应该进行更全面的讨论,以便让家属意识到检查发现的意义和一旦符合诊断标准时应该采取的措施。笔者发现避免与家属进行测试细节讨论,而仅简单地列出即将进行的一系列高度标准化的测试是有好处的,但是在进行呼吸停止测试时,如果最终血气分析的结果可能要晚一些获得,应该向家属做出一些必要的解释。如果不打算切取器官,家属在拔管前可能需要一些时间探视患者。上面已经描述过患者临终前可能出现的一些动作以及由此可能给家属带来的痛苦,因此在撤除呼吸机家属不应该在场。

有一些较少发生但很令人费神的情况,就是家属拒绝撤除呼吸机。我们应该对脑死亡做出更深入的解释,避免这种痛苦场面的最好方法就是预先做一些耐心的解释,同时也要避免对家属有任何暗示,即不拔管也是一种选择。临床医师应该从医学和法律的角度向家属表示患者已经死亡,不撤除呼吸机意味着继续给一具尸体进行通气,这时可能需要医院的道德委员会及法律咨询处进行会诊咨询。尽管已经宣布脑死亡,仍要求医生遵照家属的宗教要求,继续对患者实施医疗护理。当持续使用机械呼吸机时,低血压、弥散性血管内凝血、肺水肿和心脏骤停通常会在1~2周内发生。但是有一些值得注意的例外,特别是对年轻患者,如果果断地对尿崩症、低血压和其他并发症进行治疗,在母亲已经脑死亡的情况下,医生仍可以继续对患者进行持续数周到数月的支持治疗,直到胎儿出生后可以存活为止。

第十七章 神经系统危重病的并发症

在重症监护中,可遇到很多引起严重神经系统功能紊乱的情况,造成紊乱的原因大多数很明确,常与危重病有关,而少数几种不常见的情况则在本章中不进行过多探讨。一个问题是由于原发病(例如出现脑病的代谢紊乱延误脑出血的诊断)或治疗的影响(例如使患者与呼吸机同步而使用的镇静剂)常常掩盖了突发的神经系统并发症;其他的神经系统问题(例如危重病多发性神经病)常发展得很隐蔽,只能病情好转的时候才能发现。同样,神经系统异常是在一段时间内显现,但是被错误地认为是原发内科病的表现。要解决这些问题,重症监护医师应该接受专业训练,就像理解氧饱和度下降或白细胞数升高的缘由一样,应该深入了解意识水平或肢体运动变化的原因。

一、脓毒症和脓毒症性脑病

在过去的 30 年里,关于细胞因子机制的临床研究有助于我们了解脓毒症的病因及发病机制,但脓毒症性脑病(septic encephalopathy)的病因仍然不明。虽然以前认为菌血症是脓毒症的必要条件,继发于局部感染,但是我们能清楚地看到很多患者出现相同的血管收缩功能紊乱和器官功能障碍的表现,而血培养呈阴性。Bone 将脓毒症定义为:"存在感染的临床证据,如呼吸急促、心动过速和体温过高或过低"。他进一步将脓毒症综合征定义为"脓毒症伴器官血流灌注改变"。后来的学者在这些定义基础上,经过推敲重新定义,并增加了更多的定量因素有助于指导临床研究。根据这一观点,脓毒症综合征关键的全身性改变是血流分布的异常(微循环异常)、内皮损伤和实质损伤。这些问题的发病机制是进一步研究的课题,但是关于全身表现最令人信服的假说是肿瘤坏死因子、多种白介素、血小板激活因子和其他炎性介质效应。

本书引用的流行病学数据以及许多其他研究,表明脓毒症性脑病是在内科重症监护病房中最常见的神经系统功能紊乱,也是对其了解甚少的疾病之一。脓毒症性脑病曾经在 1827 年被报道过,但直到最近才引起神经科的关注。Young 等在一所大学医院的 MICU 中对这一疾病进行了全面的前瞻性研究,并且引起了当代医学界的重视。研究对象为发热和血培养阳性患者,因为对脓毒症的定义非常严格,使他们可以对一组同类患者进行研究分析。排除的患者包括脑病;经常应用镇静剂或鸦片制剂;肺、肝或肾衰竭;心内膜炎;或可能发生脂肪栓塞的长骨骨折。

这些研究人员用 31 个月的时间对 69 名脓毒症患者,通过临床检查,确定其中 20 人无脑病发生,17 人均轻度脑病,32 人为重度脑病。几组患者间年龄、研究开始时的血压和体温无明显差异。与未发生脑病组相比,轻度和重度脑病组的舒张压和收缩压的最低值,从数据上看明显降低(但从生物学角度看可能并不重要)。脑病的种类与死亡率有关:未发生脑病组无死亡,轻度和重度脑病组死亡率分别 35%和 53%。有意思的是一些实验室数据与脑病的严重程度呈线性相关,包括白细胞计数、氧分压、血尿素氮、肌酸、胆红素、碱性磷酸酶和血钾。血清蛋白浓度与脑病呈正相关。脑病组脑脊液蛋白含量轻度升高(60~85 mg/dl)。

对于中枢神经系统功能障碍来说,脑电图是比临床检查更为敏感的检测手段,因此能更准确地预测存活率。脓毒症患者的诱发电位研究显示,脑功能异常比由脑电图检测出的更为广泛,84%患者有诱发电位异常。Sprung 及其同事在 VACS(Veterans Administration Coopera-tive Sepsis)研究中发现精神状态的改变在脓毒症患者中很常见,并且伴有较高的死亡率。

Eidelman 等对 50 名严重的脓毒症患者进行了研究分析,发现脑病与菌血症、肝功能障碍有关。用 Glasgow Coma 评分分法评定的脑病严重程度与死亡率直接相关。他们发现 59%的脑病患者有菌血症,而精神状态正常的患者仅 13%有菌血症。

二、病理学和病理生理学

脓毒症性脑病的病理学基础尚不清楚。Jackson 等对 12 例死于严重的长期脓毒症患者进行了尸检,发现 8 例脑部微脓肿,另有 3 例星形胶质细胞和小胶质细胞增生,这些发现提示可能发生了转移性感染。这些患者中的 3 例伴有脑桥中央髓鞘溶解症,3 例伴有脑梗死。其余患者显示有紫癜性损害,其损害的影响尚不明了(笔者记录到几例死于葡萄球菌脓毒症且有广泛脑部紫癜的病例,但由于所有患者都在死亡前昏迷,所以它与临床之间的联系还不清楚)。在 8 例有脑电图的病例中 3 例显示多灶性癫痫样活动。

关于脓毒症性脑病的病理生理学,可能包括已经提到的一些炎症介质,他们中的大部分可破坏血脑屏障。血脑屏障破坏在脓毒症早期的动物模型中已有记载。不同神经解剖部位产生细胞因子的作用不同。但都有下丘脑的产热行为(颤抖)以及与蓝斑部位有关的瞌睡(somno-lence)。干扰素还能改变皮质和海马的神经元功能,表明可能对记忆和情绪产生影响。脓毒症性脑病患者的脑血流量和脑组织氧摄取降低,并在一定程度上与脑水肿的发生和血脑屏障的破坏是相平行的。脑血管自身调节障碍很可能加重这些紊乱,导致脑缺血。脑水肿和血脑屏障的破坏可能与星形胶质细胞足突的破坏有关,脑血流量和脑组织氧摄取改变的原因还不十分清楚,这些生理改变的临床意义还不能解释。局部细胞内游离钙离子的增加可能在引起神经元功能障碍,也可造成细胞凋亡或坏死性细胞缺失。腺苷酸 A_1 受体的激活可能在局部的中枢神经系统炎症反应中起重要作用。尽管细胞因子被认为是介质,但对肿瘤坏死因子效应的研究还不能证实这一点。在一项研究中发现的脑脊液抗坏血酸浓度下降,可能反映出因细胞因子和 NO 过多而导致的氧自由基清除障碍。

有观点认为脓毒症时全身代谢异常可能是中枢神经系统功能障碍的原因之一。另外一些研究也证实了并且发现这些改变和前降钙素及白介素-6 的浓度有关。与很多其他生化和免疫学发现一样,这些关于脑病发病机制的相关研究的意义仍不明确,但它们为今后的研究奠定了基础。几位学者曾认,肝性脑病和脓毒症性脑病患者,都会出现芳香族氨基酸在肝脏和肌肉的代谢异常,但是这种假说遭到质疑,在下面的章节将对此进行讨论。

三、肝衰竭和中枢神经系统

当前关于肝性脑病发病机制的争论对临床神经科医师意义重大,在暴发性肝衰竭的患者中,颅内压增高,成为等待肝移植患者死亡的主要原因。颅内压增高的患者可在移植后存活,但会遗留中枢神经系统损害。

在暴发性肝衰竭中发生脑水肿的机制仍然未知,但是需要积极治疗。类固醇激素无效,甘露醇在某些病例中有效。过度通气以前被认为会在这种情况下增加死亡率,但一项对照实验表明了该治疗有一定的益处。根据临床经验,如果甘露醇和过度通气不能控制颅内压增高,大剂量巴比妥类药可能会有效。体位对于颅内压增高的效果还不确定,CT 扫描被证实不能准确显示颅内高压的严重性;还没有证据证明通过血液滤过减少细胞外液容量以降低颅内压增高的尝试有效。当前尚没有能替代暴发性肝衰竭 3 级(昏睡)或 4 级(昏迷)患者有创监测颅内压的手段。这种有创颅内压监测需要持续移植手术全过程,直到至少术后第一天。

急性肝衰竭患者的内生性 1,4-苯二氮䓬水平升高,一些专家认为这是那些没有颅内压升高的患者昏睡或昏迷的原因。γ-氨基丁酸(GABA)和高浓度的氨之间的和互作用可能对急性和慢性肝性脑病都很重要。

慢性肝性脑病除非继发颅内出血,一般不会引起颅内压升高。发生急性肝病时,内生性苯二氮䓬类化合物(GABAA 拮抗剂)很可能发挥作用,GABA 拮抗剂的应用正在积极研究中,但还没有成为逆转昏睡和昏迷状态的常用手段。当给予氟马西尼(Flumazenil)后约 70% 慢性肝性脑病患者很快苏醒,但很短暂,只是在药物的作用期间。这些患者伴有可能引起脑病的许多其他代谢异常,包括三羧酸循环和蛋氨酸代谢异常。

五、重症监护(ICU)中的癫痫发作

在之前提到的流行病学研究中,34 名患者有单纯部分性发作(伴有或不伴有继发性全身性发作)。6 人有复杂部分性发作(伴有或不伴有继发性全身性发作)。在内科重症监护(MICU)中,20 名患者表现为全身性发作,6 人发展为癫痫持续状态,所有患者至少需要各种药物终止发作(通常是苯二氮䓬和苯妥英钠)。其中 2 名患者发展成为难治性癫痫状态并用戊巴比妥治疗。3 名患者在接受了每分钟 25~50 mg 苯妥英钠输注以后,因为出现难以控制的低血压,按常规进入内科重症监护病房。这些患者的血压,单用液体复苏手段不能得到缓解,都滴注了几小时的多巴胺以维持血压和全身性灌注。

与笔者对其他住院患者的研究分析不同,对伴有继发性泛化的部分性发作的局部癫痫通常有详细记录。这给治疗提供了有用的指导,因为部分性发作的癫痫患者常反复发作,很可能从抗惊厥治疗中获益。

与其他癫痫患者相比,对重症监护患者癫痫发作的诊断和治疗应该有区别。笔者曾希望制定一些措施以预测哪些患者在重症监护中可能癫痫发作,可以不用影像检查就能做出判断,但是没有实现,因为大多数日患者的癫痫发作有血管性或感染性原因。所有在重症监护中出现单次发作的患者都给予某种形式的抗惊厥治疗,这样做的理由是,如果再次发作,他们的病情会加重。笔者认为这构成了过度积极治疗,而且造成医护人员不能及时正确地寻找病因。例如,所有 3 名由非酮症性高血糖症引起的反复发作的癫痫患者至少用了两种抗惊厥药治疗,众所周知,在这种情况下这些药是无效的。

当 ICU 中癫痫患者需要治疗时,苯妥英钠仍然应该成为首选。不过对于大多数患者笔者使用了二线药苯巴比妥。氯羟安定有利于于抑制癫痫发作,但持续使用此药,使苯妥英钠或苯巴比妥的最佳使用剂量没有得到足够重视。

戊巴比妥昏迷(pentobarbital coma)被认为是治疗重症监护患者难治性癫痫发作的选择。但是在这种情况下,笔者用大剂量咪达唑仑替代了戊巴比妥昏迷。这种办法似乎比戊巴比妥或异丙酚起效更迅速,并且不利影响更少,程度更轻好。

六、脓毒症神经肌肉并发症

这些神经肌肉并发症可以根据解剖学分类。危重病多发性神经病是一种轴突病变,影响感

觉和运动神经。如之前提到,这种情况的电生理表现出现在约 70％的脓毒症患者中,但因肌肉无力影响撤机或行走的比例不高,膈神经受累最严重。ICU 中神经肌肉接头功能障碍(neuromuscular junction dysfunction)是神经肌肉接头(NMI) 阻滞剂持续作用的结果,通常是由于清除受损。危重病患者的肌病最常见于那些在严重哮喘的治疗中接受了神经肌肉接头阻滞剂和反质类固醇激素的患者。虽然这种病最常被报道在使用维库溴铵(vecuronium)之后,也发生在使用不依赖肾或肝排泄(如阿曲库铵 atracurium)的神经肌肉接头阻滞剂之后。肌病也可以发生在某些病毒性感染的情况下(如流感),毫无疑问,潜在的神经肌肉疾病如重症肌无力,如果伴有另一种疾病或在重症监护病房(ICU)治疗中用过如神经肌肉接头阻滞剂的药物,其症状可能变得很明显。

器官移植后,没有发生脓毒症的患者中出现危重病多发性神经病的情况也有报道。

据统计,虽然出现危重病多发性神经病的大都是成年人,但是这种情况在儿童中的发病率也在增加。

与脓毒症性脑病实验研究不同,对脓毒症神经肌肉并发症的发病机制知之甚少。高血糖症与危重病多发性神经病的发展是相互关联的,但也可能是原发疾病严重性的独立标志。周围神经的微环境与脑细胞外的微环境是类似的,所以引起脓毒症性脑病的改变。同样也可能引起危重病多发性神经病。危重病肌病可能是由于神经肌肉接头阻滞引起的功能性去神经化,似乎并不能将它简单地看做是类固醇肌病的严重形式。

七、诊断、鉴别诊断和预后

脓毒症神经肌肉并发症的发现一般是在发病初期需呼吸机支持的危重患者开始恢复的时候。当患者的呼吸力学、临床状态和气体交换提示可以撤机,而患者却不能耐受时,应首先怀疑有危重病多发性神经病的可能。在查体时,常见的表现为肢体远端和近端无力,但程度不一,笔者的经验是许多患者因仅有轻度无力而未引起注意。腱反射通常减弱或消失,但危重病多发性神经病可以没有反射的改变。感觉消失的程度大多很轻微,面部和眼部肌肉不会受严重影响。当患者有潜在的糖尿病或其他慢性神经病时的临床表现有所不同。

诊断依靠电生理检查,它可显示轴突病变。膈肌肌电图研究证实为失神经改变,鉴别诊断应首先考虑 Guillain-Barre 综合征的轴索型,Guillain-Barre 综合征的轴索型通常引起比危重病多发性神经病更加严重的全身无力,并且以脑脊液蛋白含量升高为特征,而危重病多发性神经病的蛋白含量是正常的或仅轻度升高。空肠弯曲杆菌前期感染经常出现在 Guillain-Barre。综合征轴索型的患者中。其他鉴别诊断考虑是肉毒中毒。它影响突触前乙酰胆碱的释放;还有重症肌无力,其运动终极被破坏。这些疾病的神经传导各有特点,结合其肌电图特征,有助于与危重病多发性神经病鉴别。

危重病多发性神经病没有特效治疗,根据观察,行血浆置换或静脉应用免疫球蛋白不是很好的方法,但还没有明确的试验。几乎所有的患者最终都能恢复,但对于严重的病例可能需要6 个月或更长时间的呼吸机支持。笔者最近有一例患者应用呼吸机超过 10 个月,现用助行架辅助行走,其原发病为冠状动脉搭桥术后胸骨伤口感染。

之所以怀疑神经肌肉接头阻滞剂的效应会持续很长时间,是由于腱反射抑制或消失,用床旁肌电图检查尚不能引起肌肉收缩现象的发生。如果诊断有疑问,可通过神经传导检查来证实,而神经传导检查显示出对刺激的完全阻滞,或反应减少。对此还没有特效治疗方法,但相关的阻滞剂被确定后,问题可得到解决。

危重病肌病通常伴有血清肌酸激酶浓度的明显升高,以此可与类固醇肌病和区别,后者的肌酸激酶浓度通常是正常的。要进行诊断性检查有肌电图就足够了,极少需要肌肉活检,同样没有特效治疗方法。但是这种情况会被解决;减少或停用全身性类固醇,是否能加速解决问题尚不清楚。肌肉活检可确诊,可在床旁经穿刺技术实施,除日患者在急性发病前有慢性肌肉性病变的病史。笔者最近有一例45岁的患者,有进行性近端肌肉无力的病史,术后不能撤除呼吸机,经肌肉活检证实为酸性麦芽糖酶缺乏。这类患者活检时需要更多地对活检组织进一步研究。笔者只在一些为数不多的、肌酸激酶检验不可靠和情况不明(使用神经肌肉接头阻滞剂和/或类固醇)时考虑活检。

在重症监护治疗期间,还可出现许多其他神经系统问题影响撤机。Kelly 和 Matthay 等前瞻性地研究了66个需要超48小时机械通气的连续成人病例,以寻找他们出现呼吸问题的原因。在需要呼吸支持的患者中,有32%其主要原因是神经系统问题和主要的脑病,另有41%与此两者相关。尽管这一研究对象不是那些在解决了原发病后仍然无法撤机的患者,但该研究重点是神经系统疾病对危重病早期的影响。Spitzer 等研究了21名不能撤机的患者,重症监护(ICU)医师认为这些患者目前病情已经改善,不再需要机械通气。其中13例(62%)出现神经肌肉病变,并且是造成无法撤机的重要原因。这13例中仅有7例为危重病多发性神经病,还发现其他神经病变和意料之外的运动神经元病。大多数重症监护(ICU)医师对不常见的、但可以使危重病复杂化的急性肌病也很熟悉,急性肌病特别容易发生在那些神经肌肉接头被阻滞的患者中。

传统意义上,营养因素和低血钾被认为是不能撤机的主要原因,因而在出现这些问题或全身无力时不应被忽视。

新近发现的被称之为急性四肢麻痹性肌病综合征也可能与类固醇有关,在这种情况下,即使是直接刺激也不能使肌肉产生电兴奋。在组织学上,神经是正常的,但肌肉粗肌丝缺失。尽管不知如何治疗,它恢复的速度比危重病多发性神经病或肌病要快。